U0965707

全国普通高等医学院校护理学专业规划教材

精神科护理学

供护理学（专科起点升本科）及相关专业使用

主　编　卜秀梅

中国协和医科大学出版社
北　京

内容提要

本教材是"全国普通高等医学院校护理学专业规划教材"之一，系根据本套教材的编写指导思想和原则要求，结合专业培养目标和本课程要求的教学目标编写而成。内容涵盖了绪论、精神障碍的基本知识、精神障碍患者的治疗与护理、精神科护理技能及各类型患者的临床特点与护理，以及精神障碍患者的中医辨证论治与施护等。此外，本教材还增加了教学课件、思维导图、能力测试、操作视频等教字资源，丰富了教材内容，增强了线上和线下教学的联动性，以提升学生学习的主动性和积极性。

本教材主要供护理学（专科起点升本科）及相关专业使用，还可作为临床精神科护理人员的参考书。

图书在版编目（CIP）数据

精神科护理学 / 卜秀梅主编.--北京：中国协和医科大学出版社，2024.10
全国普通高等医学院校护理学专业规划教材
ISBN 978-7-5679-2401-7

Ⅰ.①精…　Ⅱ.①卜…　Ⅲ.①精神病学－护理学－医学院校－教材　Ⅳ.①R473.74

中国国家版本馆CIP数据核字（2024）第092204号

主　　编　卜秀梅
策划编辑　沈紫薇
责任编辑　陈　卓
封面设计　邱晓俐
责任校对　张　麓
责任印制　黄艳霞
出版发行　**中国协和医科大学出版社**
（北京市东城区东单三条9号　邮编100730　电话010-65260431）
网　　址　www.pumcp.com
印　　刷　三河市龙大印装有限公司
开　　本　889mm×1194mm　1/16
印　　张　21.5
字　　数　530千字
版　　次　2024年10月第1版
印　　次　2024年10月第1次印刷
定　　价　65.00元

全国普通高等医学院校护理学专业规划教材
建设指导委员会

周谊霞（贵州中医药大学）
郑琳琳（辽东学院）
孟红英（江苏大学）
赵　冰（沈阳医学院）
赵丽萍（中南大学）
姜兆权（锦州医科大学）
韩　琳（兰州大学）
裘秀月（浙江中医药大学）
臧　爽（中国医科大学）

全国普通高等医学院校护理学专业规划教材
评审委员会

编者名单

主　　　编　卜秀梅

副　主　编　叶红芳　刘鹏洋

编　　　者　（按姓氏笔画排序）

卜秀梅（辽宁中医药大学）

万　薇（湖北科技学院）

王　路（安徽医科大学）

尹　娟（大连大学）

叶红芳（浙江中医药大学）

曲立新（沈阳市安宁医院）

刘浚禹（中南大学湘雅二医院）

刘鹏洋（沈阳医学院）

李雨庭（贵州中医药大学）

张　磊（锦州医科大学）

周　鹭（云南中医药大学）

赵静华（沈阳市安宁医院）

高淑敏（沈阳市精神卫生中心）

黄晓玉（浙江大学医学院附属精神卫生中心）

黄雪花（四川大学华西医院心理卫生中心）

编写秘书（兼）　赵静华（沈阳市安宁医院）

数字教材编者名单

主　　编　卜秀梅

副 主 编　李　洁　张　剑　侯　影

编　　者　（按姓氏笔画排序）

卜秀梅（辽宁中医药大学）

万　薇（湖北科技学院）

王　路（安徽医科大学）

尹　娟（大连大学）

叶红芳（浙江中医药大学）

曲立新（沈阳市安宁医院）

刘浚禹（中南大学湘雅二医院）

刘鹏洋（沈阳医学院）

李　洁（沈阳静安精神卫生医院）

李晓颖（沈阳静安精神卫生医院）

李雨庭（贵州中医药大学）

张　剑（辽宁中医药大学）

张　磊（锦州医科大学）

周　鹭（云南中医药大学）

侯　影（辽宁省精神卫生中心）

赵静华（沈阳市安宁医院）

高淑敏（沈阳市精神卫生中心）

耿　艺（云南中医药大学）

党　雪（沈阳市安宁医院）
黄晓玉（浙江大学医学院附属精神卫生中心）
黄雪花（四川大学华西医院）
编写秘书（兼） 党　雪（沈阳市安宁医院）

出版说明

党的二十大报告提出，“推进健康中国建设”“把保障人民健康放在优先发展的战略位置”。在这一发展战略下，护理工作的范畴从个体向群体，从医院向家庭、社区、健康服务机构扩展，促进健康、预防疾病、协助康复、康养照护已成为护理专业实践的目标。专业实践领域的扩展和社会需求的源动力，驱动了人才培养的提速。20多年来，高等护理教育的规模迅速扩大，为了不断满足基层医疗卫生机构对高水平、高素质应用型人才的需求，我国大幅提升了护理学专业专升本招生规模。人才培养规模的快速提升，使得依托高质量、有权威的教材对教学活动进行规范，成为现阶段护理学专业专升本教育最为现实的需求。

教材是体现教学内容和方法的载体，在人才培养中起着至关重要的作用。加快推进护理学专业专升本教材体系建设，全面提升教材建设水平，是推动护理学专业建设、护理教育高质量发展的重要基础，是进一步深化护理教育教学改革、提高人才培养质量的重要环节。

为打造适应时代要求的精品教材，中国协和医科大学出版社联合全国40多所医学院校和医疗单位，开创性地组织了本套全国普通高等医学院校护理学专业规划教材（专科起点升本科）的编写工作。来自全国医学院校和医疗单位的300余名从事护理教育教学的教师、学者和临床一线护理工作者、管理者，秉承着护理学专业教材应体现终身教育的理念，在教材建设中对标一流，结合相关国家政策、行业标准，同时，立足当前国内护理学发展实际，紧密结合并充分体现当今护理事业及相关产业发展水平，融合思政内容，进行探索研究，悉心编撰。

本套教材涵盖护理学专业专升本课程共计24门，定位清晰、特色鲜明，具有如下特点。

一、全国首套成体系的护理学专业专升本教材

本套教材作为全国首套针对普通高等医学院校护理学专业（专科起点升本科）的规划教材，坚持“系统思维，明理致用”的编写理念，结合护理学专业专升本人才培养目标定位，找准教材重点、亮点和突破点，特色鲜明。

二、与时俱进，紧紧围绕需求导向

经过长期发展，高等护理学专业教材建设形成了鲜明的专业特色和质量品牌，在教材编写过程中，我们努力做到既遵循教学规律，又适应行业对人才的要求，主动对标健康中国战略需求，突出时代性与先进性，充分满足社会发展对护理学专业人才素质与能力的要求。

三、坚持立德树人，融入课程思政

把立德树人贯穿于教材编写的全过程、全方面，发挥中医药文化育人的优势，指导学生树立正确的世界观、人生观、价值观。

四、突出“三基五性”，注重内容严谨准确

遵循教材编写的“三基五性”原则。三基，即基本知识、基本理论、基本技能；五性，即思想性、科学性、先进性、启发性和实用性。教材编写充分考虑学科间的交叉与融合，注重理论与实践的结合，突出护理学专业专升本特点。

五、加强数字化建设，丰富拓展教材内容

发挥信息化技术的优势，数字赋能教材，以适应现代教育的需求。在纸质教材的基础上，强化数字化教材开发建设，融入更多实用的数字化教学素材，如教学课件、简述题、案例题及自测题等，丰富拓展教材内容。

在编写过程中，我们得到了教材建设指导委员会和教材评审委员会的大力支持和指导帮助，各位编者充分地展现了认真负责的精神，不辞辛劳，在宏大的护理学专业体系中梳理关键知识点，以帮助学生更快、更好地掌握护理学专业核心知识，在此，出版社深表谢忱！教材编写力求概念准确、内容新颖完整、理论联系实际，尽管力臻完善，但难免有不足与疏漏之处，请广大读者批评指正，使教材日臻完善。

前 言

精神障碍已经成为21世纪影响人类健康的最主要疾病之一，在我国疾病总负担中居于首位，但公众对精神障碍的知晓率、就诊率都很低。精神科护理在精神障碍的防治中至关重要。精神科护理学是临床护理学的重要组成部分，在护理专业课程体系中具有举足轻重的地位。为了顺应高等学校护理学专科起点升本科专业教育及全国护理事业改革和发展的需要，更好地贯彻落实《“健康中国2030”规划纲要》，根据全国普通高等医学院校护理学专业规划教材建设指导委员会和评审委员会的指示精神，以及中国协和医科大学出版社对本套教材编写工作的基本要求，探索纸数融合、理论与实践紧密结合的精神科护理学教材，以培养具有精神病学专业知识及岗位胜任力的高素质护理人才，成为本次教材编写的愿景。

本教材为“全国普通高等医学院校护理学专业规划教材”之一，坚持“三基五性”的基本原则，突出如下特点。①注重教材内容的思想性和启发性：全书强化价值引领，深入挖掘专业课程蕴含的“爱与关怀”“职业观与生命观”“科学精神”等元素，在培养学生过程中注重护理专业能力与人文精神的深度融合、相互渗透，使价值引领、知识传授、能力培养有机统一；结合章节内容增设了案例分析、复习思考题等内容，促进学生主动探究学习。②注重教材内容的科学性和先进性：适当更新了学科领域内的新理论、新技术，吸收了国内外精神科护理学的最新内容，确保精神科护理专业知识的科学性和先进性。③注重教材内容的实用性和操作性：从我国护理教育和临床实践需求出发，立足专升本教育教学实际，以胜任力培养为目标，对临床精神科护理评估的测量工具和精神科护理技术进行梳理。④注重教材内容的创新性和专业性：丰富了中医精神疾病护理理论及实践内容，有助于学生树立中医整体观、提高中医辨证施护能力。以直观的图片、视频等形式将抽象的精神科护理学知识科学生动地呈现，使教材更加情景化、具象化、动态化，在精神科护理学纸数融合教材建设上作出了初步探索。本教材主要供护理学专业（专科起点升本科）使用，还可作为临床精神科护理人员的参考书。

参与本教材编写的人员都是长期从事精神科护理学教学或临床一线的专家，有丰富的教学经验和实践经验。在此，由衷感谢编写团队成员的通力合作，真诚感谢教材编写组织机构和授权老师的信任；感谢参编院校领导和同仁给予本教材编写的支持和鼓励！由于水平有限，书中难免有不妥和疏漏之处，我们诚挚邀请使用本教材的老师和同学提出宝贵意见。

编　者

2024年5月

目　录

第一章　绪论…… 001

第一节　概述 …… 002

一、精神科护理学的研究范畴 …… 002

二、精神科护理的工作内容 …… 002

第二节　精神医学与精神科护理学的发展历程 …… 003

一、精神医学的发展历程 …… 003

二、精神科护理学的发展历程 …… 005

第三节　精神科护理学的发展趋势与学习意义 …… 006

一、精神科护理学的发展趋势 …… 006

二、精神科护理学的学习意义 …… 007

第四节　精神科护理相关的伦理与法律 …… 007

一、精神科护理相关的伦理 …… 007

二、精神科护理相关的法律 …… 009

第二章　精神障碍的基本知识…… 015

第一节　精神障碍的病因学 …… 016

一、生物学因素 …… 016

二、心理因素 …… 017

三、社会文化因素 …… 017

第二节　精神障碍的分类与诊断 …… 018

一、常用系统分类 …… 018

二、精神障碍的诊断 …… 020

第三节　精神障碍的症状学 …… 022

一、概述 …… 022

二、感知觉障碍 …… 022

三、思维障碍 …… 025

四、注意障碍 …… 028

五、记忆障碍 …… 029

六、智力障碍 …… 029

七、情感障碍 …… 030
八、意志障碍 …… 031
九、动作行为障碍 …… 032
十、意识障碍 …… 033
十一、定向力障碍 …… 034
十二、自知力障碍 …… 035

第三章 精神障碍患者的治疗与护理 …… 037

第一节 精神障碍患者的药物治疗与护理 …… 038
一、抗精神病药 …… 038
二、抗抑郁药 …… 042
三、心境稳定剂 …… 044
四、抗焦虑药 …… 046
五、药物治疗的护理 …… 047
第二节 精神障碍患者的物理治疗与护理 …… 050
一、改良电抽搐治疗与护理 …… 050
二、重复经颅磁刺激治疗与护理 …… 052
第三节 精神障碍患者的心理治疗与护理 …… 053
一、概述 …… 053
二、心理治疗在护理中的应用 …… 056

第四章 精神科护理技能 …… 059

第一节 治疗性护患关系与沟通 …… 060
一、建立治疗性护患关系 …… 060
二、治疗性沟通 …… 063
第二节 精神障碍患者的护理观察与记录 …… 064
一、精神障碍患者的护理观察 …… 064
二、精神科常用测量工具及其应用 …… 065
三、精神障碍患者的护理记录 …… 066
第三节 精神科患者的管理 …… 067
一、封闭式管理 …… 067
二、开放式管理 …… 069
三、精神科的分级护理 …… 070
第四节 常见精神症状的护理 …… 071
一、兴奋状态的护理 …… 071
二、抑郁状态的护理 …… 072
三、幻觉状态的护理 …… 072
四、妄想状态的护理 …… 073

五、焦虑状态的护理 …… 074
六、强迫状态的护理 …… 075
七、谵妄状态的护理 …… 075
八、木僵状态的护理 …… 076
第五节 精神科意外事件的防范与护理 …… 078
一、暴力行为的防范与护理 …… 078
二、自杀行为的防范与护理 …… 080
三、非自杀性自伤行为的防范与护理 …… 083
四、外走行为的防范与护理 …… 085
五、噎食的防范与护理 …… 087
六、吞食异物的防范与护理 …… 089

第五章 神经发育障碍患者的临床特点与护理 …… 091

第一节 神经发育障碍患者的临床特点 …… 092
一、智力发育障碍 …… 092
二、孤独症谱系障碍 …… 094
三、注意缺陷多动障碍 …… 096
四、抽动障碍 …… 097
第二节 神经发育障碍患者的护理 …… 098
一、护理评估 …… 098
二、常见护理诊断/问题 …… 099
三、护理目标 …… 099
四、护理措施 …… 099
五、护理评价 …… 101

第六章 精神分裂症及其他原发性精神病性障碍患者的临床特点与护理 …… 102

第一节 精神分裂症患者的临床特点 …… 103
一、概述 …… 103
二、病因与发病机制 …… 103
三、临床表现 …… 105
四、诊断要点 …… 107
五、治疗 …… 107
第二节 其他原发性精神病性障碍概述 …… 108
一、分裂情感性障碍 …… 108
二、妄想性障碍 …… 109
三、急性短暂性精神病性障碍 …… 110
第三节 精神分裂症及其他原发性精神病性障碍患者的护理 …… 110
一、护理评估 …… 110

二、常见护理诊断/问题 …… 111
三、护理目标 …… 111
四、护理措施 …… 112
五、护理评价 …… 117

第七章 双相障碍患者的临床特点与护理 …… 119

第一节 双相障碍患者的临床特点 …… 120
一、病因与发病机制 …… 120
二、临床表现 …… 122
三、临床分型 …… 123
四、诊断要点 …… 123
五、治疗与预后 …… 124
第二节 双相障碍患者的护理 …… 125
一、护理评估 …… 125
二、常见护理诊断/问题 …… 126
三、护理目标 …… 126
四、护理措施 …… 127
五、护理评价 …… 129

第八章 抑郁障碍患者的临床特点与护理 …… 130

第一节 抑郁障碍患者的临床特点 …… 131
一、病因与发病机制 …… 131
二、临床表现 …… 132
三、诊断要点 …… 134
四、治疗与预后 …… 134
第二节 抑郁障碍患者的护理 …… 136
一、护理评估 …… 136
二、常见护理诊断/问题 …… 136
三、护理目标 …… 137
四、护理措施 …… 137
五、护理评价 …… 139

第九章 焦虑与恐惧相关障碍患者的临床特点与护理 …… 140

第一节 焦虑与恐惧相关障碍患者的临床特点 …… 141
一、广泛性焦虑障碍 …… 141
二、惊恐障碍 …… 142
三、场所恐惧障碍 …… 144
四、社交焦虑障碍 …… 145

五、特定恐惧障碍 …… 146
六、分离性焦虑障碍 …… 146
第二节 焦虑与恐惧相关障碍患者的护理 …… 147
一、护理评估 …… 147
二、常见护理诊断/问题 …… 148
三、护理目标 …… 148
四、护理措施 …… 148
五、护理评价 …… 150

第十章 强迫及相关性障碍患者的临床特点与护理 …… 151

第一节 强迫及相关性障碍患者的临床特点 …… 152
一、强迫障碍 …… 152
二、躯体变形障碍 …… 154
三、其他强迫相关障碍 …… 155
第二节 强迫及相关障碍患者的护理 …… 157
一、护理评估 …… 157
二、常见护理诊断/问题 …… 158
三、护理目标 …… 158
四、护理措施 …… 159
五、护理评价 …… 160

第十一章 应激相关障碍患者的临床特点与护理 …… 162

第一节 应激相关障碍患者的临床特点 …… 163
一、概述 …… 163
二、创伤后应激障碍 …… 163
三、复杂性创伤后应激障碍 …… 165
四、适应障碍 …… 167
五、延长哀伤障碍 …… 168
六、反应性依恋障碍 …… 169
七、去抑制性社会参与障碍 …… 171
第二节 应激相关障碍患者的护理 …… 173
一、护理评估 …… 173
二、常见护理诊断/问题 …… 173
三、护理目标 …… 174
四、护理措施 …… 174
五、护理评价 …… 175

第十二章　分离障碍患者的临床特点与护理 …… 176

第一节　分离障碍患者的临床特点 …… 177
一、病因与发病机制 …… 177
二、临床表现 …… 177
三、治疗与预后 …… 178
第二节　分离障碍患者的护理 …… 179
一、护理评估 …… 179
二、常见护理诊断/问题 …… 179
三、护理目标 …… 179
四、护理措施 …… 180
五、护理评价 …… 181

第十三章　躯体症状及相关障碍患者的临床特点与护理 …… 182

第一节　躯体症状及相关障碍患者的临床特点 …… 183
一、躯体症状障碍 …… 183
二、疑病障碍 …… 184
三、心理因素影响躯体疾病 …… 185
四、转换障碍 …… 186
五、做作障碍 …… 186
第二节　躯体症状及相关障碍患者的护理 …… 187
一、护理评估 …… 187
二、常见护理诊断/问题 …… 187
三、护理目标 …… 188
四、护理措施 …… 188
五、护理评价 …… 189

第十四章　进食障碍患者的临床特点与护理 …… 190

第一节　进食障碍患者的临床特点 …… 191
一、神经性厌食 …… 191
二、神经性贪食 …… 193
三、暴食障碍 …… 195
第二节　进食障碍患者的护理 …… 196
一、护理评估 …… 196
二、常见护理诊断/问题 …… 197
三、护理目标 …… 197
四、护理措施 …… 198
五、护理评价 …… 199

第十五章 睡眠障碍患者的临床特点与护理 …… 201
第一节 睡眠障碍患者的临床特点 …… 202
一、失眠障碍 …… 202
二、嗜睡障碍 …… 203
三、睡眠-觉醒节律障碍 …… 205
四、异态睡眠 …… 206
第二节 睡眠障碍患者的护理 …… 207
一、护理评估 …… 207
二、常见护理诊断/问题 …… 208
三、护理目标 …… 208
四、护理措施 …… 209
五、护理评价 …… 211
第十六章 物质使用及成瘾行为所致障碍患者的临床特点与护理 …… 213
第一节 物质使用及成瘾行为所致障碍患者的临床特点 …… 214
一、概述 …… 214
二、病因与发病机制 …… 216
三、防治原则 …… 218
四、临床表现 …… 219
五、治疗与预后 …… 226
第二节 物质使用及成瘾行为所致障碍的护理 …… 230
一、护理评估 …… 230
二、常见护理诊断/问题 …… 230
三、护理目标 …… 231
四、护理措施 …… 231
五、护理评价 …… 235
第十七章 神经认知障碍及相关疾病患者的临床特点与护理 …… 236
第一节 神经认知障碍患者的临床特点 …… 237
一、神经认知障碍的临床表现 …… 237
二、神经认知障碍的常见类型 …… 237
第二节 与神经认知障碍有关的常见脑部疾病 …… 239
一、阿尔茨海默病 …… 239
二、血管性神经认知障碍 …… 241
三、由创伤性脑损伤所致的神经认知障碍 …… 242
四、颅内感染所致的神经认知及精神障碍——麻痹性痴呆 …… 243
五、颅内肿瘤所致的神经认知及精神障碍 …… 244

六、癫痫性神经认知及精神障碍 …… 244
七、躯体感染所致的神经认知及精神障碍 …… 246
八、内分泌障碍所致神经认知障碍 …… 247
第三节 神经认知障碍及相关疾病患者的护理 …… 248
一、护理评估 …… 248
二、常见护理诊断/问题 …… 249
三、护理目标 …… 249
四、护理措施 …… 249
五、护理评价 …… 251

第十八章 人格障碍患者的临床特点与护理 …… 252

第一节 人格障碍患者的临床特点 …… 253
一、病因与发病机制 …… 253
二、常见临床类型及表现 …… 254
三、诊断要点 …… 256
四、治疗与预后 …… 257
第二节 常见人格障碍患者的护理 …… 258
一、护理评估 …… 258
二、常见护理诊断/问题 …… 259
三、护理目标 …… 259
四、护理措施 …… 259
五、护理评价 …… 261

第十九章 精神障碍的预防与康复 …… 263

第一节 精神障碍的预防 …… 264
一、概述 …… 264
二、精神障碍的分级预防 …… 264
第二节 精神障碍的康复 …… 264
一、精神康复概述 …… 264
二、精神康复体系 …… 265
三、精神障碍康复的基本原则与内容 …… 266
四、精神障碍康复护理的特点 …… 267
第三节 精神障碍患者的院内康复 …… 268
一、概述 …… 268
二、精神障碍患者康复训练程序 …… 268
三、常见精神康复训练项目实施 …… 270
第四节 精神障碍患者的社区康复与护理 …… 276
一、精神障碍患者的社区康复 …… 276

二、精神障碍患者的社区康复护理 …… 278
第五节 精神障碍患者的家庭康复与护理 …… 280
一、概述 …… 280
二、护理评估 …… 280
三、护理目标 …… 281
四、护理措施 …… 282
五、护理评价 …… 284
第六节 精神障碍患者的延续护理 …… 284
一、概述 …… 284
二、发展背景 …… 285
三、“互联网＋护理服务”在精神科中的应用 …… 285
第二十章 精神障碍患者的中医辨证论治与施护 …… 287
第一节 常见精神障碍的中医辨证分型与药物治疗 …… 288
一、郁病 …… 288
二、不寐 …… 289
三、痴呆 …… 290
四、痫病 …… 292
第二节 精神障碍的其他中医治护措施 …… 293
一、中医情志护理疗法 …… 293
二、中医运动疗法 …… 295
三、中医针灸疗法 …… 297
四、中医音乐疗法 …… 298
第三节 精神障碍的中医预防与调摄 …… 299
一、精神障碍的预防原则与方法 …… 299
二、精神障碍的中医护理与调摄 …… 300
参考文献 …… 303
附录A 护士用住院观察量表 …… 305
附录B Barthel指数评定量表 …… 307
附录C 简明精神病量表 …… 309
附录D 症状自评量表 …… 311
附录E 汉密尔顿焦虑量表 …… 315
附录F 汉密尔顿抑郁量表 …… 317

第一章　绪　　论

教学课件

学习目标

1. 素质目标

（1）提高对精神障碍患者的尊重和关爱意识，提升职业认同感。

（2）增强精神科护理的伦理观念及法律意识，培养慎独精神。

2. 知识目标

（1）掌握：精神科护理伦理基本原则、精神障碍患者及精神科护士的权利与义务。

（2）熟悉：常见精神科伦理问题及相关法律政策问题。

（3）了解：精神医学及精神科护理学的发展简史。

3. 能力目标

能够在实践中遵守精神科护理伦理及法律原则，履行义务，维护患者及自身权利。

案例

【案例导入】

张女士，18岁，高中生，被诊断为“精神分裂症”。她出现明显的幻听和被害妄想，但没有攻击或自伤行为。尽管家属同意住院治疗，但由于工作繁忙无法陪护，因此要求将患者收入封闭式病房，而患者希望住开放式病房。经过与家属的沟通后，接诊医生决定将患者收入开放式病房。患者住院后需要接受抗精神病药物治疗，但她担心服药后记忆力受影响进而影响升学考试，因此拒绝服药。家属则希望先控制病情，将来再考虑升学问题。最终，医生根据家属的意见开始对患者进行抗精神病药物治疗。在护士发药时，患者坚决不服药，即使经过多次耐心劝说也没有效果。家属对此非常担心。经过与家属的沟通，护士将药物研碎后与患者的饭菜混合，并逐渐控制了病情。

【请思考】

1．本案例中，医生的做法遵循了哪些法律政策？

2．本案例中，护士的做法体现了哪些伦理原则？

【案例分析】

精神科护理学是一门关注人群和精神障碍患者的护理学科，旨在预防、维护、促进和恢复他们的精神健康，提供专业的护理服务和支持，帮助人群和精神障碍患者重塑积极的生活态度，提高自尊和自信，以便更好地适应社会环境，并实现生活的独立和有意义的参与。

第一节 概 述

一、精神科护理学的研究范畴

精神科护理学涵盖了多种护理技能，包括评估和诊断、药物治疗、心理治疗、行为治疗、团体治疗和家庭治疗的护理等。精神科护理学强调个体化护理和综合性干预，以满足患者的特殊需求和目标。精神科护理学的研究范畴包括以下几方面。

（1）研究精神障碍的生物学、心理学和社会学因素，以及其与遗传、环境、生活方式等因素的关系，以便护士开展精神卫生宣传教育工作，对精神障碍患者做到防治结合，为患者回归社会做出贡献。

（2）研究对精神障碍患者科学护理的理论，评估和探索针对不同种类精神障碍患者的各种护理干预和治疗方法的有效性和可行性，包括药物治疗、心理治疗等，并及时运用于临床，确保医疗任务的顺利实施。

（3）研究精神障碍患者在不同阶段的护理需求，研究与实施如何维护精神障碍患者的权利与尊严，评估护理服务的质量和效果，以改进护理实践，提高患者适应能力，在精神障碍好转后能及时重返社会。

（4）研究精神科护理学的教育和培训模式，如接触、评估精神障碍患者的有效策略，观察记录，协助诊断，防止意外事件的发生等，为医疗、教学、科研、法律和劳动鉴定等积累重要资料，提高护士的专业素养和护理技能。

二、精神科护理的工作内容

精神科护理工作的对象是有各种精神障碍的患者，关注的是精神与行为方面的异常，还要掌握精神障碍与躯体疾病相互影响的问题。因此，精神科护理工作的内容包括基础护理、精神科意外事件的防范与护理等，此处仅着重强调一些精神科护理的特殊内容。

1. 心理护理 心理护理的重点是启发和帮助患者以正确的态度认识疾病和对待疾病，护理人员不仅要知道患者的哪些表现是异常的，还要通过各种心理护理技术让患者认识到自己的哪些表现是异常的。如有可能还要利用现有的相关理论和知识帮助患者认识为什么会有这些异常的表现，如何以坚强的意志和乐观的精神去战胜疾病过程中出现的各种困难。对于有躯体疾病的患者，还要通过心理护理来减少躯体疾病对心理的影响，预防精神障碍的发生。

2. 睡眠护理 睡眠障碍在临床各科都是常见的问题，夜间睡眠的护理不仅要有安全意识，还要掌握正确睡眠的基本知识。首先要为患者入睡创造良好的环境。发现有睡眠障碍的患者要耐心介绍正确的睡眠方法，如睡眠不好时不要烦躁，尽可能安心；白天尽可能不要睡眠，以免影响晚上的睡眠；不要睡在床上看电视等；建议患者尽可能找到自己的睡眠"时点"，养成良好的生活规律和掌握自己的"生物钟"。

3. 治疗观察与护理 有一些精神障碍患者缺少对疾病的自知力，不认为自己有病，从而无治疗要求，甚至强烈反对接受各种必要的治疗；还有一些患者可能因为意识障碍或智力问题而无法处理自己的日常生活。因此，如何使医嘱得以执行，让患者接受及时必要的治疗是精神科护理的一个重要内容。服药是最常用的治疗方法，必须时刻关注并保证患者按医嘱服药，在治疗效果不佳时还要考虑患者是否遵医嘱服药。如果是在精神科病房，发药给患者后还要确定患者服下了药物，要严防患者吐药或藏药，服药后要检查口腔并观察患者饮水后才能离开。对于拒不服药者，应及时向医生报告，更换给药途径或治疗方法。如果是在非精神科病房也需要关注患者是否遵医嘱服药。

4. 安全护理 安全护理是精神障碍护理中最重要的环节。患者因精神症状的影响，在思维紊乱、情绪不稳、心理状态失常的情况下，常可出现冲动、伤人、自杀、自伤等行为，有的可导致严重后果。因此，精神科护士要有高度的安全意识，需严格执行各项护理常规和工作制度，加强安全管理，做好安全检查。另外，护士应密切观察巡视，掌握患者病情和心理动态，并能运用风险评估技能动态评估患者的风险级别，做到有针对性的防范，谨防各种意外发生，保障患者的安全。

第二节 精神医学与精神科护理学的发展历程

一、精神医学的发展历程

精神医学是临床医学的一个重要分支，是研究精神障碍病因、发病机制、临床表现、病程转归及预防和治疗的一门学科。精神障碍伴随人类社会的发展而一直存在，但是精神障碍留给人类的大多是痛苦且与社会文明相背离的记忆。因此，精神医学的发展历史漫长而曲折，是一部与精神障碍做斗争的历史。

（一）国外精神医学发展历程

1. 国外精神医学的起源 希波克拉底（Hippocrates，公元前460—公元前370年）被认为是精神医学的奠基人之一，他提出脑是思维活动的器官的概念，并将精神障碍归类为体液失衡的结果。他认为人体内存在四种基本体液，即血液、黏液、黄胆汁和黑胆汁，而体液的平衡与健康息息相关。希波克拉底将躁狂症归类为精神兴奋过度，而将相反的情况称为忧郁症，认为忧郁症是黑胆汁过多进入脑内导致的。他的这些分类和理论为精神病理学的发展奠定了基础，并对精神障碍的理解和治疗产生了重要影响。此外，与希波克拉底同时代的柏拉图（Plato）提出了在理想国中应该对精神障碍患者给予家庭和社会的照顾，而不是让他们流浪。这显示了古希腊和古罗马时期对精神障碍患者人道主义治疗的重视，展现了欧洲古老文明思想的不朽与光辉。总的来说，希波克拉底和柏拉图的思想为精神医学的起源和发展提供了重要的基础，并为后来的研究和治疗方法奠定了基础。

2. 18世纪工业革命对精神医学的影响 18世纪后期，精神疾病被视为需要治疗的疾病，这是精神医学史上的重要转折点。工业革命的兴起导致社会和经济结构发生巨大变化，城市化和工厂化进程加速，对精神医学产生了深远影响。法国精神病学家比奈尔（Pinel，1745—1826）是第一位在精神病院任职的医生，他采取了一系列改革措施，如解除患者身上的铁链，主张人道对待患者。比奈尔的改革措施受到了广泛赞誉，并为其他国家研究者所效仿。1814年，希区（Hitch）开始在精神病疗养院中雇佣受过训练的女护士，标志着精神障碍治疗模式进入医院模式。这种变化使精神病院能够提供更好的护理和治疗，为患者提供更人性化的环境。这些改革在精神医学史上具有重要意义，推动了对精神疾病的深入理解和治疗方法的改进，同时也改变了社会对精神障碍患者的态度。这一时期的转变奠定了现代精神医学的基础，将生物、心理和社会因素纳入治疗框架，促进了综合性的精神健康护理。

3. 现代精神医学 精神医学在19世纪逐渐开始真正发展，克雷佩林（Kraepelin，1856—1926）成为现代精神病学的奠基人之一，他提出了精神障碍分类原则，创立了“描述性精神病学”，成为现代精神病学研究的基础。随着时间的推移，许多精神医学的专家对精神障碍的病因、发病机制进行了大量的研究和探讨。神经生物学的研究揭示了精神障碍与神经递质的异常有关，认知科学的研究则探讨了精神障碍与认知功能的关系。弗洛伊德（S.Freud，1856—1939）创立了精神分析学派，强调人的意识活动内部各种力量矛盾运动，一切思维、情感和行为都有内在原因。口误、笔误、记忆错误等心理现象都有不易察觉的动机。情感活动是能量活动，如果能量无法发泄，会以其他形式表现，如焦虑症状。阿道夫·迈耶（Adolf Meyer，1866—1950）结合了心理学和生物学的观点，创立了“精神生物学派”。他认为生物从简单到复杂、从低级到高级进化，人类大脑皮质是进化的最高产物。当高级功能受损时，低级功能突出，所有器官在神经系统支配下作为整体发挥功能。行为和精神障碍是对内外变化的反应，研究精神疾病需考虑社会环境。1953年氯丙嗪的发现和应用是现代精神医学史上最重要的事件之一，推动了临床精神障碍的治疗工作，加深了对精神障碍生物学机制的理解。精神医学应采用“生物-心理-社会”的现代模式，服务于精神病院和社区精神卫生。

（二）国内精神医学发展历程

中国古代的精神医学可以追溯到公元前11世纪，最早的文字记载见于《尚书·微子》。《黄帝内经》将人的精神活动归结为“心神”功能，并对情志与精神障碍进行了系统的论述。秦汉时期的医书如《难经》《伤寒论》《金匮要略》详细描述了精神症状，并分类为“狂”“躁”“谵妄”“癫”“痴”“痫”等。金元时期对精神疾病的分类更为细致，治疗方面也有大量的尝试。然而，中医学中精神医学的理论基础和临床经验仍需进一步研究、挖掘和传承。

19世纪末，现代精神医学进入中国，各大城市建立了精神病收容机构和教学机构。中华人民共和国成立后，精神疾病的防治工作由卫生、民政和公安部门管理，各省陆续建立了精神病院和康复医院，主要任务是收容和治疗无家可归或影响社会治安的患者。改革开放以来，精神医学取得了长足进步，精神卫生服务已覆盖全国，上海、北京的精神健康三级防治网络逐渐推广，与国际交流增多，引进了抗精神病药物和新治疗方法，丰富了国内精神医学的临床与研究，主要任务已从收容转变为向社区居民提供优质精神卫生服务，并与国际发展接轨。

根据《全国精神卫生工作规划（2015—2020年）》，截至2020年在省、市、县三级建立了精神卫生工作政府领导与部门协调机制，70%的乡镇（街道）建立精神卫生综合管理小组，由综治、卫生计生、公安、民政、司法行政、残联、老龄等单位参与。健全省、市、县三级精神卫生专业机构，其他县（市、区）至少在一所综合性医院设立精神科。目标旨在提升常见精神障碍和心理行为问题的防治能力，提高公众对常见精神障碍的认识和主动就医意识。医疗机构要提升识别精神障碍的能力，并将抑郁障碍治疗率提高50%。各地还开展了常见精神障碍的防治工作，建立心理援助热线电话和心理危机干预队伍，确保在突发事件发生时能及时、科学地提供心理援助。

二、精神科护理学的发展历程

（一）国外精神科护理学的发展历程

1814年，Hitch在精神病疗养院雇用了经过专门训练的女护士来照顾患者。南丁格尔（Nightingale）在《人口卫生与卫生管理原则》中强调重视精神障碍患者的睡眠和态度，这标志着临床工作中开始要求护士关注患者的精神问题。1873年，琳达·理查兹（Linda Richards）提出了将对精神障碍患者的护理水平提高到对内科疾病患者的水平，并重视患者的身体和心理护理及改善生活环境。她被称为美国精神科护理的先驱，奠定了精神科护理的基础模式。1882年，马萨诸塞州的马克林医院开设了美国最早的专门培训精神科护士的护理学校。该学校的课程为期2年，但精神科方面的内容很少。当时，精神科护士的主要工作是照顾患者的身体功能，如给药和个人卫生，心理护理只是课程中提到要有耐心和亲切地照顾精神障碍患者。

20世纪中叶，精神科护理职能开始拓宽，除了协助医生观察精神症状外，护士们还开始运用基础护理技术来协助治疗。1954年，苏联出版的《精神病护理》详细阐述了精神障碍患者的症状护理和基础护理，还强调了对患者的亲切、体贴、爱护和尊重，并提倡废除约束，组织患者的工娱疗法。随着1977年恩格尔（O.L.Engel）提出的生物-心理-社会医疗模式的出现，现代精神科护理学逐渐从责任制护理模式发展到兼顾生物、心理和社会三个方面的整体护理模式，罗伊、奥瑞姆等均是这一护理模式的代表人物。当代临床护理路径模式的出现不仅满足了患者需要的高效优质护理服务，也迎合了医疗保险公司降低护理成本的要求，并被迅速应用于精神障碍护理。

（二）国内精神科护理学的发展历程

中国古代精神障碍患者虽有机会接受中医治疗，但对精神科护理的记载很少。清末民初，精神医学传入我国，提供非专业的护理服务。随着大城市建立专业护士培训机构和收容机构，受过培训的护士开始提供专业护理。中华人民共和国成立后，精神科护理学逐渐受到重视，全国建立了精神病院，部分地区建立了精神障碍防治网络。1958年，精神病医院实行开放式管理，提高了患者的康复率。1990年，中华护理学会成立精神科护理专业委员会，定期举行学术交流。改革开放后，国内外护理界交流日益增多，先后引进了责任制护理、整体护理、临床路径护理模式，取得丰硕成果。目前我国精神科护理的发展已经进入新阶段，不断创新，引进先进技术，提高患者护理质量。

知识拓展

大脑前额叶皮质功能的研究进展

大脑前额叶皮质（PFC）与皮质和皮质下脑区紧密联系，拥有数量巨大的输入和输出性投射，其功能与认知、情绪、疼痛和行为管理等相关。PFC接收来自全部皮质区域的功能输入，“自上而下”的调控杏仁核、海马和中缝背核等深部脑区，可以跨时间规划和指导认知、情感和社会行为。PFC在工作记忆、情绪调节和社会竞争等大脑高级认知功能中发挥着关键作用。同时，PFC是中枢系统进化过程中最后出现，个体发育最后成熟的脑区之一，在大脑中相对脆弱，容易受到母婴分离等早期生活逆境的影响。患者出现大脑前额叶病变后，可出现认知功能减退、情感淡漠、抑郁等。根据最新的研究结果显示，母婴分离对前额叶皮质认知功能具有破坏性影响。

第三节　精神科护理学的发展趋势与学习意义

一、精神科护理学的发展趋势

新的精神医学核心思想是所有精神活动都有生物学基础，需要有机分子和细胞的加工。每种心理功能都是由不同脑区的神经环路实现，神经环路由神经元组成，通过特殊分子在细胞内部或神经细胞之间传递信息。这些信号分子几乎完全被保留下来，从单细胞生物到人类都是通过相同的分子控制生活，适应瞬息万变的环境。通过研究脑与精神活动，人类能更好地了解自身，如知觉、学习、记忆、感受和行为。某些基因功能障碍会导致精神紊乱，但目前不清楚基因如何影响行为，认知神经科学从细胞和分子的角度研究认知心理加工。

随着科技和方法学的发展，精神卫生知识正在被广泛普及，临床各科越来越重视患者的精神护理，精神科护理将更加注重个性化、精准化的治疗，为精神科护理提供更多的手段和方法。然而，全球的精神科专科护士数量仍严重不足。由于精神障碍的特殊性，精神科护理人员需要具备更高的心理素质和情感管理能力，以应对患者的情绪波动和行为异常；需要具备更加专业化的知识和技能，为患者提供全方位、个性化的服务；需要不断学习和掌握国际先进的精神科护理理论和技术，以提高自身的专业水平，促进精神科护理的国际交流与合作。因此，精神科护理学人员在数量和质量上在未来需要不断提升，以适应和应对这些机遇和挑战，推动其持续发展。

二、精神科护理学的学习意义

第一，精神健康问题在社会中日益突出，开设精神科护理学课程可以培养更多专业的精神科护理人员，满足社会对精神健康服务的需求。

第二，精神科护理学课程可以提供学生所需的专业知识和技能，使他们能够全面了解精神健康领域的理论和实践，掌握有效的护理技术和方法。这将有助于提高精神科护理人员的专业水平，提供更优质的护理服务。此外，精神科护理学课程还可以培养学生的人文关怀和沟通技巧，使他们能够更好地理解和支持精神疾病患者，减少对他们的歧视和偏见。

第三，开设精神科护理学课程有助于推动精神健康教育的普及和提高，提高公众对精神健康问题的认知和关注度，促进社会对精神健康的重视和支持。

因此，开设精神科护理学课程对于培养专业人才、提高护理服务质量和促进社会精神健康具有重要的意义。

第四节 精神科护理相关的伦理与法律

在护理精神障碍患者的过程中，护士除了要遵守护理质量与安全的要求，还需遵守相关的伦理和法律规定，尊重患者的人格和合法权益，这样才能最终帮助患者缓解病痛，促进身心康复。

一、精神科护理相关的伦理

随着社会进步，我国提出了护理人员执业伦理准则，以促进护理伦理的实践与发展，为护理人员提供行为规范指引。精神科护理人员必须具备高度的伦理道德素养，遵守相应的伦理准则。究其原因：一方面，精神障碍严重影响患者的正常生活，导致他们遭受社会歧视，承受巨大身心压力，需要得到专业人员更多的关怀和尊重；另一方面，在疾病治疗过程中，护理人员需要深入了解患者内心，理解其难以言喻的感受和体验，以便提供更好的帮助。

（一）精神科护理伦理的基本原则

精神科护理伦理的基本原则是护士在护理工作中面对各种人际关系时所应遵循的根本原则，也是衡量医护人员道德品质及道德行为的最高标准。精神科护理工作中必须遵守的伦理基本原则主要有以下几方面。

1. 不伤害原则 医疗伤害是医学实践中的伴随物，不可完全消除。不伤害原则是临床诊治中的伦理原则，要求在治疗过程中不给患者带来不应有的伤害，其意义在于培养医务人员对患者高度负责、保护患者健康和生命的医学伦理观念。在精神科护理工作中，不伤害原则是底线。护理人员需遵循以下要求。

（1）不滥用护理措施，始终以患者利益为最高标准，杜绝以个人利益为目的的行为。

（2）重视患者意愿，评估患者提出的要求，尽量满足合理意愿，对不合理要求进行解释。

（3）提供最佳护理服务，不断提升专业知识和技能，避免因个人能力不足或责任心不够而导致伤害事件的发生。

2. 尊重原则　在精神科护理中起着重要的指导作用，确保患者的权益得到尊重和保护。尊重包括对患者的人格和自主性的尊重。对患者的人格尊重强调尊重他们的生命权和健康权。尊重生命权意味着让患者作为一个有尊严的人生活着；尊重健康权意味着护理人员主动创造有利于患者健康的条件，为患者提供平等的健康服务。对患者自主性的尊重强调允许他们独立做出自愿的决定，并帮助他们提高这种能力。虽然精神障碍患者罹患疾病，其自主性可能受限，但仍需护理人员在遵循公正原则的前提下评估其自主性，并根据患者的能力和行为状况，以他们能够理解的方式向其解释相关信息，并在其自愿情况下协助他们做出选择。对于完全没有自主性的患者，医护人员应及时告知其家属，并由家属代为做出决定。这些原则旨在尊重精神障碍患者的尊严和权益。

3. 公正原则　在护理工作中，“公正”指的是为患者提供一视同仁的治疗，不带有偏见。从现代医学伦理观的分析来看，公正包括两个方面：平等对待患者和公平分配医疗资源。平等对待患者是建立良好护患关系的基本前提，也是对护理人员职业道德的最基本要求。公平分配医疗资源要求护理人员在提供服务的过程中将形式上的公正与内容上的公正统一起来，特别是在涉及稀缺资源分配时，要充分考虑医学标准、社会价值标准、家庭标准等多个方面，力求实现公平。

4. 行善原则　医学行善原则强调以患者最大利益为出发点，为其谋益，采取有益健康的行动。护理人员应结合证据、医学判断和患者意愿，做出善行决策。关注患者利益，最大化患者利益。提升个人技能，选择最适护理方案。追求患者利益，兼顾社会利益，不损害整体利益。落实行善原则，需要综合考虑各因素，为患者提供最佳服务。

5. 保密原则　保护患者隐私是建立护患信任的重要基础。对于精神障碍患者来说，个人病情信息的保密至关重要。保密原则要求护理人员在法律允许的情况下，最大限度地保护患者信息，只提供与法律要求相关的内容。在临床实践中，讨论治疗或教学需征得患者或其监护人的同意。对冲动或攻击行为，护理人员需告知潜在受害者，但仅限行为本身，不涉及疾病细节。

（二）精神科护理常见的伦理问题

精神科临床护理工作的特殊性与复杂性，要求精神科护理人员正确对待各种可能涉及的伦理问题。

1. 精神科临床护理中工作的伦理问题

（1）慎用非自愿住院治疗原则：《中华人民共和国精神卫生法》规定，精神障碍的住院治疗必须遵循自愿原则。该法规明确指出，如果患者已经伤害了自己或他人，或者存在伤害自身或他人的危险，医生可以根据诊断结论和病情评估对其实施非自愿住院治疗。精神科医护人员必须严格遵守规定，维护患者的合法权益，同时确保公共安全和患者的治疗需要，在使用非自愿住院原则时，必须平衡三者之间的关系，避免滥用非自愿住院治疗原则，减少纠纷和违法事件的发生。

（2）保持治疗界限：未明确护理诊断需要对患者的生理、心理、社会等方面情况进行评估，前提是护患之间保持信任性护患关系。但是若过度了解患者个人隐私或违背伦理底线会突破治疗界限，对患者有害。因此，在工作中避免超越正常工作范围，应注意不要在非工作时间和场所与患者见面、接受患者礼物、参加社会或商业活动，或发生非必要的身体接触，因为这些行为可能会破坏治疗关系。

（3）追求优质护理效果：护理人员应根据当时的精神医学和护理学发展水平，或者根据当地医疗机构的技术条件，为患者提供最佳和最显著的护理措施。同时，在效果相当的情况下，还需考虑最小化伤害和降低风险的因素。

2. 精神科护理教学中的伦理问题　在精神科患者临床教学中，教师、学生、患者和家属等不同角色均有各自的权利和义务，师生必须遵循相关的伦理原则。

（1）保密、保护隐私及知情同意原则：临床教学中需公开部分患者隐私，但这与保护隐私的伦理原则存在矛盾。在临床教学前，教师解释情况并获得患者及家属同意至关重要。同时，制定严格的临床见习规定，要求学生严守保密、保护患者隐私，带教老师监督并及时处理问题。

（2）不伤害原则：为了向学生提供更多的临床实践机会，临床带教老师应在确保不伤害患者的前提下，提前准备，选择适合的教学对象，并在教学中细心指导学生。学生在进入临床前也应做好预习，这样有助于提高教学效果。

3. 精神科护理科研中的伦理问题　精神科的科研工作对于探索和验证精神障碍病因、发病机制、诊疗方案和护理疗效等具有重要意义。为保障精神障碍患者参与科研工作的权益，必须重视精神科研究的伦理审查。在以精神障碍患者为对象的科研中，需注意以下伦理问题。

（1）自愿与非自愿：进行以人体为对象的科研活动时，自愿参与是最基本的前提条件，体现了对受试者人格和尊严的尊重。根据伦理学原则，精神障碍患者不应成为受试者，除非对于探索某些严重精神障碍的病因和治疗的研究来说，他们是唯一合适的受试者。确定精神障碍患者是否可以参与科研很困难，因其决策能力受损、对治疗益处认知下降，故不应要求与正常人同等理解知情同意，应更考虑监护人意见。若监护人被充分告知后同意，可纳入研究。总之，精神科的科研工作必须遵守伦理准则，确保对精神障碍患者的尊重和保护。

（2）知情同意：科学研究中，以人作为研究对象时必须获得受试者的知情且自愿的同意。知情同意包含两个方面的含义："知情"和"同意"。所谓"知情"，指研究人员以受试者能够完全理解的语言向其详细解释与研究相关的信息，包括研究目的、方法、过程，以及可能的益处或风险，确保其对所面临的情况有全面的了解。"同意"则指在受试者获得最清晰的信息、个人理解能力未受损，并能够自由行使选择权利的情况下表示同意参与。由于精神障碍患者罹患疾病，其知情同意能力可能会受损，若需要精神障碍患者参与科研项目，应该取得其监护人的知情同意。

二、精神科护理相关的法律

精神科护理与法律之间关系密切，精神科护理人员在从事临床护理工作过程中必须对相关法律知识有所了解并严格遵守各项法律法规要求，从而达到更好地维护患者利益及保护自身权益的目的。

（一）相关概念

1. 权利　指法律所允许的权利人为了满足自己的利益而采取的，由其他人的法律义务所保证的一种可能的法律权利。

2. 义务　指法律关系的主体依据法律规范必须为一定行为或不为一定行为，以保证权力主体的权利得以实现，当负有义务的主体不履行或不适当履行自己的义务时，要受到国家强制力的制裁，承担相应的责任。

3. 行为能力　即民事行为能力，指自然人能够依法行使权利和承担义务的能力。自然人的行为能力分三种情况：完全行为能力、限制行为能力和无行为能力。根据《中华人民共和国民法典》的规定，对于那些无法辨认或无法完全辨认自己行为的成人，其利害关系人或相关组织可以向人民法院申请认定其为无民事行为能力人或限制民事行为能力人。精神障碍患者受到疾病的影响，其辨认能力受损或缺失，缺乏正确的判断力或保护个人权益的能力，通常被认定为无民事行为能力人或限制民事行为能力人，其民事活动需要由其法定代理人代理。

4. 责任能力　即刑事责任能力，指行为人辨认和控制自己行为的能力。辨认能力指行为人对自己行为的性质、意义和后果认识的能力。控制能力指一个人按照自己的意志支配自己行为的能力。根据《中华人民共和国刑法》的规定，精神障碍患者在无法辨认或控制自己行为时造成危害结果，经过法定程序鉴定确认后，不承担刑事责任。但是，他们应当被要求严格看管和接受医疗，必要时由政府进行强制医疗。间歇性精神障碍患者在精神正常时犯罪，应当承担刑事责任。而对于尚未完全丧失或控制自己行为能力的精神障碍患者犯罪的情况，应当承担刑事责任，但可以减轻处罚或限制刑事责任能力。

（二）精神科护理法律的相关政策

1. 精神障碍患者的权利与义务

（1）精神障碍患者的权利：根据我国现行法律、法规、条例的规定，精神障碍患者享有的基本权利包括生命权、医疗保障权、人身自由权、自主权、知情同意权、隐私权、医疗监督权及获赔偿权等。①生命权：指以自然人的生命安全利益为对象的人格权，包括生命享有权、生命维护权和生命利益支配权。生命享有权指自然人享有自己的生命利益。生命维护权指自然人有权维护自己的生命安全。生命利益支配权指在特殊情况下决定生命利益的权利。精神障碍患者在发病期间可能表现出攻击行为，但他们的生命权仍然受到法律保护，任何个人和组织都不能歧视或伤害他们。一旦精神障碍患者的生命权遭到侵害，他们有权要求赔偿。总之，精神障碍患者的生命权需要得到特别关注和保护，我们可以采取多种措施来保障他们的生命权。②医疗保障权：指患者在就医和接受医疗护理过程中，不论性别、国籍、民族、信仰、社会地位和病情轻重，都享有受到礼貌、周到、合理、连续诊疗的权利。传统医疗保障权指患者就医和得到医疗照护的权利。现代医疗保障权在宏观和微观两个层面上有不同含义。宏观上，医疗保障权包括社会成员的生命与健康有权得到社会的必要保障，政府应制定相关政策、法规，建立基本的医疗保障体制和运行机制，以确保每个社会成员都能享有卫生保健服务。微观上，医疗保障权主要指个人有权在医疗机构接受健康检查，患病时有权得到医疗部门的检查、诊断、治疗等卫生服务。③人身自由权：是自然人根据个人意愿和利益，在法律规定的范围内进行思考和行动的权利，不受外力束缚、控制或干扰，包括身体自由权和精神自由权。身体自由权是自然人根据个人意愿和利益，在法律规定的范围内自主决定行动与不行动的权利，不受非法限制、剥夺或干扰。精神自由权是自然人根据个人意愿和利益，在法律规定的范围内自主思考的权利，即自由支配内心思维活动的权利。根据《中华人民共和国精神卫生法》规定，任何组织或个人都不得歧视、侮辱或虐待精神障碍患者，也不得非法限制精神障碍患者的人身自由。精神障碍患者的住院治疗应遵循自愿原则。只有在精神障碍患者在医疗机构内发生或即将发生危害自身、他人安全或扰乱医疗秩序的情况下，医疗机构及其医务人员在没有其他可替代措施的情况下，才可以实施约束、隔离等保护性医疗措施。实施保护性医疗措施应符合诊断标准和治疗规范，并在实施后告知患者的监护人。禁止利用约束、隔离等保护性医疗措施惩罚精神障碍患者。限制患者人身自由的行为及强制性治疗可能构成侵权行为，护理人员应特别注意避免违背患者意愿的行为。④自主权：指精神障碍患者在与身体和生命相关的事务中做出决策的权利，包括在诊疗过程中做决策的权力。疾病、精神状况、他人或社会对患者自主行为的限制等内外因素都会影响患者的自主权。当患者自主能力不足时，需设立代理人代为决策，维护患者权益。精神障碍患者的行为能力和自主性受疾病严重程度影响，行使自主权表现特殊。虽然精神障碍患者行为能力可能下降，但非持久状态，有时严重患者也能做出有行为能力的决策，故不能简单地判断患者完全具备或完全无行为能力。患者无法行使自主权时，由监护人代行，但可能偏离或违背患者意愿，对患者造成利益伤害。医生有特殊干涉权维护患者权益，但滥用干涉权会影响患者自主权，应规范限制医护人员干涉权。为维护患者自主权，坚持公正和规范原则，全面评估患者自主行为能力，并必要时复核。医护人员应尊重患者自主权，履行告知义务。综上所述，维护患者自主权需平衡各方利益，确保患者在医疗过程中得到尊重和保护。⑤知情同意权：包括知情权和同意权。知情权指患者有权了解与疾病相关的信息。同意权指患者有权决定是否接受医疗行为。精神障碍患者也享有这些权利，但其知情同意能力可能受损。在此情况下，监护人可以代表其行使这些权利。医护人员应尊重患者的自主权和个人意愿，提供充分信息，确保患者知情后做出知情决策。患者的知情同意权是保障患者人权的重要措施。⑥隐私权：在医患关系中，隐私包括患者向医护人员披露的信息及医护人员在诊疗和护理过程中获取的信息。患者隐私涉及家庭信息、个人病史、私生活事项、身体特殊性、对自身不利的性格特征、精神异常等。隐私权是公民享有的法定保护，保障个人的私生活和私人兴趣，禁止他人非法侵扰、收集、利用和公开个人信息。患者有权保护个人隐私免受医方非法侵犯，医护人员在未经患者同意前不得公开患者隐私。因此，医护人员必须遵守法律法规，尊重患者隐私权，保护患者个人信息不被泄露。⑦医疗监督权：患者是医疗活动中的重要参与者，也是各种检查和治疗措施的直接受益者。他们有权监督自己在整个诊疗和护理过程中接受的服务，并对医疗机构的不当行为提出疑问，甚至可以通过社会舆论寻求支持和提出批评。尽管精神障碍可能会影响患者行使医疗监督权的能力，但这并不影响他们的权利，而是转移给他们的监护人代为行使。⑧获赔偿权：当患者在就医过程中遭受医方的侵权或违约行为导致损害时，他们有权获得相应的赔偿。根据《中华人民共和国民法典》的规定，医疗机构或其医务人员如有过错，应当承担相应的赔偿责任。赔偿方式包括停止侵害、赔偿损失、消除影响和恢复名誉等。

（2）精神障碍患者的义务：根据我国现行法律、法规、条例的规定，精神障碍患者的义务包括如实陈述病情、遵守医嘱、自我保健、尊重医护人员、遵守医疗机构规章制度、按医院规定及时交款及履行付费、爱护公共财物及损坏赔偿等。①如实陈述病情的义务：患者及其家属应该提供与疾病及诊疗相关的真实信息，不得故意隐瞒事实或提供虚假信息。特殊需求应及时告知工作人员，否则将承担由提供虚假信息所产生的不良后果的责任。②遵守医嘱的义务：患者有责任配合医生、护士及其他医务人员的治疗、检查、护理和指导。当拒绝治疗或不遵从指导时，患者应承担相应的责任。③自我保健的义务：患者有责任为自己的健康负责。应主动改变不良的生活习惯，发挥自身在预防疾病和促进健康方面的能动作用，并掌握自身健康的主动权。④尊重医护人员的义务：医患双方之间的尊重是双向的。医护人员与患者双方彼此尊重，这是维持良好治疗关系所必需的。⑤遵守医疗机构规章制度的义务：医疗机构作为特殊的公共场所，制定了许多规章制度，旨在为患者提供更好的医疗、护理和康复条件。患者及其家属都应认真遵守这些规定，避免任何违反规定行为的发生。⑥按医院规定及时交款及履行付费义务：在我国目前的医疗付费模式下，所有患者都应按时支付医疗费用，不得以任何借口拖延付款或恶意欠费。⑦爱护公共财物及损坏赔偿的义务：医疗机构内的公共财物是为患者提供医疗护理服务的基本条件。任何人都应该爱护这些财物，无论是有意还是无意的损坏，都应该承担相应的赔偿责任。

2. 精神科护理人员的权利与义务

（1）精神科护理人员的权利：①诊疗护理权，护理人员有权收集患者相关信息，评估病情，制订护理计划。护理人员根据医嘱为患者提供诊疗护理，建议医生或质疑医嘱，在特殊情况下，可采取必要的处理措施。②医疗干涉权，是医务人员参与和干预患者疾病治疗的权力。患者享有知情同意权，但特殊情况下，医疗干涉权可限制患者自主权，以保护健康或公共利益。医疗干涉权以患者利益为出发点，医务人员代表患者决策。医务人员的干涉权一般不能抵消患者拒绝权，但特殊情况下，若拒绝治疗导致严重后果或不可逆损失，医务人员可行使特殊干涉权，否决患者的自主决定。精神科医务人员的干涉权包括强制住院、治疗、保护性约束和隔离等，有助于避免不良事件、促进康复和回归社会。然而，医疗干涉权应有明确前提和限制，以防滥用。③人格尊严权，人格尊严是个人所应享有的最基本社会地位，应受到他人和社会的尊重。无论医护人员，还是特殊行业工作人员，其人格尊严都应得到患者及家属的尊重，任何人都无权侵犯。尊重医护人员的人格尊严是进行医疗护理活动的基础。只有护患双方相互尊重与信任，才能取得更好的治疗护理结果。④医学研究权，医学是一门非常复杂的学科，人类对各种疾病的认识还有很多不足，医学上未能解决的问题还非常多，需要医护人员不断开展相关科研工作，对各种未知问题进行探索并寻找解决答案，这样不仅是为了患者个人的健康，同样也是为了整个人类的健康。⑤医疗费用支付请求权，医护人员可以要求住院患者及其家属及时支付医疗费用。对于那些住院拒不支付费用或恶意拖欠费用的患者，医方有权督促他们尽快支付费用，或者采取法律手段解决。对于无力支付医疗费用的患者，医方有权向相关部门提出支付请求。⑥维护医疗机构正常秩序权，保持医疗秩序是确保诊疗和护理顺利进行的基本保障。医务人员有权干预、制止扰乱医疗秩序的行为。

（2）精神科护理人员的义务：①注意义务，指一个人在从事某种活动时，应该保持高度谨慎，避免给他人造成危险或损害的责任。医疗注意义务要求指医务人员在医疗过程中保持足够的小心谨慎，预见和防止危害结果的发生。医护人员是医疗护理活动中注意义务的主体，注意义务的客体是患者的人身利益。履行注意义务的最终目的是最大限度保护患者的利益。②告知义务，知情权要求相对主体履行告知义务，可以是约定的或法定的。护理人员的告知义务指从患者入院到出院或死亡的全过程中，护士有义务向患者及家属介绍护理程序、护理操作的目的及注意事项，解答咨询，给予患者技术专业指导。违反告知义务有两种情形：误告或错告，隐瞒或遗漏。③保密义务，医务人员有保守患者隐私的义务，但在特殊情况下，根据法律规定可能有例外。《中华人民共和国民法典》规定，医疗机构及其医务人员需保密患者隐私和个人信息，否则承担侵权责任。《护士条例》要求护理人员尊重、关心、爱护患者，保护患者隐私，泄露患者隐私将受到处罚。精神科护理人员应该为患者保密的内容有疾病诊疗信息、患者自身缺陷、病史及其他个人隐私等。④诊疗义务，是医护人员根据要求诊断患者疾病并给予治疗的义务。《中华人民共和国民法典》规定，医务人员未尽到相应的诊疗义务导致患者损害，医疗机构应承担赔偿责任。诊疗行为需符合法律、法规、规章和行政要求，但医疗行为具有特异性和专业性，即使遵守规范，也可能被事后证明错误。因此，不能仅以结果判断医护人员是否尽责。⑤制作保存及提供病历资料的义务：病历是医务人员在医疗活动中形成的资料总和，包括门诊病历和住院病历。医疗纠纷发生时，医疗机构和患方需要提供相关证据支持自己的立场。病历等记录成为医疗侵权诉讼中的关键证据，也是维护医患权益的工具。《医疗纠纷预防和处理条例》规定，医疗机构及医务人员应填写并妥善保管门诊、住院病历资料；因紧急抢救未能及时填写病历的，医务人员应当在抢救结束后6小时内据实补记，并加以注明；任何单位和个人不得篡改、伪造、隐匿、毁灭或抢夺病历。《医疗机构病历管理规定（2013年版）》要求医疗机构按规定书写和保管病历，并规定了门急诊、住院病历的保存年限。⑥转诊的义务，医疗机构对危重患者应立即抢救，当现有技术和医疗条件无法满足患者需求时，医护人员有义务及时建议转诊，以免延误疾病治疗、加重病情或错失抢救机会。患者需要自行决定是否转诊。在患者转诊之前，医护人员会提供必要的抢救、治疗和护理措施。

（三）精神科护理常见的法律问题

1. 侵犯患者人身自由权 精神科为预防意外事件或满足医疗护理需求，采取保护性约束和隔离措施。对有严重伤害、破坏或自杀行为的患者，医护人员不采取措施后果可能严重，也可能面临法律风险。使用保护性约束或隔离前，应共同评估患者情况，获得监护人同意或委托，并记录和说明。患者情况稳定后，应尽快解除约束。紧急情况下，可先处理患者，再通知监护人。保护性约束和隔离是出于治疗考虑并在其他方法无效时采取的最后手段，须谨慎使用，因可能对患者造成身体和心理上的不良后果。

2. 侵害患者安全权 精神障碍患者在住院期间可能发生自杀、自伤、攻击、外逃等意外事件，难以完全避免。护理人员若未尽到个人义务，可能侵害患者的安全权，承担民事赔偿责任，甚至面临刑事处罚。护理人员需提高专业知识和技能，及早识别患者可能的危险行为，采取相应护理措施，防患于未然。同时，严格遵守规章制度和岗位职责，确保行为符合法律规定。

3. 限制患者会客和通信权 精神障碍患者享有会客和通信权利。有些患者喜欢与亲友交往，有些患者可能感到受迫害，会提起申诉或打匿名电话报警。然而，这并不意味着可以剥夺患者在住院期间的会客和通信权利。对于适宜会客的患者，应尽力提供便利条件；对于因治疗需要而限制会客的患者，应获得其监护人的同意，医护人员不能代为决定。

4. 侵犯患者自主权 精神障碍患者中，有些人自知力不全或丧失自知力，需要非自愿住院来避免不良事件对自己、他人和社会的危害。因此，非自愿住院在精神障碍患者中仍然存在一定比例。然而，医疗机构必须严格按照《中华人民共和国精神卫生法》中关于非自愿住院的要求执行，以避免侵害患者的自主权。

5. 侵犯患者隐私权 在医疗护理活动中，医护人员接触到大量患者个人隐私，为了治疗需要，必须严格保守这些信息，以免侵犯患者的隐私权。特别是对于精神障碍患者，个人隐私保护尤为重要。侵犯患者隐私主要包括泄露患者隐私和未经同意公开医学文书及相关资料。医务人员应尊重患者的隐私，不得将其个人信息向外公布或将患者的身体暴露给非相关人员。医学文书和资料中的隐私内容一旦披露，会给患者带来精神痛苦，并影响其社会评价和生活。因此，精神科护理人员必须意识到保护患者隐私的重要性，并将其视为法律义务，既保护患者，也保护自己。

本章小结

思考题

1. 精神科护理人员的特殊工作内容有哪些？

2. 护理人员在什么情况下可以对患者实施保护性约束？

更多练习

（卜秀梅）

第二章　精神障碍的基本知识

教学课件

学习目标

1. 素质目标

正确认识精神障碍患者，对患者有良好的同理心、责任心。

2. 知识目标

（1）掌握：精神症状的概念，解释分析常见精神症状的主要特点和检查方法。

（2）熟悉：美国精神障碍分类系统、国际疾病分类精神障碍分类系统的内容。

（3）了解：精神障碍的病因。

3. 能力目标

（1）能够分析常见精神症状的表现形式，对精神症状进行评估。

（2）能够应用评判性思维的方法发现患者护理问题。

案例

【案例导入】

王先生，20岁，大学生。1个月来，患者无明显诱因下出现特别高兴，自我感觉特别好，兴奋话多，上课时不专心听讲，总想和同学聊天，别人要是不理他，他就故意骚扰别人，不让别人听课；有时老师正在讲课，他不经老师允许，突然就站起来提问；爱发脾气，在宿舍经常因为小事与他人发生争吵；每天都给家里打电话，一聊就是一两小时，讲话时滔滔不绝，不许家人插嘴，跟家人吹嘘说“我们学校可不一般，由中央直接管理，将来我毕业后就是国家领导人”。整天精力充沛，好管闲事；睡眠明显减少，晚睡，早醒。

【请思考】

1．该患者存在哪些精神症状？

2．如何对该患者的精神症状进行比较？

【案例分析】

在精神科临床工作中，“精神疾病”和“精神障碍”常常作为同义词使用，由于缺乏医学意义上明确的疾病分类，在精神病学当中多使用“精神障碍”这个术语。精神障碍通常被描述为一系列临床可识别的、引起大多数患者痛苦或者妨碍个人功能的症状或行为。单独的偏离社会或冲突，没有个人功能障碍的，不包括在所定义的精神障碍当中。本章从精神障碍的病因学、分类与诊断及症状学三个方面介绍基础知识，使学生对精神障碍相关知识有全面的了解，为深入学习精神科护理学各论奠定良好基础。其中症状学对于帮助学生学习如何对精神障碍患者进行护理评估尤为重要。

第一节　精神障碍的病因学

精神障碍的病因复杂，目前关于精神障碍的发病机制研究尚未取得一致的定论。随着现代高新技术的发展，各国学者对精神障碍的病因在遗传学、神经科学、心理学和社会文化等领域有了进一步深入研究，提出了基于生物学、心理学及社会因素共同起作用的病因假设。

一、生物学因素

（一）遗传

精神障碍具有一定的遗传度。既往的双生子及寄养子的研究发现，不同精神障碍有着不同的遗传度。重型抑郁和广泛性焦虑障碍的遗传度大约40%，注意缺陷多动障碍、双相情感障碍及精神分裂症的遗传度为60%～90%。分子遗传学研究学者认为，精神障碍遗传风险可能由为数不多的一些基因来决定，在过去数十年的精神障碍的候选基因研究当中，有少部分结果可以得到验证。一些可以被反复验证的研究提示精神障碍的发病机制中可能存在基因多能效应。

（二）神经发育和脑结构异常

大量研究证据表明精神障碍的发生、发展可能与神经发育异常过程及神经退行性变存在关联。大量证据支持现代的精神分裂症神经发育异常假说，假说认为，受遗传和环境因素的影响，疾病的病理学改变在生命的早期阶段已经出现。近40年来，部分尸检研究和影像学研究发现精神分裂症患者存在大量脑结构异常改变，主要表现为脑组织的神经病理改变、脑结构的影像学改变及脑功能的影像学异常等方面。

（三）神经生物化学改变

神经生物化学物质的功能改变与精神疾病的发生有重要的关系。有关脑的神经生物化学的研究显示，精神分裂症患者的阳性症状可能与中脑边缘系统多巴胺功能亢进有关；抑郁障碍患者的抑郁、失眠、焦虑不安等症状可能与脑中去甲肾上腺素及5-羟色胺功能活动降低有关；而躁狂发作与5-羟色胺功能增高有关；月经前紧张症的发生可能与垂体催乳素分泌过多有关；更年期及产后常易发生抑郁，可能与雌激素与孕酮的不平衡有关。

（四）感染、创伤、物质使用等

1. **感染** 研究证明全身感染、中枢神经系统感染及其他系统感染均会导致精神障碍。各种病原体感染可导致脑结构和/或功能紊乱，从而引起各种精神障碍。梅毒螺旋体是最早记载的导致精神损害的病原体，麻痹性痴呆是梅毒螺旋体侵犯大脑引起的晚期梅毒的临床表现。

2. **躯体疾病** 代谢异常的躯体疾病引发的精神障碍在临床也较常见，如肝性脑病、肾性脑病等。

3. **物质使用相关障碍** 主要指物质成瘾的相关障碍。物质包括阿片类物质、兴奋剂、大麻、致幻剂、氯胺酮、催眠药、抗焦虑药、酒精和烟草等。

另外，研究表明，精神障碍的发病率与个体的年龄和性别相关。不同精神障碍的发生率男女有明显差异。不同的年龄可出现不同的精神障碍。

二、心理因素

（一）精神应激

正常状态下，机体处于“内稳态平衡”，当面临应急事件的时候，个体会通过“异稳态平衡”来尽快摆脱和战胜应激源，使机体保持“内稳态平衡”。适度的精神应激能提高个体的警觉水平，激发机体的活力，有利于个体的生存与创造。当应激反应过强或者经常发生的时候，“异稳态平衡”就会持续或经常存在，机体抗应激系统不堪重负，发生代偿失调，精神应激就形成了精神创伤，而导致与精神应激相关的躯体疾病、精神疾病或者其他病理现象。

（二）人格特征

人格是由个体的遗传特征及外部环境共同决定的，它们表现出某种倾向，并且具有相对稳定的心理特征。不同精神障碍与患病前人格关系表现不同。目前较公认的研究结果是，抑郁障碍与神经质、消极人格特征关系密切。人格异常在后来发生精神分裂症的患者及其一级亲属中并不少见。但许多精神分裂症患者在患病前并无明显的人格异常，只有小部分分裂型或分裂样人格的个体在日后发展为精神分裂症。

三、社会文化因素

家庭是社会文化对心理健康影响的重要场所。童年期的家庭教养和境遇、家庭氛围、家庭成员间的关系，家庭成员间相互交流的模式，均会影响家庭成员的性格等行为模式的建立。不同的地理自然环境会影响人形成不同的生活方式及性格行为特征，而生活方式、饮食习惯、人口居住的密度及居住方式、环境污染等均会影响人的精神健康。另外，不同的文化背景和社会群体的价值观念、传统观念和行为准则可能会对个人的心理健康产生深远的影响，甚至诱发疾病或使精神障碍刻上文化的烙印。

第二节 精神障碍的分类与诊断

目前，人类对精神活动规律和精神疾病的本质认识还不够充分，绝大多数精神疾病的病因和发病机制不明确，所以精神疾病主要依靠临床特征来进行分类，而临床症状的多样化及患者个体的差异性，导致假设的某个疾病单元往往和其他疾病之间有交叉重叠，难以对每种精神疾病做出精确的定义和可操作的诊断分类。目前国际上广泛使用的两个诊断分类系统——《国际疾病分类》第11版（*The International Statistical Classification of Diseases and Related Health Problems*，*11th revision*，ICD-11）和《精神障碍诊断与统计手册》第5版（*Diagnostic and Statistical Manual of Mental Disorders*，*Fifth Edition*，DSM-5），仍不是以病因分类，不是以“疾病”，而是以“障碍”作为诊断名称。

本节主要阐述目前国际通用ICD和DSM的诊断分类系统，并简单介绍诊断思路和步骤。

一、常用系统分类

精神障碍的分类经历了漫长的历史。德国精神病学家克雷匹林归纳整理了前人的工作，明确区分了两种最常见的精神疾病，即躁郁性精神病和早发性痴呆，提出了精神疾病分类系统，成为现代精神疾病的分类基础。二战以后，世界卫生组织（WHO）编写的《国际疾病分类》第6版（ICD-6）开始增加了精神疾病的分类。1950年，美国《精神障碍诊断和统计手册》也正式出版。我国于1984年正式发表了《中华医学会精神疾病分类》。目前的临床与科研工作基本采用ICD与DSM系统。

（一）WHO《国际疾病分类》第11版（ICD-11）精神与行为障碍分类

1948年，WHO首次将精神障碍纳入第6版的ICD中，但分类比较简单，很少被采用。后几经修订、补充和完善后，1992年正式出版了《国际疾病分类》第10版（ICD-10）。ICD-10对绝大多数精神障碍提供了诊断要点，适合疾病流行病学统计的国际交流，为各个国家制定分类系统作参照，适合临床和研究，是世界上应用最广泛的版本。为了使疾病分类更好地反映医学发展，WHO在2007年启动ICD-11的修订工作，2012年完成基本模型的建立，2014年开始评审修订，2018年6月正式出版《国际疾病分类》第11版（ICD-11）。2018年12月我国编译形成《国际疾病分类》第十一次修订本（ICD-11）中文版。ICD-11共有28个章节，第六章为精神、行为或神经发育障碍，第七章为睡眠-觉醒障碍。与以往版本相比，ICD-11最本质的改变是所有定义均采用统一结构，确保每个诊断类别的临床特点都能充分描述，均可以从不同维度进行观察，同时提出了新的编码形式，编码容量得到极大扩展，应用范畴较ICD-10更为广泛。与精神障碍相关的ICD-11主要分类如下。

L1-6A0神经发育障碍。

L1-6A2精神分裂症和其他原发性精神病性障碍。

L1-6A4紧张症。

L1-6A6心境障碍。

L2-6A6双相及相关障碍。

L2-6A7抑郁障碍。

L1-6B0 焦虑与恐惧相关障碍。
L1-6B2 强迫及相关障碍。
L1-6B4 应激相关障碍。
L1-6B6 分离障碍。
L1-6B8 喂养及进食障碍。
L1-6C0 排泄障碍。
L1-6C2 躯体不适及躯体体验障碍。
L1-6C4 物质使用和成瘾行为所致障碍。
L1-6C7 冲动控制障碍。
L1-6C4 破坏性行为或去社会障碍。
L1-6D1 人格障碍及相关人格特质。
L1-6D3 性欲倒错障碍。
L1-6D5 做作性障碍。
L1-6D7 神经认知障碍。
L1-6E6 与归类于他处的障碍或疾病相关的精神和行为综合征。
L1-7A0 失眠障碍。
L1-7A2 过度嗜睡障碍。
L1-7A6 睡眠-觉醒节律障碍。
L1-7B0 异态睡眠障碍。

（二）美国精神病学会《精神障碍诊断与统计手册》第5版（DSM-5）

《精神障碍诊断与统计手册》属于美国国内的精神障碍诊断分类系统，目前应用的是第5版（DSM-5）。DSM-5以描述性诊断为特点，每种病都用明确的诊断标准，对精神障碍的含义和临床描述都有详细的解释。加上其与ICD系统的编码对应，所以具有相当重要的国际地位和影响力。DSM-5主要疾病分类如下。

1. 神经发育障碍。
2. 精神分裂症谱系及其他精神病性障碍。
3. 双相及相关障碍。
4. 抑郁障碍。
5. 焦虑障碍。
6. 强迫及相关障碍。
7. 创伤及应激相关障碍。
8. 分离障碍。
9. 躯体症状及相关障碍。
10. 喂食及进食障碍。
11. 排泄障碍。
12. 睡眠-觉醒障碍。
13. 性功能失调。
14. 性别烦躁。

15. 破坏性、冲动控制及品行障碍。
16. 物质相关及成瘾障碍。
17. 神经认知障碍。
18. 人格障碍。
19. 性欲倒错障碍。
20. 其他精神障碍。
21. 药物所致的运动障碍及其他不良反应。
22. 可能成为临床关注焦点的其他状况。

（三）中国精神障碍分类与诊断标准第3版（CCMD-3）

我国在1958年6月南京市召开会议，推出第一个精神障碍分类方案，将精神疾病划分为14类。后经多次讨论修订，1985年贵阳学术会议讨论后形成的方案可视为中国精神疾病诊断分类之第1版（CCMD-1）。CCMD-2之后的修订逐步向ICD分类系统靠拢。国内目前版本为2001年出版的CCMD-3。CCMD-3主要分类如下。

0. 器质性精神障碍。
1. 精神活性物质所致精神障碍或非成瘾物质所致精神障碍。
2. 精神分裂症和其他精神病性障碍。
3. 心境障碍（情感性精神障碍）。
4. 癔症、应激相关障碍、神经症。
5. 心理因素相关生理障碍。
6. 人格障碍、习惯与冲动控制障碍、性心理障碍。
7. 精神发育迟滞与童年和少年期心理发育障碍。
8. 童年和少年期的多动障碍、品行障碍和情绪障碍。
9. 其他精神障碍和心理卫生情况。

二、精神障碍的诊断

多数精神障碍确切病因和病机不明，至今尚未发现可以明确诊断并且客观的生物学指标，精神障碍的分类与诊断方法仍停留在症状学的水平，各种诊断标准主要依靠精神症状间的组合、病程的演变和病情的严重程度等特点来制定。临床医生病史采集的方法、对症状认识的水平等均对病情判断起重要作用。

（一）精神科诊断原则与思路

1. 精神障碍的诊断原则　大多精神疾病的病因尚未明确阐明，精神科诊断的步骤主要从症状分析开始，尽早认识症状，尽早做出诊断，及时进行治疗。诊断能力需要依靠不断总结实践经验获得。诊断的线索不但需要医生通过检查去发现，也可以通过护士或其他人提供的线索去发现。

临床诊断的过程需要临床医生有科学临床思维的方法，根据收集的感性的资料，运用专业知识和经验，按照客观规律进行分析和综合，判断推理，找出疾病的本质来确定诊断。

另外，精神疾病症状多样，轻度的精神症状与正常的精神活动之间常有交叉重叠之处，因此对某些疾病的诊断就存在尺度松紧不一的现象。所以，有统一诊断标准的ICD和DSM诊断系统成为目前指导我国精神病学临床工作的主要工具。

2. 精神障碍的诊断思路　精神障碍的诊断主要遵循“症状-综合征-诊断”（SSD）的过程式思维方法。具体的过程主要为：首先需要确定精神症状（symptom，S），其次根据症状组合确定综合征（syndrome，S），然后结合病程、发病过程、病前性格、社会功能等相关资料对精神症状进行综合分析，提出各种可能的诊断假设，再根据可能性从小到大的顺序逐一予以排除，最后做出结论性诊断（diagnosis，D）。精神障碍的诊断必须遵循实践、认识、再实践、再认识的原则，临床诊断确定以后，需继续观察随访，通过实践验证诊断的正确性。

在具体临床工作中，病例的SSD诊断过程，大致通过以下四个关键环节：①发病基础，主要包括一般资料、家族遗传史、病前性格、既往史等。②起病与病程，一般急性发病多见于器质性精神障碍或急性心因性精神障碍，阵发性的反复发作的病程，常见于心境障碍、癫痫及分离障碍等。③临床表现，要根据症状组合确定综合征，并将每一症状或综合征与类似现象进行比较，弄清楚其性质特点及心理背景、环境之间的关系，使之成为诊断依据；④病因和诱因，精神科医生在收集病史、进行精神检查、体格检查和实验室检查的时候，应该结合疾病的特点和各种检查结果，综合分析，仔细比较，尽可能明确原因。

（二）标准化诊断性精神检查工具

为了提高疾病诊断水平和可靠性，国外精神病专家在制定诊断标准的同时，还编制了标准化精神检查工具和计算机诊断系统用于临床诊断和研究。不同医生使用同一标准化检查工具检查患者，大大提高了诊断的一致性。目前常用的诊断性精神检查工具有复合性国际诊断交谈检查表（Composite International Diagnostic Interview-Core Version，CIDI）和定式临床检查（Structured Clinical Interview for DSM-4，SCID）。CIDI可由非精神科医生操作，SCID必须由经过训练的精神科医生使用。

知识链接

简明国际神经精神访谈

近些年来，一些流行病学研究采用了一个更为简化的诊断工具，即MINI（Mini-international Neuropsychiatric Interview）。已有研究结果显示MINI具有非常可接受的信度和效度评分。目前MINI已被翻译为多种文字，广泛应用于临床实践和临床试验。我国已将MINI英文版5.0.0（2004）翻译为中文版，并进行了信效度检验，结果显示MINI中文版对精神病性障碍、抑郁发作、焦虑障碍、物质依赖等的诊断与用SCID-P做出的诊断有很高的一致性，且可以发现潜在的精神科共病，访谈过程简短，问题简洁，易于被患者接受，可在临床实践中广泛使用。

第三节 精神障碍的症状学

一、概述

异常的精神活动通过人的外显行为如言谈、书写、表情、动作行为等表现出来，称为精神症状。研究精神症状及机制的学科称为精神障碍的症状学。学会正确识别精神障碍的症状是做好精神科护理工作的第一步。即使在非精神科工作，识别精神症状，也是护理人员需要掌握的重要技能。

（一）精神症状的特点

精神症状的本质是大脑功能障碍，它们的表现形式各异，但都有以下共同的特征：①症状的出现或消失患者自己意识无法控制。②症状一旦出现，难以通过注意力转移等方法使其消失。③症状的内容与周围客观环境明显不相符。④症状会给患者带来不同程度的痛苦和/或社会功能损害，这一点也是鉴别精神活动是否正常的关键。

（二）评估精神症状的方法和思路

护士评估患者精神症状的方法主要是交谈和观察。精神症状不仅包括患者的主观体验，也包括护士能够观察到的患者的精神活动的客观征象。能否发现患者的精神症状，特别是某些隐蔽的精神症状，常常取决于良好的护患关系和检查技巧，与患者交谈和观察时，护士首先要尽力消除患者的心理隔阂。

对患者进行评估时，第一，确定患者是否存在精神症状及存在哪些精神症状；第二，评估精神症状的强度、持续时间，对社会功能影响程度；第三，确定各种症状之间的关系，分析是原发还是继发，症状之间是否存在因果关系；第四，重视各种症状之间的鉴别，减少误诊和漏诊；第五，分析和探讨各种症状发生的可能诱因及影响因素，包括生物学和社会、心理因素，以便采取针对性的措施帮助患者治疗和消除症状。

在分析精神症状时，应该注意从以下三个方面进行比较。①纵向比较：将目前的精神活动与过去的表现相比较，注意区分精神活动是否有明显改变。②横向比较：将精神活动与周围情况相似的人群比较，是否具有明显差别，某种精神状态的持续时间是否超出了常规限度。③是否与现实环境一致：特别要注意结合当事人的心理背景和环境对其精神活动进行综合分析和判断。

异常心理现象可以概括为感知觉、思维、注意、记忆、智力、情感、意志行为、意识等方面的障碍。

二、感知觉障碍

感觉（sensation）指人脑对外界客观事物个别属性的反映，如某种物体的大小、颜色、形状、重量和气味等。知觉（perception）指在感觉基础上，个体对感觉到的客观事物的整体属性的反映。正常情况下，人们的感觉和知觉是与外界客观事物是一致的。

感知觉障碍主要包括感觉障碍、知觉障碍和感知综合障碍。

（一）感觉障碍

感觉障碍（sensation disorder）指外界客观事物的个别属性在人脑反映过程中出现异常的心理现象。精神疾病中常见的感觉障碍有以下几种。

1. 感觉过敏　个体感觉阈值下降，对外界一般强度的刺激的感受性增强，主观觉得难以忍受。如平常气味特别难闻，轻柔的音乐特别刺耳等。多见于分离障碍、焦虑障碍等。

2. 感觉减退　个体感觉阈值升高，对外界强烈的刺激的感受性减退，或完全不能感知（感觉丧失）。多见于意识障碍、抑郁发作、木僵状态和分离障碍等。

3. 内感性不适　该症状涉及感觉阈值的降低和感觉性质的异常。表现为个体感到身体内部产生某种不舒适和难以忍受的异样感觉。如挤压、堵塞、扭转、牵拉等，性质难以描述，部位难以确定，常可继发疑病观念和被害妄想。多见于分离障碍、焦虑抑郁状态等。

4. 感觉倒错　个体出现与外界刺激相反或不一致的异常感觉。如冷刺激出现热感，主要见于分离障碍。

（二）知觉障碍

知觉障碍（perception deficit）指由于各种原因引起知觉与客观事物不符或产生异常知觉的现象。知觉障碍是精神科临床常见症状，对精神障碍的诊断、治疗及护理决策、监护病情均有重要的意义。临床上常见的知觉障碍包括错觉、幻觉。

1. 错觉（illusion）　指个体对客观事物产生了错误知觉。通常与生理、情绪状态甚至主观意志等因素相关，按发生的原因可分为感受性错觉、情绪性错觉和心因性错觉。正常人在过度疲劳、入睡前和醒转时出现的错觉为感受性错觉；紧张恐惧时的“杯弓蛇影”及“草木皆兵”等为情绪性错觉；在主观想象或催眠下出现的错觉为心因性错觉。

2. 幻觉（hallucination）　指个体在没有现实刺激作用于感觉器官时出现的虚幻的知觉体验。幻觉是临床最常见的精神病性症状，往往与妄想合并存在。幻觉可由脑部器质性损害和代谢异常引起，见于多种精神障碍疾病。按涉及的感觉器官不同，分为幻听、幻视、幻嗅、幻味、幻触和内脏幻觉。

（1）幻听：是临床上最为常见的幻觉，指患者在没有声音刺激时出现对声音的知觉体验，是一种虚幻的听觉。幻听的声音可以是单调的鸟叫声、机器轰鸣声、流水声，或者性质难辨的噪声，大多为言语声，有时为唱歌声，声音可清晰，也可模糊不清。清晰的时候，能判别声音是男性还是女性，是一个人还是多个人，是小孩、年轻人还是老年人，是否熟悉，也能判断声音的远近，并能描述声音具体的内容。若声音是命令患者去做某件事情，是命令性幻听；若是对于患者的道德品行进行评价，甚至嘲笑、讽刺、斥责的，则为评论性幻听；若听到几个声音站在不同角度谈论患者，相互之间意见不一的，称为争论性幻听。幻听对患者的思维、情感、行为均会有不同程度的影响，患者会出现在幻听支配下的相应行为，如微笑、倾听、隔空对话、打骂等，或者烦躁、恐惧，甚至出现自伤、自杀及攻击行为。

（2）幻视：指个体在没有视觉刺激时出现视觉形象的体验。幻视内容可为单调的颜色、图案、物体等，也可以为复杂情景性的场面形象。幻视形象可鲜明生动，也可以模糊不清，可以是彩色的，也可以是黑白的。幻觉形象有时固定不动，有时是活动多变的场面，有时比正常物体形象要大，有时比实际物体形象要小。有时幻视形象单调平淡，为日常生活事物，患者以旁观者身份出现，对幻视置之不理，一般不引起明显的情感反应。有时幻视形象为毒蛇、鬼怪、猛兽等恐怖内容，容易引起患者强烈的恐惧体验，甚至出现因为逃避而出现的冲动行为。幻视多见于意识障碍时，意识清晰时出现的幻视多见于精神分裂症。

（3）幻嗅：指个体在没有嗅觉刺激时闻到特定的气味。如血腥味、化学物品的烧焦味等，往往引起患者不愉快的情绪体验。常与被害妄想同时出现，多见于颞叶癫痫、颞叶器质性损害和精神分裂症等。

（4）幻味：指个体在没有相应味觉刺激时体验到饮食中有某些异常的特殊味道，常因此拒饮拒食，多与幻嗅同时出现，可继发被害妄想。多见于精神分裂症。

（5）幻触：个体在没有任何刺激时患者感到皮肤或黏膜上有某种异常的感觉，如虫爬感、电麻感或被人击打等。多见于精神分裂症或器质性精神障碍等。

（6）内脏幻觉：个体身体内部某部位或某脏器出现虚幻的知觉体验，如肠道扭转感、血管拉扯感、心脏穿孔等。与内感性不适不同，内脏幻觉患者对这些体验能准确定位，能明确表达其性质。内脏幻觉常与疑病妄想等伴随出现。多见于精神分裂症和抑郁发作。

按照幻觉结构的性质和完整程度，可以将幻觉分为原始性幻觉、真性幻觉及不完全幻觉。

原始性幻觉指没有固定的形态和结构，性质上属于感觉成分的幻觉，有单纯的闪光或带颜色的幻视和分辨不出性质的单纯音响性的幻听。有固定形态、结构完整，性质上属于知觉成分的称为复杂性幻觉。在精神科临床上所见的幻觉，大多数属于复杂性幻觉。

真性幻觉指患者体验到的幻觉形象，如外界客观事物形象一样，鲜明生动、完整，存在外部空间，通过感觉器官获得，患者常深信不疑，并可影响其情绪和行为。

不完全幻觉又称类幻觉。这类幻觉在构成上介于知觉和思维之间。一方面这类患者有感知的成分，但感知体验似乎位于内心，而非在外空间。不完全幻觉主要见于精神分裂症，包括假性幻觉、精神性的幻觉、思维化声、读心症及强迫性的幻觉等。

知识链接

思维化声

思维化声属于不完全幻觉，结构成分介于知觉和思维之间。患者在思考时，能听到脑内自己的声音，把自己的想法说出来，声音的内容和思想内容完全一致。比如看书的时候，就听到脑内有声音，把自己看到的句子念出来；想去吃饭的时候，脑内就有声音说“吃饭去”。患者感觉自己的思维是“有声的思维”。如果声音和思维同步出现，称为思维鸣响；如果声音紧跟思维之后，则称之为思维回响。多见于精神分裂症。

（三）感知综合障碍（psychosensory disturbance）

感知综合障碍指个体对客观事物的整体属性能正确认识，但是对事物的大小、形状、距离、颜色、空间位置等个别属性或某些部分产生了错误的感知。常见感知综合障碍包括以下几种。

1. 空间感知综合障碍 个体感到周围的人或事物在大小、形状、距离等方面发生了变化，可表现为视物显大症、视物显小症、视物变形症和视物错位症等。

2. 时间感知综合障碍 患者对时间的快慢出现的不正确的知觉体验。

3. 运动感知综合障碍 个体对外界物体的运动与静止状态出现了歪曲的知觉体验，往往同时有空间和时间知觉的障碍，如感到运动的物体静止不动或静止的物体在运动。多见于癫痫和精神分裂症。

4. 体型感知综合障碍 个体感到其躯体或某些部分的大小、形状、重量和颜色等方面发生了变化，如觉得自己的鼻子又大又歪，眼睛或面部不对称等。有该症状的患者常常反复照镜子，多见于精神分裂症青少年患者。

5. 现实解体 又称非真实感，指患者对周围环境的感知清晰度下降，感到周围事物变得模糊不清，环境变得不真实，毫无生机，犹如隔了一层窗纱。可见于抑郁发作和精神分裂症。

三、思维障碍

思维是人类认知过程的最高级形式，是人脑对客观事物概括的、间接的反应。思维的基本形式包括概念、判断和推理，三者之间相互联系。思维和感知、情感和意志等心理过程是相互影响的，在精神障碍时，思维活动的异常可以继发性地表现出其他心理活动的异常。思维障碍的表现形式复杂多样，存在不同的归类方法。本节按照思维联想障碍、思维逻辑障碍和思维内容障碍三分法来分析思维障碍。

（一）思维联想障碍

思维联想障碍指思维过程的进程中出现异常，包括联想速度、数量、连贯性、途径和自主性异常。

1. 联想速度和数量的异常

（1）思维奔逸（flight of thought）：思维联想速度加快，数量增多，转换加快，内容更丰富生动。患者常自诉“脑子像抹了油的机器”，临床表现为话语多、语速快、用词丰富，说话难以被打断，说话主题容易出现随境转移，有时患者觉得自己说话的速度跟不上思维的速度。会出现音联（概念之间存在音韵上的联系）、意联（概念之间存在意义上的联系）等现象。主要见于躁狂发作。

（2）思维迟缓（retardation of thought）：思维联想速度减慢，数量减少，联想困难。患者常自觉“脑子就像生锈的机器”，思考问题困难，思维反应慢，记忆力差。表现为交谈时言语少，速度慢，表达简单，对问题理解正确，回答拖延，时间长，并可出现动作迟缓等现象。多见于抑郁发作。

（3）思维贫乏（poverty of thought）：联想数量少，概念贫乏。患者常自觉“脑子里空空的”。表现为交谈时言语贫乏，内容单调，对提问多以“嗯”“没有”等简短词语作答。多见于精神分裂症、痴呆及精神发育迟滞等。

2. 联想连贯性异常

（1）思维散漫（loosening of thought）：又称思维松弛。联想松弛、内容散漫、缺乏主题，话题转换间缺乏必要的联系。表现为说话时每一句话结构完整，可以理解，但段与段之间内容缺乏关联，导致他人对其主题及用意很难理解，感觉与之交谈困难。多见于精神分裂症及智力发育障碍。

（2）思维破裂（splitting of thought）：指建立联想的各概念之间缺乏内在联系。表现为患者的言语或书写内容有结构完整的句子，但上下句之间互不相关，他人无法理解整段内容。如问“你叫什么名字”，答“开会，我们兴高采烈，风呼呼地吹……”严重时言语支离破碎，可出现“语词杂拌”。意识清晰时的思维散漫和思维破裂是精神分裂症患者较有特征性的症状之一。

（3）思维不连贯：联想的断裂较思维破裂更为严重，概念与概念之间缺乏关联性。表现为患者说话没有完整的句子，只有片段零乱且缺乏联系的词语，称为“语词杂拌”。多在意识障碍的背景下出现，如谵妄状态、酩酊状态等。

3. 联想途径异常

（1）病理性赘述（circumstantiality）：指患者思维联想活动曲折迂回，联想枝节过于繁多，但内容和主题仍有关联性。表现为患者回答问题时，对事物做不必要的过度详尽的描述，言语啰唆，绕很长时间才会说到叙述的主题。该症状反映了患者的分析、综合、抽象和概括能力受损。多见于癫痫、痴呆，也可见于精神分裂症。

（2）思维中断：指思维联想过程突然中断。表现为说话时突然出现停顿，片刻之后又说话时所谈主题已经转换。患者自己无法对此做出解释，也不是意识障碍或者遗忘所致。若患者感觉当时的思维被抽走，则称为思维被夺。多见于精神分裂症。

（3）持续言语：指思维活动持续停留在某一概念上。表现为对他人所提出的一系列问题均重复第一次的回答。如问患者“你哪里不舒服？”回答“我头晕”。再问“还有其他不舒服吗？”又回答“我头晕”，进一步继续问，患者还是回答“我头晕”。多见于癫痫和脑器质性精神障碍。

（4）重复言语：与持续言语类似，实为展开思路的能力受损。患者表现为说话时多次重复一句话最后的几个字或词。患者并无情绪紧张或口吃，自己也能意识到，但是不能克服。如问“你家住哪里？”，回答“我住在山东菏泽，菏泽，菏泽，菏泽，菏泽……”。多见于癫痫与脑器质性精神障碍。

（5）刻板言语：指患者脑中概念相对偏少，思维概念转换困难。表现为机械、刻板地重复一些无意义的词或句子。如反复说“我要去新疆”达数十分钟之久。多见于脑器质性精神障碍、精神分裂症，也可见于儿童孤独症。

（6）模仿言语：指患者刻板地模仿周围他人的言语。如医生问“你今年几岁了？”，患者答“你今年几岁了？”，医生问“你有什么感受？”，患者跟着说“你有什么感受？”。多见于器质性精神障碍、精神分裂症和儿童孤独症等。

4. 联想自主性异常

（1）思维插入：患者感觉有某种不属于自己的思想被强行塞入自己脑中。与思维被夺一致，两者出现均不受个人意志所支配，多见于精神分裂症。

（2）强制性思维：患者感到脑内出现大量没有现实意义、不属于自己的联想，是被外力强加进来的。这些联想常常突然出现，突然消失，内容多变。该症状常与思维插入相伴随，是精神自动症表现之一，为精神分裂症的特征性症状。

（3）强迫思维：患者脑中反复出现的相同内容的思维，自己明知不合理也没有必要，但是无法摆脱，因此痛苦不堪，常通过仪式动作来减轻内心焦虑。多见于强迫障碍，也可见于精神分裂症。

（二）思维逻辑障碍

1. 病理性象征性思维（pathological symbolic thinking） 以无关的具体概念代替某一抽象概念，没有患者的解释，别人无法理解。但具体概念与抽象概念之间存在某种表面上的联系，可能有字形、字音或形体上的某些关联。如某位患者走路时一定要走右边，代表自己是“右派”。多见于精神分裂症。

2. 语词新作 患者通过自创图形、符号、文字或语言来表达某些特殊的概念，常表现为概念的融合、浓缩及无关概念的拼凑，如“男/女”代表离婚。多见于精神分裂症。

3. 逻辑倒错性思维 以思维推理缺乏逻辑性为特点，患者在推理时缺乏逻辑性，没有明确的前提，甚至会出现因果倒置的情况，其推理过程令人费解。多见于精神分裂症。

（三）思维内容障碍

思维内容障碍主要表现形式是妄想，也包括类妄想观念和超价观念。

1. 妄想（delusion） 是在病态推理和判断基础上形成的歪曲信念，指一种个人独有的和与自身密切相关的坚信不疑的信念，不接受理性与事实的纠正。其特征为：①妄想内容往往缺乏客观现实基础，与事实不相符，甚至有相反的证据，患者仍坚信不疑。②妄想内容是个体的心理现象，患者的文化背景和个人经历对其妄想内容的表达有一定影响。③妄想内容涉及患者本人，且与个人有利害关系。只有在确定个体的思维同时满足上述特征时，才能认定为是妄想。

临床上有些患者的病理性观念在没有达到坚信不疑的程度时，不能确定为妄想，称为类妄想观念，如妒忌观念、被害观念、牵连观念等。这些类妄想观念与妄想可能有一定的关联，多数为妄想的早期表现。

（1）妄想根据其起源常分为原发性妄想和继发性妄想。

1）原发性妄想：指突然出现，找不到心理学原因解释的妄想，表现为内容不可理解，与既往经历和当时现实处境无关。一般认为，原发性妄想为精神分裂症的典型症状，对诊断精神分裂症有重要价值。

2）继发性妄想：指继发于其他异常心理过程产生的妄想，是对其他原发障碍的解释和推理。幻觉、内感性不适、被动体验、记忆障碍、智力障碍、情绪异常及人格障碍等情况常可产生继发性妄想。

（2）妄想根据其结构可分为系统性妄想和非系统性妄想。

1）系统性妄想：其妄想内容往往前后联系紧密、结构完整。妄想的主题常围绕某一中心主题，将周围所发生的无关事件与其妄想联系在一起，患者自我援引演绎，缓慢发展，最后形成结构牢固的妄想系统。多见于妄想性障碍，也见于晚发精神分裂症。

2）非系统性妄想：其妄想结构松散，内容不丰富、多变甚至碎片化，患者叙述时也前后不一致甚至矛盾，逻辑推理不严密。此类妄想多见于精神分裂症以瓦解症状群为主要表现的患者，也见于有意识障碍、智力障碍的患者。

（3）妄想根据其内容可分为关系妄想、被害妄想等，具体如下。

1）关系妄想：患者坚信周围发生的与其无关的事物都与己有关，如认为周围人聊天是在议论自己，别人吐痰是鄙视自己等。关系妄想内容多对患者不利，常与被害妄想伴随出现。多见于精神分裂症和其他妄想性障碍。

2）被害妄想：患者毫无根据坚信自己被他人迫害，如跟踪、监视、诽谤、造谣、食物投毒等。患者受妄想影响可出现一系列保护或报复措施，如逃跑、报警、拒食等，自觉抵抗无效时可出现伤人或自伤等行为。此类妄想最常见，主要见于精神分裂症和其他妄想性障碍。

3）物理影响妄想：又称被控制感。患者坚信自己的心理活动和行为受到外界某种特殊力量的干扰与控制，常描述被超声波、辐射线控制等，有强烈的被动性和不由自主性，为精神分裂症的特征性症状之一。

4）嫉妒妄想：患者坚信配偶对自己不忠，采取各种方法寻找证据，对配偶行为加以检查与跟踪，甚至拷打折磨，逼迫招认。多见于精神分裂症、精神活性物质所致精神障碍和老年期精神障碍等。

5）夸大妄想：患者坚信自己拥有非凡的能力、巨大的权势、无比的财富等，如称自己是科学家、大富豪等。多见于躁狂发作、精神分裂症和麻痹性痴呆等。

6）钟情妄想：患者坚信自己被一个或多个异性钟情，并采取一系列行为去追求对方，即使遭到对方拒绝，仍认为对方是在考验自己继续纠缠不已。多见于精神分裂症。

7）非血统妄想：患者坚信自己不是生父母亲生，多认为自己是某名门望族或重要人物的后裔，虽经反复解释和证实，仍坚信不疑。多见于精神分裂症。

8）罪恶妄想：又称自罪妄想。患者贬低自己，坚信自己犯了严重的错误或罪恶，应受惩罚，甚至认为自己罪大恶极、死有余辜，在此妄想的影响下出现拒食、自杀等行为。多见于抑郁发作和精神分裂症。

9）疑病妄想：患者坚信自己患了某种严重的躯体疾病，四处求医，各种详细的检查和反复的医学验证也无法纠正其信念。严重时患者认为“内脏都腐烂了”，称为“虚无妄想”。多见于抑郁发作和精神分裂症。

10）被洞悉感：患者坚信自己内心所想的事情，未经语言文字表达就被别人知道了，但别人究竟是如何知道的，患者自己不能确切说清楚。多见于精神分裂症。

2. 超价观念　指一段时间内占据个体心理活动主导地位的一种观念，它的形成有一定的现实和性格基础，具有强烈的情感色彩，但没有逻辑推理错误，主要表现为偏爱、偏恨、偏激等，明显影响其心理活动和相关行为，不接受反对意见的干扰，也不被同一文化状态的大多数人接受。多见于人格障碍。

四、注意障碍

注意（attention）是个体精神活动集中地指向一定对象的心理过程，与感知觉、思维和记忆等心理过程相互影响，分为主动注意和被动注意。主动注意指精神活动有确定的目标，且需经过努力才能使心理活动有意识地集中和保持的注意。被动注意指外界刺激所引起的注意，无须自觉的目标和任何主观努力就能实现。注意具有集中性、稳定性、选择性、广度、分配和转移等特征，各个特征相互联系，相互影响。注意障碍常见形式如下。

1. 注意增强　指个体对一些事物的注意异常增强，包括主动、被动注意，注意的集中性和稳定性都增强，转移困难。如关系妄想的患者对环境保持高度的警惕，疑病观念患者对自身身体的细微变化过分关注等。多见于妄想性障碍和焦虑障碍。

2. 注意减弱 指个体对外界刺激的主动和被动注意的注意力均减弱。表现为注意力难以唤起和维持，范围狭窄。多见于抑郁发作和意识障碍。

3. 注意涣散 指主动注意明显减弱。表现为注意力难以集中和维持，容易受到外界干扰导致注意分散。多见于注意缺陷多动障碍、焦虑障碍和精神分裂症等。

4. 注意狭窄 指主动注意明显减弱，注意范围显著缩小。表现为在缩窄范围内能比较正确感知，超出这一范围之外的刺激很难引起其注意。多见于意识障碍和严重痴呆。

5. 注意转移 指注意稳定性下降，被动注意增强。表现为很容易受外界环境影响而使注意对象不断发生转换。多见于躁狂发作。

五、记忆障碍

记忆（memory）指既往事物或经验在头脑中的重现，包括识记、保持、回忆和再认，四个基本过程互相联系。识记是事物或经验在脑子里留下痕迹的过程；保持是记忆贮存起来免于消失的过程；回忆是记忆痕迹的重新活跃或再现；再认是现实刺激与以往记忆痕迹的联系过程。记忆按痕迹保持时间长短分为瞬时记忆、短时记忆和长时记忆三种类型。临床上常见的记忆障碍形式有以下几种。

1. 记忆增强 指个体对既往发生的、在正常时已经遗忘的事件和经历又重新回忆起来。多见于躁狂发作和精神分裂症。

2. 记忆减退 指记忆的各个基本过程功能普遍减弱。轻者表现为近记忆力的减退，严重时远记忆力也减退。多见于脑器质性疾病，也可见于正常老年人。

3. 遗忘 指记忆痕迹在大脑中的丧失。主要表现为回忆过程出现障碍。按其程度可分为完全性遗忘与部分性遗忘。临床常见的遗忘形式有顺行性遗忘、逆行性遗忘、进行性遗忘和心因性遗忘等。

4. 错构 指在遗忘的基础上，患者对既往曾经历过的事件，在发生的时间、地点、情节等细节上出现错误回忆，并坚信不疑。多见于各种器质性精神障碍和酒精中毒所致的精神障碍。

5. 虚构 指在遗忘的基础上，患者以自己想象的、未曾亲身经历过的事件来填补记忆的空白。由于有虚构症的患者有严重的记忆障碍，虚构的内容自己也无法记住，故每次复述的容常发生变化，且容易受暗示影响。多见于慢性酒精中毒所致的精神障碍和脑外伤后精神障碍。

六、智力障碍

智力（intelligence）又称智能，是一种个性心理特征，反映了个体在认识活动方面的差异。国内学者多认为智力是各种认识能力的综合，包括观察力、记忆力、注意力、思维能力、想象能力等，核心成分是抽象思维能力。个体智力的高低可以从解决实际问题的问题中表现出来。临床上常常通过一些简单的提问与操作，来了解个体的总体智力，也可通过智力测验方法得出智商，对智力进行定量评价。临床常见的智力障碍包括为精神发育迟滞、痴呆和假性痴呆。

1. 精神发育迟滞 指个体在发育成熟（18岁）以前，由于各种因素导致大脑出现受损，导致其智力发展低于正常的同龄人水平，临床主要表现智力低下和社会适应困难。

2. 痴呆 是一种综合征，指个体在智力发育成熟以后，由于各种因素损害，导致原有智力出现下降，临床主要表现为涉及智力的各种能力出现不同程度下降，后天获得的知识与技能出现不同程度丧失，工作和学习能力出现不同水平下降，多伴有各种情绪障碍和意志行为的异常。痴呆按照智力损害的严重程度分为轻度痴呆、中度痴呆和严重痴呆；根据大脑病变所涉及的范围，分为全面性痴呆和局限性痴呆。临床多见于各种脑器质性及中毒性精神障碍。

3. 假性痴呆 指一类表现为大脑功能暂时性、全面性抑制，大脑组织结构并无任何器质性损害的智力障碍的临床综合征，往往由于精神因素或疾病状态引起。

（1）心因性假性痴呆：包括甘瑟综合征（Ganser syndrome）和童样痴呆。甘瑟综合征表现为对简单问题给予近似而错误的回答，给人以开玩笑或故意做作的感觉，可伴有意识障碍、幻觉等。如患者对简单的计算以近似回答，但对某些复杂问题却能正确解决，如能打牌、下棋等。童样痴呆以行为幼稚、模拟幼儿的言行为特征，表现为说话学幼童声调，行为动作稚气十足。多见于分离障碍。

（2）抑郁性假性痴呆：指个体在精神运动性抑制的情况下出现认知功能的降低。表现为患者在情绪低落、行为动作迟缓的同时，有注意力、计算能力、记忆力、理解判断能力下降，回答问题速度缓慢，对回答不出的问题常予以“不知道”回复。多见于老年性抑郁患者。

七、情感障碍

情绪（emotion）和情感（affection）两者之间既有联系又有区别，它们都指个体对客观事物的主观态度和相应的内心体验。情绪主要指与人的自然性需要相联系的体验，如喜、怒、哀、乐等；情感则主要指与人的社会性需要相联系的体验，如集体荣誉感。

情绪反应包括内心体验、相应的机体外部表现和内部生理变化三方面表现，如喜、怒、哀、乐等内心体验，伴随内心体验的同时机体会发生相应的一系列身体动作变化，如面部表情、言语表情及体态表情等。情感反应则具有一定的社会属性，是对周围事物态度的表达。

没有外界刺激或者有外界刺激而出现的不适切的情绪或情感反应均属于情感异常。

（一）病理性优势情感

这类情感障碍的产生与现实刺激的性质和强度不相符合，一般存在一定的病理基础和生化代谢异常。

1. 情感高涨 指一段时间内个体情绪持续增高的现象。表现为自我感觉良好，心情特别好，表情丰富，语音高亢，常伴有夸大自负，自我评价过高，易激惹，联想加快、行为增多。情绪表现有感染力，易引起周围人的共鸣。多见于躁狂发作。

2. 欣快 指表现与周围环境无明显联系的自得其乐，情感内容单调刻板，自我感觉良好但显得较愚蠢，不能引起别人的共鸣。常伴有轻度兴奋，言语、行为增多，行为较幼稚。

多见于脑器质性精神障碍。

3. 情绪低落　指一段时间内持续存在的负性情绪增强。患者自觉心情苦闷，悲观抑郁，表现为愁眉苦脸、唉声叹气、自我评价过低、对事物失去兴趣，伴有语音低，语速慢，动作迟缓，行为减少，严重时悲观绝望而出现自杀企图及行为。多见于抑郁发作。

4. 焦虑　指患者在无客观根据的情况下持续性的紧张、害怕和担心，并伴有多种躯体和自主神经系统功能紊乱的症状。患者心理上表现为紧张不安、提心吊胆等；躯体上表现为坐立不安、搓手顿足、肌肉紧张或肢体震颤等；多数患者可有心悸、出汗、手抖等自主神经功能紊乱症状。多见于各种焦虑障碍。

5. 恐惧　指对某种客观存在的事物或处境持续性的恐惧与回避，其严重程度与持续时间与现实威胁明显不相符合。多见于恐惧障碍。

（二）情绪反应性障碍

这类患者的情绪反应阈值和稳定性发生变化，表现为对外界刺激反应过度或迟钝。

1. 易激惹　指患者对刺激的反应阈值出现下降，一般刺激即引起强烈的情绪体验。表现为遇到轻微刺激时容易情绪激动，生气愤怒，甚至暴怒伤人。多见于躁狂发作、脑和躯体疾病所致的精神障碍。

2. 情感麻木　又称情感性休克，指由于强烈精神刺激导致情感反应出现暂时抑制的状态。患者处于极度惊恐或悲伤之中，但缺乏相应表情变化和内心体验，表现为呆若木鸡，甚至对疼痛刺激无反应，严重者可出现木僵状态。见于急性应激障碍和分离障碍。

3. 情感淡漠　指对外界刺激反应降低，缺乏相应的情感反应。表现为对外界刺激缺乏相应的内心体验，面部表情呆板，对亲友冷漠，对周围发生的事情漠不关心，常与意志活动减退相伴出现。多见于精神分裂症。

4. 病理性激情　指一种突如其来、短暂而强烈的情感反应，多伴有意识障碍。患者对情感与行为的产生自己不能理解，对行为的后果不能正确预估，也无法自控，多表现为发作过后遗忘。多见于癫痫、脑外伤后精神障碍，也可见于精神分裂症。

5. 情绪不稳　指患者的情绪容易出现波动，常从一个极端波动至另一极端，情绪变化可没有原因或刺激轻微，表现为情绪喜怒无常，变化莫测。多见于脑器质性精神障碍。

（三）情感表达障碍

1. 情感倒错　指情感反应与外界刺激的性质完全相反。如听到高兴的事情时表现为悲伤反应，在描述他自己痛苦经历时表现为愉快的表情。多见于精神分裂症。

2. 情感矛盾　指同一时间出现两种截然不同、相互矛盾的情感反应，但患者自己不能意识到两者是相互矛盾的，没有痛苦和不安，常与矛盾观念、矛盾意向存在。多见于精神分裂症。

八、意志障碍

意志（will）指个体自觉地确定目标，根据目标调整自己的行为，从而克服困难实现目标的心理过程。在意志过程中，受意志支配和控制的行为称为意志行为。

1. 意志增强　指在个体在病态的目的和动机支配下，出现的意志活动增多和意志力量增强，表现为持续坚持某些行为。多见于妄想性障碍和精神分裂症。

2. 意志减退　指意志活动的减少和意志力量的普遍减弱。表现为动机不足，目标感不强，自我控制力下降，对工作生活缺乏积极性，对未来没有明确计划，严重时日常生活都疏于料理。多见于抑郁发作和精神分裂症。

3. 意志缺乏　指意志活动缺乏和意志力的极度减退。表现为对任何活动都缺乏目的、动机，生活被动、懒散，严重时本能的要求也缺乏，行为孤僻退缩，且常伴有思维贫乏和情感淡漠。多见于精神分裂症和重度痴呆。

4. 矛盾意向　指个体对同一事物同时出现两种截然相反、相互矛盾的意志活动。如遇到朋友时，一面想去拥抱，一面却把手马上缩回来。多见于精神分裂症。

九、动作行为障碍

机体指向某个对象和追求一定目的的系统运动称为动作（action）。由一系列动作组成的机体外部的活动称为行为（behavior）。

（一）精神运动性兴奋

精神运动性兴奋指个体行为动作和言语活动的增加，常伴有思维和情感活动的异常，可分为协调性和不协调性两类。

1. 协调性精神运动性兴奋　指个体动作和行为的增加与思维、情感活动协调一致，并与周围环境同步协调。患者的行为是有目的的、可理解的，整个精神活动是协调的，多见于躁狂状态和焦虑状态。

2. 不协调性精神运动性兴奋　个体言语动作增多，但往往缺乏动机和目的，与思维、情感及外界环境不相协调，使人难以理解。多见于精神分裂症和谵妄状态。

（二）精神运动性抑制

精神运动性抑制指个体行为动作和言语活动的显著减少。临床上包括木僵、蜡样屈曲及缄默症等。

1. 木僵（stupor）　指个体动作行为和言语活动的普遍减少或明显抑制。主要表现为长时间卧床、呆立或呆坐，不言不语、不饮、不食，肢体肌张力增高，面部表情呆板，大小便潴留，对各种刺激缺乏相应反应。如偶有翻身、起坐、走动或少量自发言行者则称为亚木僵状态。临床根据不同病因可分为紧张性木僵、抑郁性木僵、心因性木僵和器质性木僵，分别见于精神分裂症、严重抑郁发作、应激相关障碍及神经认知障碍等。

2. 蜡样屈曲（waxy flexibility）　指在木僵的基础上，患者表现为肢体任人摆布并可长时间保持不变，如同蜡塑一般。如将患者平躺时将其头部枕头抽走，其头部不会主动落下，能继续保持悬空，此称为“空气枕头”。多见于精神分裂症。

3. 缄默症（mutism）　指患者并无语言中枢受损或者发声器官疾病，总是保持沉默不语，即使反复提问，也不回答，有时可用手或者表情示意。多见于分离障碍和精神分裂症。

（三）违拗症

违拗症（negativism）指患者对于他人提出的要求没有相应的行为反应，反而表现出抗拒或相反的行为，常可分为主动违拗与被动违拗。多见于精神分裂症。

（四）模仿动作

模仿动作（echopraxia）指患者不自主、刻板地模仿他人的行为，常与模仿言语同时存在。多见于精神分裂症。

（五）刻板动作

刻板动作指患者机械刻板地重复某一单调毫无目的和意义的动作，常伴有刻板语言。多见于精神分裂症和脑器质性精神障碍等。

（六）强迫动作

强迫动作指出现违背患者意愿而反复进行的动作行为，患者自己知道没有必要这样做，但其难以自控，并因此产生痛苦，多在与强迫观念影响下出现，为对强迫观念的典型反应。多见于强迫障碍。

（七）作态

作态指患者的行为举止装腔作势，给人以做作感，但并不离奇。如尖着嗓门说话、踮着足尖走路等。多见于精神分裂症。

十、意识障碍

意识（consciousness）指患者对周围环境及自身的认识和反应能力，精神病学领域的意识包括环境意识和自我意识。

（一）环境意识障碍

环境意识障碍包括意识清晰度降低、意识内容改变和意识范围改变三方面的异常。

1. 意识清晰度降低　意识清晰度降低对感知、思维、记忆、注意、情感和意志行为等方面均有不同程度的影响，导致出现时间、地点、人物及自我定向的障碍。按照损害程度由轻到重，分为以下几种。

（1）嗜睡：指意识清晰度的轻微降低。表现为在患者安静环境下常处于睡眠状态，受刺激后可被唤醒，并能进行简单应答和活动，一旦刺激消失后，又进入睡眠状态。自我意识和环境意识基本正常，生理反射存在。

（2）意识模糊：意识清晰度轻度受损，以心理活动的普遍抑制和反应迟钝为特征。表现为对强刺激或重复刺激有反应，患者思维反应慢，计算困难，记忆力差，注意涣散，自我和环境定向基本正常，情感淡漠，动作行为明显减少；各种生理反射尚存在，可出现强握、吸吮等原始反射。

（3）昏睡：患者对一般刺激缺乏反应，强痛刺激才引起防御性反射，环境意识及自我意识均丧失，言语消失，与外界环境失去联系。角膜反射、对光反射可迟钝，深反射亢进，病理反射阳性。

（4）昏迷：指患者意识完全丧失，痛觉反应和随意运动均消失。任何刺激都不能引起反应。吞咽反射和对光反射等有不同程度减弱消失，可引出病理反射，生命体征可发生改变。

2. 意识内容改变　指在意识清晰度下降的背景上，表现为以中枢神经系统兴奋性增高为主的一系列症状，主要为谵妄状态。谵妄状态详细见本章“常见精神疾病综合征”。

3. 意识范围改变　临床常见朦胧状态和梦游症。

（1）朦胧状态：指患者出现意识清晰度的降低同时合并有意识范围的缩小。在狭窄的意识范围内，患者的感知觉相对正确，能做出正确行为反应，除此范围以外的事物都不能进行正确感知。表现为出现环境和自我定向障碍，表情呆板或茫然，联想困难，可出现片段的幻觉、错觉、妄想及相应的情绪和行为。症状常突然发作与中止，持续数分钟至数小时，事后遗忘或部分遗忘。主要见于分离性障碍和癫痫。

（2）睡行症：又称梦游症。患者一般在入睡后1～2小时起床，进行一些简单、无目的的行为，持续数分钟或数十分钟后又上床入睡，醒后完全遗忘。发作时患者并未觉醒，但眼睛睁开，眼神呆滞，面部表情呆板，对外界刺激毫无反应，很难被唤醒。见于癫痫、分离障碍及儿童睡眠障碍等。

（二）自我意识障碍

自我意识障碍又称自我体验障碍。单独出现主要见于某些“功能性”精神障碍，表现为对自身状态的体验障碍。常见临床表现形式如下。

1. 人格解体（depersonalization）　狭义的人格解体指个体对自身状况产生一种不真实的体验。如体验到自己的思想、情绪与行为变得不真实，体验不到喜、怒、哀、乐等情绪变化。对周围环境的不真实体验称为现实解体或非真实感。有学者将其合并称作广义的人格解体，两者可单独发生，但多同时存在。见于正常人的疲劳状态、分离障碍、抑郁发作和精神分裂症等。

2. 双重人格（dual personality）　指个体在同一时间体验到两个不同的自我，属于统一性意识障碍。患者表现出完全不同的身份和个性行为特征。同时体验到两种以上的人格特征称为多重人格（multiple personality）。多见于分离障碍、精神分裂症和癫痫性精神障碍等。

3. 交替人格（alternating personality）　指同一个体在不同的时刻体验到两个不同自我的存在，言语和行为都发生了相应的变化。多见于分离障碍和精神分裂症。

4. 人格转换（transformation of personality）　指患者否认原来的自我，自称是另一个人、动物或鬼神，但没有相应的言语、行为变化。见于分离障碍和精神分裂症。

十一、定向力障碍

定向力（orientation）指个体对时间、地点、人物（包括自身状况）的认识能力。其中对时间、地点和人物的认识为环境定向，对自身状况的认识为自我定向。定向障碍（disorientation）指对环境和自身状况的认识能力错误或丧失。定向障碍可单独出现，也可同时涉及多方面的异常。临床上，定向障碍的表现形式如下。

（一）时间定向障碍

意识障碍的患者多表现为对短片段的时间不能正确判断，而记忆障碍及某些精神分裂症患者的时间定向障碍多表现为对较长时间单位不能正确认识，如分不清年、月、日和季节。

（二）空间定向障碍

空间定向障碍患者表现为对自己所处的空间位置不能正确辨认。如记忆障碍患者常表现为出门后不知回家，病房内找不到自己的房间；意识障碍患者常表现为不知道在哪家医院。

（三）人物定向障碍

人物定向障碍患者对熟悉的人的名字及与自己的关系等不能识别。多见于有意识障碍和记忆障碍的患者。

（四）双重定向障碍

双重定向障碍患者对时间、地点、人物出现双重定向体验，其一体验是正确的，另一体验多与妄想有关，是妄想性的判断或解释。如一患者认为住院的地方既是医院又是监狱，给他治病的人既是医生又是警察。主要见于精神分裂症。

十二、自知力障碍

自知力（insight）指患者对自己所患精神疾病的认识和判断能力。它包括三方面：一是对症状的认识，即对自己的病变行为表现以及各种不正常体验能否正确分辨和描述；二是对疾病的认识，是否承认有病，能否认识到自己的症状是疾病的表现；三是对治疗的认识，能否认识到治疗的必要性，有无主动接受治疗的愿望或者服从治疗。自知力是临床上进行诊断、鉴别诊断、预测疗效、判断预后的一个必不可少的重要指标。

附：常见精神疾病综合征

（一）急性器质性综合征

急性器质性综合征（acute organic syndrome），又称谵妄或急性脑病综合征，指在意识清晰度降低的同时，出现大量的恐怖性错觉、幻觉和不协调性精神运动性兴奋。患者常表现为思维不连贯，语言混乱，可有片段妄想，行为冲动，杂乱无章。多数患者有周围环境定向力障碍。多见于各种疾病导致的急性脑损害和脑代谢异常。

（二）慢性器质性综合征

慢性器质性综合征（chronic organic syndrome），又称痴呆或慢性脑病综合征，指脑发育成熟后由于各种原因所导致的不同程度的认知功能障碍。患者表现为涉及感知、思维、记忆、定向、理解、计算、语言和判断等多种高级皮质功能的异常。常见的有阿尔茨海默（Alzheimer）病、血管性痴呆和颅脑损伤后遗痴呆等。

（三）遗忘综合征

遗忘综合征（amnestic syndrome），又称柯萨可夫综合征。由近事遗忘、错构、虚构和严重的定向障碍构成。主要见于慢性酒精中毒性精神障碍，也可见于脑外伤、感染、脑血管疾病、脑肿瘤等所致的精神障碍。

（四）妄想综合征

妄想综合征（paranoid syndrome）是以妄想为主要和突出临床表现的综合征。妄想具有系统性，并有一定现实性，一般不伴幻觉，情感与行为受妄想支配，人格保持正常，智力无缺损。多见于妄想性障碍，也可见于偏执型精神分裂症。

（五）紧张综合征

紧张综合征（catatonic syndrome）主要包括以下紧张症状：①动作抑制，表现为木僵或蜡样屈曲。②活动过多，出现不受外界影响的毫无目的的兴奋激越行为。③主动违拗。④怪异的随意动作，表现为刻板姿势、刻板动作、作态。⑤模仿言语或模仿动作。患者一般意识清晰，紧张性木僵与紧张性兴奋可交替出现，多数患者木僵持续时间较长，而兴奋状态持续时间较短。

（六）康－克综合征

康－克综合征（Kandinsky-Clerambault syndrome）指在意识清晰的情况下，出现假性幻觉、各种妄想和被动体验共同组成的一组复杂的临床综合征，以患者体验到强烈的被动感、不自主感和异己感为特征。主要见于偏执型精神分裂症。

（七）科塔尔综合征

科塔尔综合征（Cotard syndrome）是以虚无妄想为主要临床表现的综合征，可伴有感觉迟钝、人格解体、体感异常和疑病妄想等。本综合征主要见于严重的抑郁症，尤其是老年人抑郁症。

本章小结

思考题

1. 如何有效对精神障碍患者进行症状评估？

2. 精神科护理评估与医疗精神检查的主要区别是什么？

更多练习

（叶红芳）

第三章　精神障碍患者的治疗与护理

教学课件

学习目标

1. 素质目标

培养尊重患者、关心患者的职业素养，具有为精神障碍患者提供躯体治疗和心理治疗护理的专业能力。

2. 知识目标

（1）掌握：精神药物的不良反应及护理措施。

（2）熟悉：改良电抽搐治疗的适应证与禁忌证，治疗前、中、后的护理措施。

（3）了解：精神药物的分类、作用。

3. 能力目标

（1）能够应用精神障碍患者药物治疗的基本知识，为患者实施用药护理。

（2）能够应用改良电抽搐治疗相关知识，对精神障碍患者进行治疗前、中、后的护理。

案例

【案例导入】

王女士，28岁，诊断“精神分裂症”，病程7年，曾两次入院治疗。1年前因担心吃药会变胖，影响形象，私自停药。近2个月经常听到有声音说“你长得太丑了”，感觉别人看她的眼神都不对，都在嘲笑她，于是患者大发脾气，劝说、解释后情绪平稳。患者在父母陪同下就诊，医生建议用药治疗，患者因担心服药会出现体重增加而拒绝。

【请思考】

针对该患者的顾虑，护士应采取哪些护理措施？

【案例分析】

精神障碍的治疗是一个综合性、多层次的过程，通常包括药物治疗、物理治疗、心理治疗和康复治疗。这些治疗方式相互结合，以最大限度地改善患者的症状、促进其社会功能的恢复，并提高其生活质量。

1. **药物治疗** 是精神障碍治疗的重要组成部分。药物治疗的目标是通过调整神经递质的水平来缓解症状，如抑郁症、焦虑症、精神分裂症等。医生需要根据患者的症状和病史来选择最合适的药物，同时要进行监测和调整，以确保治疗的有效性和患者的安全性。

2. **物理治疗** 主要涉及电抽搐疗法（ECT）等生物医学干预手段。ECT通常在严重抑郁症、躁狂症等病症中使用，通过电流刺激大脑，产生一系列生理和生化的改变，从而缓解症状。物理治疗的应用需要精准的医学判断和患者的充分知情同意。

3. **心理治疗** 是通过心理学理论和技术来帮助患者理解和解决心理问题的过程。包括认知行为疗法、精神分析、心理动力学治疗等不同形式。心理治疗有助于患者调整思维方式、解决心理冲突、改变不良行为习惯，从而提高其心理健康水平。

4. **康复治疗** 是精神障碍患者全面康复的关键环节，旨在帮助患者重新融入社会、提高生活质量。包括职业康复、社交技能训练、生活自理能力培训等方面。通过康复治疗，患者可以逐渐恢复工作和社交功能，减少对医疗服务的依赖。

在精神科护理实践中，综合性治疗方案的制订需要考虑患者的个体差异、病情严重程度及社会支持等因素。团队合作是成功治疗的关键，包括精神科医生、心理医生、社会工作者、康复治疗师等多专业的协同工作。

第一节　精神障碍患者的药物治疗与护理

精神障碍患者的药物治疗主要依赖于化学合成药物，旨在修复大脑神经病理学过程中的紊乱，从而控制精神病性症状，改善和矫正病理性思维、心境和行为等障碍。药物治疗的目的是预防复发，促进患者的社会适应能力，并提高其生活质量。精神药物（psychotropic drugs）可根据其作用机制分为以下几类：①抗精神病药。②抗抑郁药。③心境稳定剂。④抗焦虑药。除此之外，也有精神振奋药和脑代谢药，这些药物在精神障碍的治疗中均具有重要作用。

一、抗精神病药

抗精神病药（antipsychotic drugs）主要用于对精神分裂症、躁狂发作及其他具有精神病性症状的精神障碍的治疗。

（一）分类

1. **第一代抗精神病药** 常被称作传统、典型或经典抗精神病药，其核心机制在于作用于中枢多巴胺D_2受体，发挥D_2受体阻断作用。这些药物能够抑制中脑边缘系统多巴胺的过度传递，有效减轻精神病性症状，尤其是幻觉和妄想等症状。

2. **第二代抗精神病药** 又称非传统、非典型、新型抗精神病药，相较于第一代抗精神病药，其在治疗阴性症状方面表现出更好的疗效，同时较少产生锥体外系症状。此外，第二代抗精神病药还有助于改善精神分裂症患者的认知障碍与抑郁症状。从药理作用分类来看，第二代抗精神病药主要包括5-羟色胺和多巴胺受体拮抗剂、多受体作用药、选择性多巴胺D_2/D_3受体拮抗剂及多巴胺受体部分激动剂。这些药物在精神分裂症的治疗中发挥着重要作用，为患者带来更好的治疗体验和生活质量。

（二）临床应用

抗精神病药的治疗作用包括：抵抗幻觉、妄想等阳性症状；治疗阴性症状和认知缺陷；控制兴奋、激越、躁动或攻击行为；巩固疗效，预防疾病复发。

（三）常用抗精神病药

1. 第一代抗精神病药

（1）氯丙嗪：作为临床早期应用的抗精神病药物，能够迅速有效地控制患者的兴奋和急性精神病性症状，该药物可引起锥体外系反应。

（2）奋乃静：作用机制与氯丙嗪相似，但其镇静作用相对较弱。

（3）氟哌啶醇：是一种强效且疗效显著的抗精神病药物。它主要用于治疗精神分裂症，长效制剂的锥体外系不良反应相对较轻。

（4）五氟利多：其半衰期长达65～70小时，因此可每周给药一次。该药物具有强效且持久的抗精神病作用。其主要不良反应仍为锥体外系症状。

（5）舒必利：具有兴奋和激活作用，能够有效改善木僵、缄默等精神运动抑制症状。

2. 第二代抗精神病药

（1）氯氮平：口服迅速吸收，药理作用广泛，具有多受体阻断特性。其抗精神病作用明显，且很少引起锥体外系反应。氯氮平对精神分裂症的阳性症状和阴性症状均有良好疗效。

（2）利培酮：包括口服片剂、水剂及长效注射剂。其对精神分裂症的治疗效果较好，不仅能改善妄想等阳性症状，也能改善阴性症状。

（3）喹硫平：从氯氮平的化学结构衍生而来。其对精神分裂症阳性症状的治疗作用相对较弱，但对情感症状有一定疗效。

（4）奥氮平：与氯氮平具有相似的化学结构和药理作用，但对血常规无明显影响。对精神分裂症的治疗效果较好。

（5）齐拉西酮：对精神分裂症的治疗效果确切，可能对精神分裂症阴性症状和情感症状的疗效略有优势。

（6）阿立哌唑：目前唯一用于临床的多巴胺D_2受体的部分激动剂。阿立哌唑治疗精神分裂症的疗效与氟哌啶醇相当，其激活作用有利于改善阴性症状和精神运动性迟滞。

（7）哌罗匹隆：可缓解精神分裂症的阳性和阴性症状，改善认知功能。哌罗匹隆的不良反应包括锥体外系反应和失眠、困倦等神经精神症状。

（8）氨磺必利：作为舒必利的衍生物，其不良反应与其类似。低剂量氨磺必利可改善精神分裂症的阴性症状，高剂量对幻觉、妄想等症状效果明显，但催乳素水平升高和心电图QT间期延长的情况较多见。

（9）鲁拉西酮：对精神分裂症的阳性症状、阴性症状及认知症状有改善作用，且对情感症状效果较好。与其他药物相比，鲁拉西酮导致心脏QT间期延长的风险相对较低。

（10）布南色林：在治疗精神分裂症的阳性及阴性症状方面有显著效果，但同时也可能产生显著的锥体外系不良反应。

（四）不良反应及处理措施

鉴于抗精神病药物作用于多个靶点，产生了多种药理作用，因此可能产生较多的不良反应。对药物不良反应的处理和预防应与治疗原发病保持同等重要的地位。

1．锥体外系反应（extrapyramidal side effects，EPS） 抗精神病药物的最常见不良反应之一是锥体外系反应，其是典型抗精神病药物治疗过程中难以避免的问题。锥体外系反应的主要临床表现包括四种。

（1）急性肌张力障碍（acute dystonia）：锥体外系反应的早期症状包括肌群突发持续痉挛和异常姿势，持续数秒至数小时，常反复出现。症状多在首次用药或治疗1周内发生，男性和儿童更常见。可能出现面部肌肉痉挛、颈部肌肉受累时的痉挛性斜颈、四肢与躯干扭转性痉挛等，导致行走困难。同时，患者可能伴有焦虑、烦躁、恐惧等情绪，以及瞳孔散大、出汗等自主神经症状。处理时，需立即安抚患者，通知医生并遵医嘱给予肌内注射东莨菪碱或异丙嗪以即时缓解。必要时，需遵医嘱减少药物剂量，加用抗胆碱能药或换用锥体外系反应低的药物。

（2）静坐不能（akathisia）：多发生在服药后1～2周，发生率约为20%。患者感到心神不宁、腿部不适，无法静坐。严重时可能出现坐立不安、焦虑、烦躁不安、恐惧等症状，少数患者可能有自杀企图。处理时，需安抚患者，通知医生并遵医嘱给予相应药物，如苯二氮䓬类药和β受体阻滞剂。必要时，需遵医嘱减少抗精神病药剂量或更换药物。

（3）帕金森综合征（parkinsonism）：该症状女性更常见，老年患者较多。症状包括静止性震颤、肌张力增高、肌肉僵直、慌张步态、面具样脸等。严重者可出现吞咽困难、全身性肌强直、构音困难、类木僵等症状。部分患者有运动不能、自发活动少、姿势少变等表现。自主神经功能紊乱时，可出现流涎、多汗及皮脂溢出等症状。处理时，需按医嘱给予抗胆碱能药物如盐酸苯海索，抗精神病药物应缓慢加药或使用最低有效剂量。

（4）迟发性运动障碍（tardive dyskinesia，TD）：该症状为长期应用抗精神病药物后出现的异常不自主运动综合征，称为“口-舌-颊三联征”，表现为口、唇、舌、面部不自主运动，以及肢体或躯干的舞蹈样运动等。症状严重程度波动，睡眠时消失，情绪激动时加重。早期体征为舌或口唇周围的轻微震颤或蠕动。长效制剂剂量调整不如口服药及时，第一代药物相较于第二代药物更易导致迟发性运动障碍。处理的关键在于预防，应使用最低有效剂量或换用锥体外系反应低的药物。异丙嗪和银杏叶提取物可能有助于改善迟发性运动障碍，但抗胆碱能药物可能促进和加重症状，应避免使用。早期发现和处理对于逆转迟发性运动障碍至关重要。

2．代谢和内分泌系统的不良反应 抗精神病药导致的代谢综合征症状影响患者服药依从性，增加心血管疾病和糖尿病风险。第二代药较第一代更易引发此症。处理：预防为主，合理选药；定期监测体重、血糖、血脂；体重增加多者调整饮食和生活方式；必要时遵医嘱减药或换药。抗精神病药可引发催乳素升高、月经紊乱、性激素异常及性功能问题，小剂量阿立哌唑有降催乳素作用。

3．心血管系统不良反应

（1）直立性低血压：抗精神病药治疗初期，特别是肌内注射或注射给药时，易发生低血压反应。氯丙嗪、氯氮平、奥氮平等药物使用者更易受影响。剂量增加过快、体质偏弱、老年或基础血压偏低者更易发生低血压反应。

临床表现：当患者突然改变体位，如快速起床或由蹲位转为直立时，可能出现头晕、眼花、心率加快、面色苍白和血压下降等症状，严重时可导致晕厥、摔伤或休克。

处理措施：①对于症状较轻的患者，应将患者放平休息，观察生命体征，监测血压，记录变化。②对于年老体弱的患者，护理人员需密切监测服药过程中的血压变化，发现异常及时联系医生。对反复或严重低血压的患者，医生应考虑调整药量或药物。③对于反应严重的患者，应立即通知医生并采取急救措施，如使用去甲肾上腺素进行静脉滴注，禁止使用肾上腺素。④患者意识恢复后，护理人员应进行心理疏导和安抚，提醒患者变换体位时动作应缓慢，如感到头晕应立即平卧休息。

（2）心电图改变和猝死：抗精神病药物可能导致心脏复极过程减慢，进而引发心动过缓、QT间期延长甚至房室传导阻滞等问题。这些情况会显著增加室性心律失常和猝死的风险。因此，对于存在QT间期延长、显著心动过缓或电解质紊乱的患者，建议优先选择心血管风险较低的药物。在治疗过程中，应密切监测电解质水平和心电功能，以降低潜在风险。

4. 过度镇静　典型抗精神病药（如氯丙嗪、奋乃静）和非典型抗精神病药（如氯氮平、奥氮平、喹硫平）可能导致过度镇静。常见原因包括首次使用强镇静药物、剂量过高或服药次数过多，老年患者更易发生。

5. 胃肠道不良反应　抗精神病药初期可出现口干、恶心、呕吐、食欲缺乏等，多数可自行消失。严重反应可通过减药或停药恢复。临床表现为上腹饱满、便秘致麻痹性肠梗阻。建议便秘患者多饮水，进食蔬果，增加活动，定时排便，必要时用甘油灌肠剂或缓泻剂助排。

6. 尿潴留　具备抗胆碱能的药物能深度抑制膀胱逼尿肌的生理性收缩，以及尿道括约肌的自然松弛，这直接引发了尿潴留症状。此症状通常出现在治疗初期，特别值得关注的是老年人群和前列腺肥大患者。若这类药物与其他具备抗胆碱能作用的药物联用，尿潴留的风险将进一步增加。

7. 白细胞减少症　白细胞计数低于4×10^9/L，即可诊断为白细胞减少症。氯丙嗪、氯氮平等抗精神病药物可引发此症，其中以氯氮平发病率最高。临床表现包括乏力、倦怠、头晕、发热等全身症状，以及轻重不等的继发感染症状，如咽炎、支气管炎、肺炎、泌尿系感染等。预后良好，大部分患者在5～30天可恢复。

8. 恶性综合征　在抗精神病药物引起的各种不良反应中，恶性综合征（malignant syndrome）是最严重的一种。几乎所有抗精神病药物都有可能引发恶性综合征，其中氟哌啶醇是最常见的药物。此外，新型抗精神病药物也有相关报道。无论是口服、肌内注射还是静脉给药，都有可能引发恶性综合征，但肌内注射和静脉注射时更易发生。

（1）易发因素：①更换抗精神病药物种类或加量过程中。②合并用药，如锂盐合并氟哌啶醇。③兴奋、营养状况欠佳、拒食、既往有脑器质性疾病的患者更易发生。④男女均可发生，各年龄段均有可能受影响。

（2）恶性综合征的临床表现：①高热。②严重的锥体外系症状，如肌肉强直、运动障碍等。③意识障碍。④自主神经系统功能紊乱，如多汗、心动过速、流涎、血压不稳定等。⑤急性肾衰竭和循环衰竭。⑥实验室检查结果，如白细胞计数升高、转氨酶升高、肌酸磷酸激酶（CPK）和肌红蛋白水平上升。

（3）处理措施：①立刻停用抗精神病药物。②必要的支持性治疗：调整水、电解质和酸碱平衡，提供氧气，保持呼吸道通畅等。③必要时使用人工呼吸辅助。④物理性降温并维持患者适当体位以防压力性损伤。⑤预防感染并确保患者获得充足营养。⑥早期发现和及时处理是关键，当患者出现相关症状时应立即警惕恶性综合征的可能性。

二、抗抑郁药

在医学领域中，抗抑郁药（antidepressant drugs）扮演着重要的角色，主要用于治疗各类抑郁障碍。此类药物并不会提高正常人的情绪。除了针对抑郁障碍的治疗，抗抑郁药还广泛应用于广泛性焦虑障碍、恐惧障碍、惊恐障碍、强迫症、进食障碍及慢性疼痛等疾病的治疗。

根据其化学结构及作用机制的差异，抗抑郁药可分为以下几类。

1. 选择性5-羟色胺再摄取抑制剂（SSRIs）。
2. 5-羟色胺和去甲肾上腺素再摄取抑制剂（SNRIs）。
3. 去甲肾上腺素和多巴胺再摄取抑制剂（NDRIs）。
4. 选择性去甲肾上腺素再摄取抑制剂（NRIs）。
5. 5-羟色胺阻滞和再摄取抑制剂（SARIs）。
6. α_2肾上腺素受体阻滞剂或去甲肾上腺素能及特异性5-羟色胺能抗抑郁药（NaSSA）。
7. 褪黑素能抗抑郁药。
8. 三环类抗抑郁药（TCAs）。
9. 单胺氧化酶抑制剂（MAOIs）。

值得注意的是，TCAs和MAOIs属于传统的抗抑郁药物，而其他类型则归类为新型抗抑郁药。虽然传统抗抑郁药物如TCAs和MAOIs具有一定的毒副作用，限制了其应用，但新型抗抑郁药物在疗效相当的情况下，毒副作用较小，安全性较高，成为治疗各类精神疾病的重要手段。

（一）新型抗抑郁药

1. 选择性5-羟色胺再摄取抑制剂（SSRIs） 主要抑制5-HT转运体，阻滞5-HT回收，对NE影响小，几乎不影响DA。适应证包括抑郁障碍、强迫症、焦虑与恐惧相关障碍和神经性贪食症等。抗抑郁效果与TCAs相当，但对严重抑郁疗效可能不如TCAs。半衰期长，每日1次，停药后疗效渐消失。

（1）氟西汀：本品适用于各类抑郁障碍、强迫症及神经性贪食症患者。其半衰期较长，活性代谢产物的半衰期可长达7～15天。然而，随着剂量的增加，不良反应的发生率也会相应上升。此外，本品对肝脏CYP2D6酶具有较强的抑制作用，因此在与其他药物合用时需谨慎，以免发生不良反应。

（2）帕罗西汀：针对伴有焦虑的抑郁障碍及惊恐障碍，本品较为适用。在停药时，应采取缓慢的减量方式。

（3）舍曲林：本品适用于各类抑郁障碍及强迫症患者。在用药初期，部分患者可能出现焦虑、烦躁或惊恐的情绪反应。经过大量临床实践证明，本品与其他药物的配伍禁忌较少。

（4）氟伏沙明：本品适用于各类抑郁障碍及强迫症患者。在治疗过程中，本品能在一定程度上改善患者的睡眠状况，降低性功能障碍的发生率。同时，应注意药物间的配伍禁忌，确保用药安全。

（5）西酞普兰与艾司西酞普兰：本品适用于各类抑郁症状，尤其是对伴有惊恐症状的抑郁障碍具有显著疗效。在药物配伍方面，本品具有极高的兼容性，确保了治疗的安全性和有效性。

2. 5-羟色胺和去甲肾上腺素再摄取抑制剂（SNRIs）

（1）文拉法辛：关于抑制5-HT和NE摄取的亲和力，存在明显的剂量-效应关系。在低剂量情况下，其本质作用类似于选择性5-HT再摄取抑制剂（SSRIs）。然而，只有当剂量进一步增加时，其去甲肾上腺素（NE）能效应才会得以发挥。这种药物在治疗抑郁障碍、广泛性焦虑障碍、社交焦虑障碍及惊恐障碍等方面具有显著疗效。

然而，值得注意的是，恶心是最为常见的不良反应之一。除此之外，还可能导致其他症状，如性功能障碍、头痛、失眠、困倦、口干、头晕、便秘、乏力、出汗和紧张不安等。当使用高剂量时，与血压持续升高的风险存在一定的关联。

另外，关于撤药反应的问题也需要特别关注。在停药过程中，为了确保患者的安全，应缓慢减少药量，以避免出现不必要的撤药反应。

（2）度洛西汀：本品主要适用于治疗抑郁障碍、广泛性焦虑障碍、纤维肌痛、糖尿病性周围神经痛等疾病。然而，本品存在一些不良反应，主要包括恶心、口干、疲乏、头晕、困倦和性功能障碍等症状，且可能会出现撤药反应。针对慢性酒精中毒和肝功能不全的患者，需谨慎使用本品。此外，闭角型青光眼患者未经治疗时应避免使用本品。

（3）米那普仑：在治疗抑郁障碍方面，该药物为主要手段，同时在纤维肌痛治疗中也展现出一定的疗效。然而，不良反应的出现需引起关注，包括头晕、多汗、面部潮红及排尿困难等症状。

3. 其他新型抗抑郁药

（1）安非他酮：本品的适应证主要包括抑郁障碍和戒烟。部分患者可能出现失眠、恶心、口干、多汗、耳鸣和皮疹等不良反应。

（2）米氮平：本品在抗抑郁的同时，还具有较强的镇静和抗焦虑作用。主要不良反应包括过度镇静、体重增加、食欲增加和口干等。

（3）曲唑酮：本品适用于抑郁障碍伴有焦虑、激越、睡眠及性功能障碍的患者。主要不良反应包括困倦、直立性低血压等。

（4）阿戈美拉汀：本品在抗抑郁的同时，还有改善睡眠和调整生物节律的作用。常见不良反应包括头痛、嗜睡或失眠、头晕、困倦、胃肠道反应等。

（5）瑞波西汀：本品适用于成人抑郁障碍患者，尤其是对SSRIs治疗无效者。主要不良反应包括入睡困难、便秘、多汗、口干、头痛、视物模糊、直立性低血压、恶心、食欲缺乏、排尿困难等。

（二）传统抗抑郁药

根据临床研究，三环类抗抑郁药（TCAs）在治疗抑郁障碍方面具有明确的疗效。然而，由于耐受性和安全性问题，目前该药物多为二线用药，而非一线首选。

1. 临床应用

（1）适用范围：①适用于治疗抑郁障碍、焦虑障碍、惊恐障碍。此外，氯米帕明还常用于治疗强迫症。②对于患有严重心、肝、肾疾病者，癫痫患者，急性闭角型青光眼患者，以及对TCAs过敏者，应禁用本品。③12岁以下儿童、孕妇、老年人、前列腺肥大者应慎用。

（2）药物选用与使用方法：①丙米嗪，本品为具有抗抑郁作用的化合物，除了抗抑郁外，还可用于治疗儿童遗尿症。②多塞平，常用于失眠障碍的治疗。③氯米帕明，常用于强迫症的治疗。④阿米替林，是治疗慢性疼痛综合征和预防偏头痛的常用药物。⑤马普替林，以往常用于老年抑郁患者。

2. 不良反应处理和注意事项

（1）关于中枢神经系统不良反应：TCAs可能导致谵妄和癫痫发作，且与血药浓度密切相关。因此，在有条件的情况下，应常规监测血药浓度，特别是对于高风险患者，如老年患者、伴有痴呆的患者或具有癫痫发作史的患者。若出现谵妄症状，可考虑肌内或静脉注射毒扁豆碱进行治疗或缓解。此外，TCAs还可能导致细微快速震颤，通过减少剂量可以改善症状。

（2）关于抗胆碱能不良反应：常见的症状包括口干、便秘、视物模糊、尿潴留和肠麻痹等。通常情况下，随着治疗的延长，患者对这些不良反应的耐受性会有所提高，症状也会逐渐减轻。若处理需要，可遵医嘱减少抗抑郁药的剂量，必要时可加用拟胆碱能药对抗不良反应。

（3）针对心血管不良反应：TCAs可能引发直立性低血压、心动过速、心脏传导阻滞等症状。在老年患者和有直立性低血压史的患者中，直立性低血压的情况更为常见。所有TCAs都可能引起心动过速，并且可能诱发心律失常和传导阻滞。因此，禁用于具有心脏传导阻滞的患者。在临床应用中，应定期监测心电图。

（4）其他不良反应：可能会出现轻微的转氨酶升高，应予以监测；若转氨酶急剧升高，应考虑停药。性功能障碍可能会随抑郁症的好转和药物剂量的减少而改善。体重增加可能与组胺受体阻断有关。对于外周性水肿的患者，应限制盐的摄入。若出现轻微皮疹，可对症治疗并继续用药；若皮疹严重，应逐渐减少或停止用药。此外，偶尔会出现粒细胞缺乏的情况，一旦发生应立即停药，并且以后禁用本品。

三、心境稳定剂

心境稳定剂（mood stabilizers），过去曾被称为抗躁狂药物，除了具有抗躁狂作用外，对于双相障碍患者还具有稳定病情和预防复发的功能，因此也被称为情感稳定剂。主要包括锂盐（如碳酸锂）及一些抗癫痫药物，如卡马西平、丙戊酸钠、拉莫三嗪和加巴喷丁等。这些药物在医学上被广泛应用，为双相障碍患者提供了有效的治疗手段。

（一）碳酸锂

碳酸锂在抗躁狂发作中发挥重要作用，其机制在于通过抑制神经末梢的Ca^{2+}依赖性的去甲肾上腺素和多巴胺释放，通过促进神经细胞对突触间隙中去甲肾上腺素的再摄取，增加其转化和灭活，从而降低去甲肾上腺素浓度。

1. 适应证　碳酸锂主要针对急性躁狂发作的症状进行治疗。然而，由于其起效速度相对较慢，在治疗的初期阶段，通常需要与镇静效果较强的抗精神病药如氯氮平或苯二氮䓬类药物进行联合使用，以确保患者的安全和稳定。此外，碳酸锂还具备增强抗抑郁药疗效的作用，因此在治疗难治性抑郁障碍时，通过与抗抑郁药的联合使用，可以显著提高治疗效果，并有效预防疾病的复发。除此之外，碳酸锂在治疗精神分裂症的情感症状及冲动攻击行为方面也具有一定的应用价值。

2. 禁忌证　对于患有急慢性肾炎、肾功能不全、严重心血管疾病、重症肌无力的人群，以及妊娠前3个月和缺钠或低盐饮食者，严禁使用本品。

3. 应用原则　初始治疗应从小剂量开始，然后逐步增加给药剂量，并于餐后口服。如有条件，建议监测患者的血锂浓度，以便调整给药量。在急性期治疗阶段，最佳的血锂浓度应维持在0.6～1.2mmol/L，而维持治疗阶段的最佳血锂浓度则为0.4～0.8mmol/L。若血锂浓度超过1.4mmol/L，患者可能会出现中毒症状。

4. 不良反应及处理措施　锂盐治疗中，锂离子与肾脏中的钠离子竞争，可能导致锂盐过度积累并引发中毒，缺钠或肾疾病患者受影响更大。不良反应通常在服药后1～2周出现，但也可能延迟。为减少不良反应，建议饮用淡盐水。

早期不良反应包括无力、疲乏、嗜睡、手指震颤、食欲缺乏、上腹不适、恶心、呕吐、稀便、腹泻、多尿和口干。后期不良反应包括持续多尿、烦渴、体重增加、甲状腺肿大、黏液性水肿、手指细震颤和粗大震颤等，女性患者可能引发甲状腺功能减退。

一旦出现中毒症状，如呕吐、腹泻、粗大震颤、抽动、呆滞、困倦、眩晕、构音不清和意识障碍等，应立即停药并通知医生进行紧急处理。中毒症状可能包括共济失调、运动协调障碍、肌肉抽动、言语不清和意识模糊等，严重者可能导致昏迷或死亡。

预防和处理措施包括：用药前评估患者躯体和肝肾功能，确保用药安全有效；鼓励患者多饮水，食用富含钠的食物；密切观察患者反应，及时记录并报告异常；监测血锂浓度变化；对患者进行卫生宣教，督促配合服药；出现毒性反应时，立即停药并给予相应治疗。

重要提示：当患者出现反复呕吐、腹泻、手颤变粗、无力困倦或烦躁不安、轻度意识障碍等症状时，应怀疑锂盐中毒，立即停药并检查血锂浓度。患者需保持警惕，关注身体状况，及时就医。

（二）丙戊酸盐

丙戊酸盐主要药物有丙戊酸钠和丙戊酸镁。在治疗双相障碍的躁狂发作中，效果显著。从疗效上看，丙戊酸钠和丙戊酸镁与碳酸锂相当，对于碳酸锂疗效不佳或无法耐受的患者，本品成为理想的替换选择。

空腹状态下，丙戊酸盐的吸收效果最佳。经临床观察，其不良反应发生率相对较低，部分患者可能出现恶心、呕吐、食欲缺乏、腹泻等症状。少数病例可能伴有嗜睡、震颤、共济失调、脱发等现象。极少数情况下，可能会出现过敏性皮疹、异常出血或瘀斑、白细胞减少及中毒性肝损害等严重不良反应。

对于恶心、呕吐、食欲缺乏、腹泻等症状，如果症状比较轻微，一般不需要特殊治疗，可以通过调整饮食、增加水分摄入等方式进行缓解。同时，注意保持清淡饮食，减少油腻、辛辣等刺激性食物的摄入。对于大多数患者来说，可以在饭前半小时到1小时空腹口服，以达到更好的治疗效果。然而，如果患者的胃肠功能较好，并且没有出现恶心、呕吐等症状，则可以选择在饭后30～40分钟再口服，因为此时食物已经基本消化完毕，不会影响到药物的效果。

如果患者嗜睡、震颤、共济失调首先建议患者在服用药物期间避免进行需要高度集中注意力的活动，如驾驶、高空作业等。如果症状持续或加重，则根据具体情况调整药物剂量或更换其他药物。

（三）卡马西平

卡马西平在治疗急性躁狂发作方面具有显著效果，尤其适用于那些锂盐治疗无效的患者，以及出现快速循环发作或混合性发作的情况。实践证明，卡马西平在此方面的疗效较好。然而，使用卡马西平也可能会产生一系列不良反应，包括但不限于视物模糊、眩晕、头痛、嗜睡、共济失调、口干、恶心、呕吐、腹痛和皮疹等症状。

对于出现轻微不良反应的患者，如视物模糊、眩晕、头痛等，可以尝试减少药物剂量，以减轻症状。对于出现恶心、呕吐、腹痛等消化系统症状的患者，可以给予相应的对症治疗，如使用止吐药、镇痛药等。同时，应注意保持患者的饮食和水分摄入，避免脱水或营养不良。

（四）拉莫三嗪

拉莫三嗪在双相快速循环型及双相抑郁发作治疗中发挥重要作用，同时能有效预防双相抑郁复发，并可作为难治性抑郁的增效药物。然而，患者在治疗期间可能出现眩晕、头痛、复视、恶心和共济失调等不良反应。此外，5%～10%的拉莫三嗪治疗患者会出现药疹，包括严重的皮肤炎症反应如剥脱性皮炎和中毒性表皮坏死。

如果患者对拉莫三嗪过敏，可能会出现皮肤瘙痒、红肿等症状。如果症状不严重，患者可以通过多喝水来缓解症状。如果症状严重，患者应立即停药，并在医生的指导下服用抗过敏药物，如氯雷他定片、盐酸西替利嗪片等。因此，在使用拉莫三嗪时，需密切关注患者情况，及时调整治疗方案，确保患者安全。

四、抗焦虑药

抗焦虑药（anxiolytic drugs）是一类专门用于减轻焦虑、紧张、恐惧等症状的药物，通过稳定情绪、镇静、催眠及抗惊厥作用，发挥其治疗作用。目前，苯二氮䓬类是使用最为广泛的抗焦虑药之一。

（一）苯二氮䓬类

苯二氮䓬类药物的药理作用：①具备抗焦虑的功效，有助于缓解紧张情绪。②具有镇静催眠的效果，有助于改善睡眠质量。③具有抗惊厥的功能，能够有效减轻痉挛症状。④能够作用于骨骼肌，产生松弛作用，有助于缓解肌肉紧张和疼痛。

1. 适用范围　治疗焦虑与恐惧相关障碍，急性失眠，躯体疾病伴焦虑、紧张、失眠等，精神障碍伴焦虑、紧张、恐惧、失眠，激越性抑郁、轻性抑郁的辅助治疗，癫痫治疗，酒精依赖戒断症状的替代治疗。

2. 禁忌人群　老年人、肝/肾衰竭者慎用，阻塞性呼吸疾病者、严重意识障碍者禁用。妊娠前3个月及哺乳期妇女避免使用。

3. 应用原则　小剂量起始，3～4天达治疗量。急性期患者剂量可较大。根据病情选择药物，不推荐两种以上药物同时使用。不宜长期应用，易致依赖。撤药需缓慢。难治性患者考虑抗抑郁药或长期治疗。

4. 不良反应及处理　常见嗜睡、头晕、无力。大剂量可致共济失调、吐字不清，严重时脱抑制表现，如失眠、出汗、心动过速、恐惧、紧张焦虑、攻击、激动等，甚至呼吸抑制、昏迷。长期使用可致记忆障碍。苯二氮䓬类药易产生耐受性和依赖性，突然停药可致戒断症状。对胎儿、婴儿有影响。处理措施：遵医嘱使用，避免长期服用，如戒断症状及时就诊。

（二）非苯二氮䓬类

5-HT_{1A}受体部分激动剂，包括丁螺环酮和坦度螺酮等药物，具有明确的抗焦虑作用。在常规剂量下，这些药物不会产生明显的镇静、催眠或肌肉松弛效果，同时也不会导致依赖性问题。此类药物主要用于治疗由各种精神障碍引起的焦虑状态，以及由躯体疾病伴发的焦虑状态。此外，它们还可以作为抑郁障碍的增效治疗手段。与苯二氮䓬类药物相比，尽管这些药物起效较慢且作用较弱，但其不良反应相对较少，具有良好的耐受性。

五、药物治疗的护理

（一）护理评估

1. 一般状况评估　患者现病史、发病原因、病程、系统治疗情况，既往发病的症状表现、严重程度及持续的时间，家族史。

2. 生理状况评估　患者既往史及诊治情况，目前的身体状况、进食、营养状况、睡眠及排泄状况如何，肢体活动的状况及生活自理能力的评估。

3. 心理-社会状况评估　患者对药物治疗的态度是积极的还是消极的，是否恐惧、担忧药物不良反应，有无拒绝治疗、服药及隐藏药物等想法和行为的发生；对药物维持治疗重要性的认识，是否做好服药的准备，是否有自我管理药物的能力；对药物治疗的关注点有哪些，是否有坚持服药的信心，是否能按时复诊；患者的家属对精神药物知识的掌握情况，家庭成员对患者治疗的支持、配合力度，家庭成员是否有时间和精力照护患者，患者有无经济能力完成治疗疗程。

4. 精神状况评估　患者的感知觉、思维和意志行为是否异常，以及精神症状的严重程度；有无因被害妄想、命令性幻听、木僵等精神症状影响治疗的依从性；既往治疗用药出现的不良反应有哪些及耐受性，本次用药发生不良反应的可能性及缓解不良反应的效果，自我处理药物不良反应的能力，患者无法接受的不良反应有哪些。

（二）常见护理诊断/问题

1. 服药依从性差　与缺乏自知力、拒绝服药或不能耐受不良反应等因素有关。

2. 有暴力的危险 与自知力缺乏、药物不良反应所致的激越、焦虑、难于耐受等因素有关。

3. 有受外伤的危险 与意识障碍、药物不良反应所致的步态不稳、共济失调、直立性低血压等因素有关。

4. 睡眠型态改变：失眠/嗜睡 与药物不良反应、过度镇静或兴奋等因素有关。

5. 卫生/进食/如厕自理缺陷 与药物不良反应、运动障碍等因素有关。

6. 有感染的危险 与药物不良反应所致的白细胞减少、免疫缺陷、过敏性皮炎等因素有关。

7. 排泄型态改变 与药物不良反应、活动减少等因素有关。

8. 焦虑 与知识缺乏、药物不良反应等因素有关。

9. 知识缺乏 缺乏疾病、药物、预防和保健相关的知识。

（三）护理措施

1. 服药依从性干预 指通过一系列措施来提高精神障碍患者对治疗方案的遵循程度。这种干预纠正患者在服药持续性过程中的不合理想法，增强患者的服药持续性信心。加强心理护理，增加有效的心理干预，向患者讲解药物的作用和可能发生的不良反应，使患者烦躁、不安、消极、抑郁等负面心理情绪能够得到良好改善，提高服药的依从性。

2. 给药护理措施

（1）严格执行给药制度，认真做好“三查八对”，确认患者身份。

（2）保证给药的环境安全。

（3）口服给药：①发药时，警惕患者弃药、藏药、吐药，确认患者将药物服下后方可离开。②给药时，长效缓释片不可研碎服用，以免降低药效。

（4）肌内注射：①选择肌肉较厚的部位，注射时进针要深，两侧交替，注射后勿揉擦。②使用长效针剂者为减少药液外溢，可选择“Z”字形注射法。

（5）静脉注射给药，速度必须缓慢，同时密切观察药物不良反应。

（6）治疗期间应仔细观察病情及用药后的反应，倾听患者的主诉，关注药物不良反应，发现问题及时与医生沟通。

（7）当患者处于意识障碍或者兴奋冲动拒绝口服药时，不可强行喂药，可通知医生改变给药途径，以肌内注射为宜，也可选择口崩片或水溶剂。

知识拓展

患者藏药行为的预防措施

（1）护士向患者做好宣教，服药前排空大小便，使用透明的塑料水杯，盛有温开水/凉白开送服药物，必要时护理人员为患者准备服药水。

（2）服药后，认真检查患者的水杯、手、口腔等，防止藏药。

（3）服药时坚持先易后难的原则，对有藏药迹象的患者安排最后服药。

（4）要求患者在护理人员视线内服药，如怀疑患者有藏药的可能性，在患者服药后将其安置在病室观察30分钟方可离开。

（5）每日进行安全检查，检查患者有无藏药。

（6）对于持续拒药、藏药且血药浓度持续偏低的患者可反馈医生，改变给药途径。

3. 密切观察药物不良反应并及时处理 精神药物的作用较为广泛，精神病患者病情复发常见的原因之一是未坚持服药。多数精神药物引起的不良反应在服药后1～4周出现，其严重程度与用药量、调整药物的速度、个体对药物的敏感性等诸多因素有着密切的关系。因此，护理人员要仔细了解患者的主观感受，认真观察患者用药效果及不良反应，尤其要加强对初次用药的患者及加药速度快的患者病情观察，警惕不良反应的发生。患者在接受肌内注射或静脉注射抗精神病药物后，应观察至少1小时，以评估药物的有效性。如果观察到不良反应或用药无效的情况，应及时报告医生并采取相应的护理措施，对症护理。由于患者在不良反应的作用下，易产生焦虑、恐惧、悲观等负面心理情绪，所以护士要密切观察患者的症状与行为，区别药物不良反应与精神症状，同时给予患者积极的心理护理，消除不安和恐慌，严防意外事件的发生。

4. 加强基础护理，满足患者正常的生理需求 保证患者合理的营养摄入是药物治疗顺利进行的基础，加强个人卫生，适当增加活动量，防止营养失调及感染等疾病的发生。患者因药物不良反应或饮食习惯改变等而出现食欲缺乏、恶心、呕吐时，可指导患者少食多餐；有吞咽困难者，可缓慢进餐、每口进食少量，或遵医嘱给予软食、流食，必要时喂食，严重者可根据医嘱鼻饲或静脉补充营养液。每日观察患者大、小便情况，对于无主诉且生活自理差的患者，要坚持每日检查患者腹部情况。12小时未排尿的患者可变换体位，采取诱导方法刺激排尿，如仍不能缓解，应及时报告医生，并做好心理护理，必要时遵医嘱导尿。对于便秘患者，鼓励患者适量活动，多饮水，多进食含粗纤维的蔬菜及水果，指导患者养成定时排便的习惯。如3天无大便的患者，可遵医嘱应用缓泻剂口服，或甘油灌肠剂协助排便，严重者遵医嘱给予灌肠，防止出现肠梗阻。

5. 做好用药及健康指导

（1）对患者的健康宣教：采用有针对性的个体化方式进行知识宣教。内容包括：①患者所使用的精神药物作用、不良反应以及用药方式，坚持遵医嘱用药。②与患者一起分析可能出现的药物不良反应，共同制定可行的缓解措施。③为患者讲解精神疾病的相关知识，如疾病转归、复发及巩固治疗的重要性等，提升患者药物自我管理能力。④保持规律的作息生活、平稳的情绪状态和积极的人生态度，有助于缩短药物的治疗周期，减少复发概率。⑤指导患者不要吸烟、喝酒或喝浓茶等刺激性饮品，以防影响药物效果。⑥嘱患者坚持随访，按时门诊复查，在医护人员指导下安全用药，切不可擅自停、减药物。

（2）对家属的健康宣教：采用集体宣教或针对性宣教的方式，提高家属对疾病的认知和治疗信念。内容包括：①精神疾病的发病原因、症状表现及治疗用药过程等精神专科知识。②药物不良反应的表现及应对措施。③精神疾病维持与巩固治疗的重要性。④治疗药物妥善管理。⑤家属定期带患者到门诊随访，遵医嘱用药，不可自行停药或减药。⑥精神疾病复发的征兆。

第二节　精神障碍患者的物理治疗与护理

一、改良电抽搐治疗与护理

电抽搐治疗（electroconvulsive treatment，ECT），也称电休克治疗，是通过使用微弱电流刺激引发全面性惊厥发作的一种治疗方法。而改良电抽搐治疗（modified electroconvulsive treatment，MECT），则是在通电前预先给予麻醉剂和肌肉松弛剂，旨在减轻或消除治疗过程中的痉挛症状，从而有效避免骨折、关节脱位等并发症的出现。这样的改良使得治疗方法更为安全，并更易于为广大患者及家属所接受。

（一）适应证

1. 患有严重抑郁，表现出强烈的自伤、自杀倾向或明显的自责自罪感的患者。
2. 极度兴奋躁动、冲动伤人，对社会和他人安全构成威胁的患者。
3. 出现拒食、违拗行为及紧张性木僵等严重精神运动性抑制症状的患者。
4. 精神药物治疗无效或无法耐受药物治疗的患者。

（二）禁忌证

关于改良电抽搐治疗的禁忌证，需要明确以下几点。

1. 改良电抽搐治疗无绝对禁忌证，但仍需谨慎对待。
2. 相对禁忌证包括不稳定、严重心血管疾病，动脉瘤或大血管畸形，血压急剧升高可能导致破裂风险增加。此外，颅内压增高的情况，如脑肿瘤、颅内占位性病变等，也需要慎重对待。新近脑梗死患者及患有严重呼吸系统疾病的患者，存在严重麻醉风险的其他躯体疾病患者，也应避免进行改良电抽搐治疗。

总之，在选择改良电抽搐治疗时，需充分评估患者的身体状况和疾病情况，确保治疗安全有效。

（三）改良电抽搐治疗的护理

1. 治疗前准备

（1）评估：①治疗前病房护士评估患者是否符合治疗要求，评估患者的皮肤、血管、牙齿及对治疗的合作程度等。②治疗前告知，治疗的目的、治疗时间、治疗前准备、注意事项、禁食、禁饮要求及其原因等。③门诊治疗患者由MECT护士评估和告知注意事项，预约治疗时间。

（2）健康教育：①目的。针对患者本人及其监护人/委托人讲解MECT治疗的科学性、先进性及安全性，消除患者及家属不同程度的焦虑、恐惧等心理应激反应。②方式。可采用面对面讲座、图文教育、观看视频等方式进行。③内容。介绍MECT治疗室环境、具体治疗流程、注意事项、治疗前准备工作、术中操作的目的及需要配合的事项、术后防跌倒相关知识，可能出现的不良反应及处理措施。

（3）禁食：治疗前禁食被定义为治疗前规定的一段时间内，患者不允许口服固体或液体，以减少胃内容物的容量和酸度，预防麻醉期间胃内容物反流所致的吸入性肺炎。①治疗前禁食6～8小时，禁食固体、禁饮液体时间最短为4小时。②下列特殊情况禁食、禁饮时间要延长：任何胃肠功能紊乱（胃肌轻瘫、胃肠道梗阻、胃食管反流）、病态肥胖症等，以确保麻醉安全。

（4）患者管理：①对MECT治疗患者实行统一管理，做好交接记录。②治疗前8小时进行安全检查，避免进食进饮，对患者的零食、水杯等物品统一保管，悬挂“禁食、禁饮”标识牌；对于不合作的患者应单独安置或专人看护。③病房护士须确保患者于治疗当日禁食、禁饮，排空大小便，并取掉眼镜、活动义齿、发夹及各种饰品，卸妆（尤其是指甲油）、穿开扣衫。

（5）测量生命体征及体重：监测患者体温、脉搏、呼吸、血压的变化。如果体温＞37.5℃，脉搏＞120次/分或＜50次/分，血压＞150/100mmHg或＜90/50mmHg时，应由医生根据情况谨慎决定是否继续治疗，首次治疗前应测量空腹体重。

（6）药物使用：护士根据医嘱在患者实施治疗前1天晚间，对抗精神病药、安定类药物、利血平、碳酸锂、β受体阻滞剂及抗癫痫药物停止或减量使用。在停药和减药期间，密切观察患者病情变化及睡眠质量。

2. MECT治疗中的护理配合及要点

（1）护理配合：根据临床实际情况将配合护士分为三类。①MECT室准备护士：治疗前评估患者，协助患者取下假发、眼镜、发夹等物品，并松领口、腰带，做好治疗前准备。②MECT室治疗护士：协助患者仰卧于治疗床，连接心电监护仪，开放静脉通路，治疗中严密监测患者生命体征的变化，保持患者呼吸道通畅。③MECT室观察护士：密切观察患者复苏后的生命体征，观察患者是否出现意识模糊、烦躁不安等不良反应。

（2）护理要点：①建立静脉通道。在治疗时，护士首选前臂或肘窝处较粗大的静脉穿刺，并不断更换穿刺点，以减轻静脉注射部位的疼痛。②监测生命体征。观察护士对患者全程监护，并分别于治疗后的15分钟、30分钟监测患者的呼吸、脉搏、血压及血氧饱和度，尤其是对中老年患者更需加强生命体征监测，观察生命体征是否逐渐趋于稳定。③临床肌力评定。肌力评定推荐使用英国医学研究理事会（Medical Research Council，MRC）徒手肌力检查分级法，待患者肌力恢复到其进入治疗室前的状态并得到医生许可后方可离开。④临床意识评定。意识评定推荐使用格拉斯哥昏迷评分量表。患者神志清醒、对答切题、无嗜睡感即需完全清醒并得到医生许可后方可离开。

（3）治疗后护理：①病房内评估。选择适合的转运工具协助患者安全返回病房/离院；患者返回病房后，于治疗操作结束后1小时及2小时监测患者体温、脉搏、呼吸、血压，注意观察患者意识情况，需卧床休息。②服药管理。治疗操作结束后1小时护士对住院患者进行吞咽功能评估，观察患者意识及吞咽功能状况，及时、安全地为患者提供进食、服药。③饮食管理。需进食流食或半流食，进餐时要专人看护，进食宜缓慢、少量，切勿大量、急切进食，以防噎食。

（四）改良电抽搐治疗常见不良反应及处理措施

1. 恶心、呕吐 治疗后一过性的恶心较常见，轻者无须特殊处理；明显恶心、呕吐的患者可以预防性用药，严重者密切观察患者意识情况，监测血压，防止脑血管意外情况发生。

2. 认知损害 是限制MECT应用的主要并发症之一，多数患者在MECT疗程中会出现轻重不等的认知受损。记忆损害一般治疗结束后逐渐恢复，无须特殊处理。MECT可导致三种类型的认知受损：急性精神错乱，即发作后谵妄；顺行性遗忘；逆行性遗忘。谵妄患者应加床档，加强看护防止意外。

3. 舌咬伤、牙损伤 对症处理。

4. 机械性呼吸道梗阻

（1）舌后坠：采用压额抬颏法打开气道，保持气道通畅。

（2）口腔内分泌物及误吸：吸除分泌物，使患者头偏向一侧；床旁备吸引器和气管切开包，配合医生行气管切开术。

5. 头痛、头晕、步态不稳 头痛是MECT最常见的不良反应，可能与患者治疗前后精神紧张有关，改良电抽搐治疗使脑内血管收缩，肌肉、神经等牵拉、挤压有关。经休息，多可自然好转。疼痛剧烈的患者遵医嘱给予镇痛药物。护士应看好患者，当患者离床活动、如厕、洗澡等均要有人陪伴搀扶，给予防滑软底鞋，消除环境中的障碍物，防止跌倒。

6. 其他 改良电抽搐治疗导致骨折的可能性大大降低，但重度骨质疏松的患者骨折的风险仍存在，这类患者进行改良电抽搐治疗时需做好肢体保护，注意观察肌松剂的效果，加强护理以确保良好的肌肉松弛，避免骨折发生。局部疼痛、静脉炎可用理疗、热敷、抬高患肢减轻患者疼痛和肿胀。

二、重复经颅磁刺激治疗与护理

经颅磁刺激（transcranial magnetic stimulation，TMS）是一种采用非侵入性脑刺激方法的先进技术，其原理是通过磁场产生诱导电流，进而引起脑皮质靶点神经元去极化。重复经颅磁刺激（repetitive TMS，rTMS）是TMS的一种常见应用模式。在rTMS中，低频刺激（频率≤1Hz）能够降低神经元的兴奋性，而高频刺激（10～20Hz）则提高神经元的兴奋性。TMS的关键参数包括刺激频率、刺激强度、刺激时间、脉冲数量及间歇时间等，这些参数可以根据治疗不同的疾病种类及患者的个体差异性等因素进行灵活组合，形成多种不同的刺激模式，以实现个性化的治疗方案。

（一）临床应用

1. 抑郁障碍 研究包括大脑皮质多个部位的刺激方法，包括左背侧前额叶、左前额叶及右背侧前额叶等。在刺激强度的选择上，主要采用运动阈值进行定量，目前常用的刺激强度范围为80%～110%的运动阈值。而刺激的频率则涵盖了0.3～20Hz的范围。研究结果表明，重复经颅磁刺激（rTMS）治疗抑郁障碍的效果与氟西汀相当，且部分研究还发现rTMS治疗与氟西汀具有协同作用。实践证明，将rTMS合并抗抑郁药（如艾司西酞普兰）治疗难治性抑郁障碍是安全且有效的。

2. 躁狂发作　Michael和Erfurth（2004）的一项研究发现，高频率rTMS刺激右侧前额叶背外侧皮质对躁狂发作具有一定的控制作用。然而，关于其有效性及最佳治疗参数仍需进一步深入研究。

3. 焦虑障碍　前额叶背外侧皮质（DLPFC）作为调节惊恐障碍的脑功能区域之一，有研究表明，使用1Hz频率的rTMS作用于患者右侧DLPFC两周后，患者的焦虑症状得到显著缓解。

4. 创伤后应激障碍（PTSD）　Cohen等（2004）应用rTMS刺激PTSD患者的右侧额叶皮质，结果发现患者的PTSD症状明显缓解。此外，他们还发现，同样的治疗时间和刺激强度（10天，80%运动阈值）条件下，高频率刺激（10Hz）的疗效明显优于低频率（1Hz）刺激组。

5. 精神分裂症　重复经颅磁刺激（rTMS）已被应用于治疗精神分裂症的幻觉和阴性症状。研究表明，低频率rTMS作用于左侧前额叶皮质、左侧颞顶区或双侧颞顶区可以有效改善幻听症状。而高频率20Hz的rTMS作用于精神分裂症患者的双背侧前额叶则可改善患者的阴性症状。

（二）不良反应

1. 听觉影响　在治疗过程中，建议佩戴耳塞以保护听力；对于植入电子耳蜗的患者，禁止接受TMS治疗，以确保安全。

2. 癫痫发作　TMS可能引发的最严重急性不良反应已引起我们的高度重视。按照TMS安全指南操作，诱发癫痫的可能性微乎其微。TMS治疗过程必须在专业临床医生的全程监护下进行。为确保患者的安全，我们必须制定一套完善的晕厥和癫痫发作应急处理流程和相关规章制度。

3. 头痛和不适感　头痛和不适感是TMS治疗过程中较为常见的不良反应，但多数症状轻微，患者一般均能耐受。

第三节　精神障碍患者的心理治疗与护理

一、概述

（一）心理治疗的定义

心理治疗是一种专业人员实施的人际互动过程，目的在于助人治病。医生和心理治疗师运用精神医学和心理学原理，通过言语、表情、举止行为和情境安排，影响患者或普通人群的来访者，以帮助他们正确应对学习、工作、生活等方面的心理问题。这有助于他们适应环境变化，保持心理生理健康，具备良好社会适应能力。广义的心理治疗指医护人员在临床工作中展现心理学治疗效应，即与患者互动时，展现良好素养、专业精神和尊重，以及对患者心理痛苦的敏锐觉察和及时预防和干预，从而对患者产生积极影响。

（二）心理治疗的形式

1. 个体的心理治疗　即一对一的心理治疗，是最为常见的心理治疗形式。

2. 集体心理治疗　是以多名具有相似问题或对某一种疗法具有共同适应证的患者为单位的治疗方式。

3. 家庭心理治疗　是一种以家庭为单位进行的心理治疗方法。

（三）心理治疗的基本原则

1. 帮助求助者自立原则　治疗师应深刻理解心理治疗的根本目的是促进来访者的心理成长，避免越俎代庖，代替患者做出任何决定。

2. 客观中立原则　治疗师在心理治疗过程中要始终保持客观中立的态度，坚决避免将个人的世界观、价值观引入心理治疗工作中。

3. 尊重求助者原则　治疗师应尊重每一位患者的人格尊严和基本权利，以真诚、务实的态度提供帮助。

4. 保密和保密例外原则　治疗师必须尊重患者的隐私权，在临床实践中始终严格遵守保密原则。但在发现患者有危害自身或他人安全的倾向时，应立即采取措施防止意外事件发生，必要时通知其亲属或向有关部门报告，同时应将保密信息的暴露程度控制在最小范围。

5. 时间限定原则　治疗师在心理治疗过程中必须严格遵守治疗时间的规定，不得随意延长或更改治疗时间。

6. 关系限定原则　治疗师在心理治疗过程中应按照专业道德规范与患者建立良好的治疗关系，不得与患者发展治疗工作以外的任何关系。

（四）常用心理治疗技术

心理治疗技术旨在实现既定的心理治疗目标，需借助一系列严谨的方法与程序。接下来，对几种与护理工作密切相关的治疗技术进行阐述。

1. 支持性心理治疗

（1）倾听技术：在心理治疗过程中，倾听技术是至关重要的第一步。治疗师需要全神贯注地聆听患者的陈述，深入感受他们的内心世界，以便更好地理解他们的心理状态和未曾表达的心理倾向。倾听不仅仅是听，更是一种理解和接纳，让患者感受到被尊重和被理解。

（2）提问技术：是心理治疗中另一种关键技巧，包括开放式和封闭式提问。开放式提问基于良好的治疗关系，旨在深入了解患者的具体情况和情绪反应。治疗师可以通过开放式提问，引导患者深入探讨自己的内心世界，从而更好地了解他们的真实感受和需求。而封闭式提问则用于澄清事实，集中探讨问题，帮助患者厘清思路，明确问题的本质。

（3）鼓励技术：在治疗过程中，鼓励技术起着至关重要的作用。治疗师可以通过言语或非言语方式对患者进行鼓励，激发他们的内在潜能，促进自我探索和改变。鼓励不仅可以帮助患者克服困难，还能增强他们的自信心，让他们更有信心面对生活中的挑战。

（4）内容和情感反应技术：内容反应技术和情感反应技术是心理治疗中密切相关的两种技巧。内容反应技术指的是治疗师将患者的思想内容进行概括后，以自己的语言反馈给患者，帮助他们重新审视和剖析困扰。情感反应技术则指治疗师反馈患者的情绪，表达对患者情绪的理解，从而促进双方之间的沟通。

（5）面质技术：面质技术是治疗师指出患者在感受、想法和行为中的矛盾和差异，质疑含糊信息，促使患者深入思考。面质技术的目的是帮助患者正视自己的问题，勇于面对现实，从而促进他们的成长和改变。

（6）解释技术：是治疗师依据理论、科学知识或经验对患者的问题进行说明，帮助他们全面审视自己，加深对行为和思想的理解。解释技术可以让患者从一个更高的角度看待自己的问题，从而更好地理解和解决问题。

2. 认知重建技术 在现实生活中，一些人能够形成理性的信念，这有助于他们采取积极的应对方式，妥善处理生活中的各种挑战和困境。然而，另一些人则可能产生非理性的信念，导致情绪和行为障碍等不良后果，进而采取消极的应对方式。这些非理性的信念常常体现在对事物的绝对要求和过分期望中，例如，过分强调“一定”“必须”“应该”等概念，使得个体在追求目标时过于勉强自己，无法坦然面对生活中的不如意。常见的非理性信念主要包括以下几个方面。

（1）绝对化的思维模式，对事件的评价仅限于非此即彼两个极端。例如，“如果你不是我的朋友，就是敌人”或“如果我不是最优秀的，那我就是彻头彻尾的失败者”。

（2）灾难化思维，将微不足道的事情视为重大问题，导致不必要的恐慌和焦虑。

（3）情绪化的推理，即认为自己的情绪状态直接反映了社会现实。例如，认为消极情绪是由压力直接引起的。然而，实际情况是消极情绪的产生与人脑对压力事件的认知评价有关。对于相同的事情，不同的观点可能会产生不同的情绪。因此，情绪可以通过调整观点来改变。

（4）以偏概全地看待事物，忽视事物的积极面，只关注消极和悲观的一面。

（5）自我指向，即在问题发生后，即使与自己无关，也倾向于从主观角度联系自己，给自己带来不必要的烦恼。例如，“父母离婚都是我的错，是我给他们带来了不幸”。

认知重建技术旨在识别患者的这些非理性信念并加以纠正，从而帮助他们更好地适应环境变化，正确应对各种生活事件。通过这一技术，可以帮助个体重新审视和调整其思维方式，以更理性和客观的态度面对生活中的挑战。

3. 处理躯体不适和情绪障碍的技术 在经历各类精神或肉体创伤后，个体在情绪与躯体上往往会有一定的不适反应。心理治疗在此过程中的重要性不容忽视，它不仅能提高整体治疗的依从性，还可能帮助患者减少或完全摆脱药物及物理治疗的需求。然而，这一关键环节在临床护理实践中却常被忽视。在此背景下，我们将介绍几种与放松相关的心理治疗技术。这些技术在应对失眠、高血压、疼痛、恐惧、愤怒、心悸、胸闷、胃肠不适及肌肉震颤等躯体问题上，均展现出确切的疗效。

（1）放松训练：是一种通过帮助患者体验主要肌群的紧张与放松感，进而学会调控肌肉放松的方法。患者需自行进行反复的放松练习，以达到消除紧张情绪的目的。在具体操作中，应按照一定的顺序，让患者从头部至足部逐一对肌群进行“收缩-放松-收缩-放松……”的练习，并引导其关注相应的身体感觉。通过这种方式，患者能够逐渐掌握肌肉放松的技巧，进而在日常生活中更好地应对紧张情绪。

（2）系统脱敏治疗：作为行为疗法的一种，其理论基础源于交互抑制原理。此方法主要通过引导受治者逐步暴露于引发焦虑、恐惧等负面情绪的场景之中，同时运用心理层面的放松状态来抗衡这种焦虑感，从而达到消除或降低焦虑、恐惧的目的。以一名惧怕拥挤的恐怖症患者为例，治疗初期，我们可以在患者放松的状态下，陪同他于清晨时分乘坐车辆前往人流量较大的市区。首次到达目的地时，可以让患者在车内稍作休息，如果此时患者并未感到过度焦虑或紧张，我们可鼓励他下车在商店门口逗留片刻……逐步引导患者深入拥挤的环境，直至他能够自信地进入繁忙的商店购物而不产生过度的焦虑反应，这标志着治疗目标的达成。

二、心理治疗在护理中的应用

（一）精神分裂症的心理治疗

尽管精神分裂症仍以药物治疗为主，心理治疗在其治疗中的重要性毋庸置疑，它能提升患者对药物治疗的依从性，增强心理弹性，降低复发率，减轻精神痛苦，提高生活质量，助力社会适应，并为患者、家属提供支持。精神分裂症症状复杂且多变，需根据不同病期、症状及患者需求选择个体化心理治疗方法。

1. 精神分裂症不同时期的心理治疗特点

（1）急性期的心理治疗：在急性期，患者思维行为混乱，此时心理干预效果不佳。虽非最佳，但增进医患信任、主动参与治疗的支持性心理治疗仍重要。急性期也是家庭参与心理干预的关键时期，家庭成员反馈及健康教育支持会影响后续家庭心理教育兴趣和意愿。

（2）巩固期的心理治疗：在巩固期，患者精神症状缓解，自知力恢复，交流学习能力增强。

（3）维持期的心理治疗：在维持期，重心转向功能恢复和预防复发，相关心理干预包括物质滥用干预、残留症状减少、伴发症状干预，以及就业、教育、社会活动（如就业支持、社交、日常生活技能培训和认知缺陷补偿）干预。对患者来说，健康教育和认知行为治疗有益于减压和预防复发，也可与家庭成员共同解决。

2. 常用于精神分裂症的心理治疗方法

（1）支持性心理治疗：是广泛应用于临床的心理治疗方法，适用于精神分裂症各阶段。以医患关系为核心的支持性心理治疗，内容依据患者问题而定，强调接纳、移情、倾听，通过轻松开放的身体语言、适合的语气和面部表情进行干预。治疗师提供建议、支持、保证，助患者适应现状。此疗法能赢得患者信任，激发正向情绪，重树信心，适应生活。与其他心理疗法重叠，为“非特异性因素”，类似心理健康教育，传授常识，消除顾虑。必要时建立医患联盟，确保其他心理干预成功。

（2）认知行为治疗：在建立有效医患联盟的基础上，认知行为治疗（CBT）旨在促进患者认知的正常化，并帮助他们了解自身的精神症状，以减轻相关痛苦并减少对功能的影响。认知行为治疗通过分析患者当前或既往的症状和/或功能，优化他们的思维方式、感觉和行为之间的联系，同时重新评估他们对目标症状的感知、信念或推理。此外，根据患者的症状或症状复发情况，认知行为治疗还应监测他们的自身想法、感觉或行为。我们建议在精神分裂症的急性期及后续阶段（包括住院期间）启动认知行为治疗，并确保以一对一的方式提供至少16次的治疗。

（3）家庭治疗：有研究显示，家庭内部情感表达是预测精神分裂症发病和复发的重要因素。因此，家庭干预在精神分裂症治疗中占据着举足轻重的地位。家庭干预的目标在于提高家庭应对患者问题的能力，为家庭提供必要的支持和教育，降低家庭成员的痛苦程度，优化家庭沟通方式和问题处理方式，并尽力预防疾病的复发。

家庭干预的对象应包括与精神分裂症患者共同生活的家庭成员或与其关系密切的人。这种干预应在结构化的方式下在患者家庭内部进行，并尽可能地鼓励患者参与其中。此外，在整个干预过程中，我们还应充分考虑家庭的个体差异，选择适合家庭的干预方式，可以是个别家庭干预，也可以是多个家庭集体干预。

回顾性研究提供的证据明确表明，与标准治疗或其他对照治疗相比，家庭干预在治疗结束时能够降低复发风险，减少住院治疗的需求，并且在干预期间和干预后的24个月内能够减轻症状的严重程度。此外，家庭干预还有助于改善患者的社交功能和对疾病的认知。研究还发现，单一家庭干预更容易被患者和家庭成员所接受。家庭干预可以在急性期或之后的任何时间开始，包括住院期间和康复期。

（二）抑郁障碍的心理治疗

1. 抑郁障碍心理治疗的特点 针对抑郁障碍的心理治疗方案，我们应关注以下几点。

（1）治疗的首要目标是减轻抑郁症的核心症状，确保患者身心状态的稳定。

（2）心理治疗通常需要与药物治疗相结合，以达到最佳的治疗效果。

（3）治疗过程中，我们将关注患者当前所面临的问题，并深入探讨抑郁症背后的原因，特别是那些可能源于不良生活事件的记忆。

（4）建立心理健康教育环节是必要的，有助于患者增强对疾病的认识，提高自我管理和应对能力。

（5）对抑郁症状的评估是治疗的重要环节，我们将借助专业量表来准确评估患者的状况。

在开始心理治疗前，我们需要充分考虑患者的病情严重程度、治疗的安全性和可能的禁忌证。对于有严重消极观念或伤人行为的抑郁症患者，我们建议优先采用抗抑郁药治疗，以确保患者的安全。心理治疗适用于轻度到中度抑郁症患者，特别是孕产妇和药物不耐受者等特殊群体。同时，心理治疗也可与抗抑郁药物治疗联合使用，以应对不同严重程度的抑郁症。

2. 抑郁障碍的心理治疗方法 针对抑郁症急性期疗效较肯定的心理治疗方法，应优先选择认知行为治疗和人际心理治疗（interpersonal psychotherapy，IPT）等手段。这些方法在应对轻、中度抑郁障碍方面，其疗效与抗抑郁药相当。然而，对于重度抑郁症患者，通常需要结合药物治疗。另外，精神动力学治疗方法也可用于抑郁症的治疗过程。针对慢性抑郁症状，心理治疗具有改善患者社交技能以及减轻与抑郁症状相关的功能损害的积极作用。

（1）认知行为治疗：通过纠正抑郁患者的非理性信念，促使他们改变不合适的思维与行为。患者需学会识别负性自动思维，纠正错误认知，学习适应性行为，以增加与环境互动、控制感和愉悦感。有效方法包括有计划活动、自控训练、社交技巧训练、问题解决等。疗程推荐每周1次，共12～16次，初期可每周2次，以尽快缓解抑郁症状。

（2）精神动力学治疗：当前，在抑郁症治疗领域，精神动力学治疗被视为一种重要的治疗手段。尤其值得一提的是，短程疗法已成为推荐的主要治疗方式。在治疗过程中，治疗师的角色应当保持相对客观，鼓励患者自由表达和联想。通过深入分析患者在谈话中提及的具体实例，我们可以寻找线索并发现问题所在。在此基础上，选择患者认为需要重点解决的焦点冲突，通过专业的治疗手段，帮助患者实现自我领悟和情感疏通。最终，患者能够提升对问题及冲突的认识，并学会新的思维方式及情感表达方式。

（3）婚姻家庭治疗：抑郁障碍患者常常面临婚姻与家庭方面的困扰，这些问题可能是疾病导致的后果，也可能是加剧疾病易感性的因素，同时还可能对患者的康复进程产生影响。婚姻治疗的核心目标是提升夫妻间的良性互动，治疗的重点在于识别并解决夫妻间存在的问题。治疗原则包括积极主动、平衡兼顾、保持中立、注重调试以及避免过度干预。家庭治疗则是以整个家庭为对象实施的心理治疗，旨在提升家庭应对功能，协助患者及其家属应对抑郁症带来的压力，并预防疾病复发。

（三）焦虑与恐惧相关障碍的心理治疗

1. 焦虑与恐惧相关障碍心理治疗的特点 焦虑与恐惧障碍特征为过度焦虑、恐惧及行为紊乱，影响个人、家庭、社会、教育、职业等领域的功能。心理治疗是有效治疗手段，与药物不同，它不仅能缓解症状，还能找出病因、教自我放松和问题解决技巧。治疗方法因个体差异需针对性选择，可单独或联合应用。多数患者在8～10个治疗周期后有明显改善。

2. 焦虑与恐惧相关障碍心理治疗的方法 ICD-11中将焦虑与恐惧相关障碍列为单独疾病类型，虽有多种亚型，治疗方案相近。本部分概述其心理治疗方法。

（1）健康教育：使患者了解疾病特点，增进治疗配合度，正确应对焦虑发作，避免焦虑加剧。倡导适度运动，保持生活和工作规律。

（2）认知行为治疗：焦虑与恐惧障碍的心理治疗方法多样，如认知行为治疗、心理动力治疗、正念疗法和放松治疗等。其中，认知行为治疗应用最广、简便实用且有效。其技术包括心理教育、识别焦虑触发源、探讨焦虑原因、挑战并矫正歪曲认知、放松技术、脱敏技术、提高应对焦虑技巧和问题解决技巧。认知重建和暴露治疗帮助患者了解担忧的负面影响，并学会放松。治疗设置为每周一次，共12～16次，或每周一次团体治疗，共8～12次。电话治疗和互联网认知行为治疗也对农村地区患者有效。认知行为治疗教会患者管理焦虑，影响持久。

（3）系统脱敏疗法：是治疗焦虑恐惧障碍的一种方式，主要包括肌肉放松、焦虑梯度表和想象焦虑情景与肌肉放松配对。先评估患者情绪困扰程度，然后教授肌肉放松法。根据焦虑恐惧等级，从低到高进行放松训练，想象不易紧张的情景，以达到脱敏效果，缓解焦虑。逐步适应高等级焦虑恐惧情景，实现适应。

本章小结

思考题

1. 改良电抽搐治疗的适应证有哪些？

2. 心理治疗的基本原则是什么？

更多练习

（刘鹏洋　赵静华）

第四章 精神科护理技能

教学课件

学习目标

1. 素质目标

提升精神科护理技能，在应用护理技能的过程中尊重患者、理解患者，体现“以患者为中心”的服务理念。

2. 知识目标

（1）掌握：沟通的技巧、精神障碍患者的护理观察、精神科患者的管理要求及意外事件的防范与急救处理措施，常见精神症状的护理。

（2）熟悉：治疗性护患关系。

（3）了解：精神科常用测量工具及其应用。

3. 能力目标

（1）能运用所学的知识和技能，有效建立治疗性护患关系。

（2）能运用所学知识，结合患者实际情况，准确实施精神专科护理。

（3）能运用所学技能，处理精神科应急事件。

案例

【案例导入】

王先生，23岁，大学在读。半年前无明显原因出现多疑、敏感，常自言自语，认为有人故意针对他，在背后议论他，说他的坏话。近2周病情加重，认为宿舍的同学联合起来要害他，让他头痛难忍，整夜睡不着，扬言要跟同学同归于尽。老师联系家长后送入院治疗。患者入院后情绪激动，否认自己有病，认为学校串通医院一起来加害于他，对医护人员态度恶劣，并冲动打其父亲。

【请思考】

1．如何运用沟通技巧与该患者进行沟通？

2．如何预防和处理该患者的暴力行为？

【案例分析】

精神障碍患者由于疾病的特殊性，常出现不被常人理解的言语及怪异行为。因此，精神科护理人员不仅要具备良好的职业道德和专业素养，更要学习并掌握各种交流的技巧，与患者进行有效的沟通，密切观察患者的病情变化并准确记录，知晓各类应急危机事件的处理方法并准确运用，以便为患者提供优质的、全面的护理服务。

第一节　治疗性护患关系与沟通

一、建立治疗性护患关系

治疗性护患关系这一理念的诞生，最早可以追溯到希尔德加德·佩普劳（Hildegard Peplau）在1952年所著的《护理的人际关系》一书。书中描述了这一关系为一种具有治愈性的、有益的人际互动过程。此理念出现后，众多护理学家从实践、研究和教育的角度深入探讨了其重要性，并对其进行了明确定义。他们认为，治疗性护患关系是以护士与患者之间的人际关系建立为基础的，具有明确的界限和持续性的照护互动特点。这种关系的“治疗性”主要源自护士对患者的支持、尊重、鼓励、帮助或安慰，而并非仅从生物医学的角度来解读康复和治愈。建立一种稳定且互相信任的治疗性护患关系，不仅是临床护理工作有效开展的前提保障，更是为了确保患者的最佳利益并改善其疾病的结局。

（一）要求

1. 准确了解患者的基本情况

（1）一般情况：患者的姓名、性别、年龄、文化程度、职业、兴趣爱好、个性特征、成长经历、婚姻家庭情况、经济状况、民族、宗教信仰、生活习惯等。

（2）疾病情况：患者的精神症状、病史、诊断、阳性检查结果、主要治疗、护理要点、特殊注意事项、患者及家属对疾病的认识及关注情况等。

2. 具有同理心和接纳的态度　同理心是护士建立治疗性关系的基石，它要求护士站在患者的角度思考问题。护士需要深入了解患者的思想、感受和需求，从而采取适当的措施帮助他们。接纳的态度表明护士能够理解和包容患者，即使患者有出言不逊，甚至谩骂或伤人毁物的行为，护士也能保持冷静，沉着应对。具备同理心和接纳态度的护士能够更好地与患者建立良好的关系，为提供优质的护理服务奠定基础。

3. 尊重和理解患者

（1）尊重患者的人格和权利：精神科护士应熟悉患者享有的权利，如病情和治疗的知情权、通信权、会客权、隐私保护权等。在落实各项治疗和护理措施之前，应尽可能向患者介绍或说明情况，以取得患者合作。同时应尊重患者对治疗或护理方案提出的意见。在护理和教学过程中应注意患者的病史、肖像等隐私保护。

（2）理解患者的症状和心境：精神障碍患者因大脑功能紊乱通常表现出一些荒诞言语或离奇行为，常有自卑心理，护士要特别注意尊重患者，多用礼貌用语，平等待人，增强患者自信心。护士应理解患者异常言谈举止的意义，体会患者的心境，尽量满足其合理需求，减轻患者的痛苦。

4. 经常沟通和一致性态度 精神疾病患者的住院时间较长，护士作为长时间接触和服务患者的工作人员，应当与患者建立经常性的沟通。在沟通过程中，护士应善于运用言语和非言语行为，给予患者关心、支持和安慰，从而促进护患关系的健康发展。一致性态度是治疗性护患关系的另一个重要基础，这不仅要求护士对同一患者保持前后一致的态度，还要求其他护士在与患者接触时采取一致的处理方式，以使患者获得安全感并减轻焦虑。

5. 提高自身素质 在日常护理中，护士应展现出精神饱满、情绪稳定、仪表整洁、谈吐文雅的形象，让患者感受到愉快、舒适与亲切。护理操作应敏捷利落，轻柔熟练，展现专业性，增强患者安全感。具备良好素质的护士在患者心中威信高，有利于建立和发展治疗性关系。因此，护士需意识到自己的重要性，不断完善自我。

（二）过程

Peplau将护士与患者建立治疗性关系的过程分为认识期、确认期、进展期和解决期四个阶段。这四个阶段构成了一个逐步深入的互动过程，有助于建立稳固的治疗性护患关系。

1. 认识期 帮助患者认识护士参与照护的角色和能力，建立初步信任关系，识别和判断患者的健康问题，以及所需的帮助。

2. 确认期 护士帮助患者表达他所经历的任何生理和心理感觉，护患双方澄清彼此对问题的看法，确认疾病目前的状态及预期结果，选择适当的专业性帮助。

3. 进展期 为患者提供专业性的帮助。让患者从已经建立的护患关系中获得充分的利益，以促进自身健康并发展自我照护和维护健康的能力。

4. 解决期 患者的健康问题逐渐得到解决，并在专业人员的帮助下调动自身潜能，发挥独立应对外界环境的能力，最终解除护患关系。

（三）技巧

1. 不同住院阶段患者的沟通技巧

（1）新入院患者的沟通技巧：患者入院时，护士与患者之间处于从陌生到认识的阶段。此阶段的主要目标是建立信任感，使护士成为患者的重要关系人。为了达成这一目标，护士和患者应共同参与，并立下相互可以接受的正式或非正式契约。由于患者常常受到病情的影响而无法积极参与，护士应根据患者的情况尽量加以引导。为了建立良好的护患关系，护士应保持和蔼可亲的态度，积极主动、热情地接待患者。在收集病史时，护士应主动倾听患者的陈述，保持专注、开放和放松的姿势，同时保持目光接触、上身微微前倾等倾听的姿态。护士还应顾及对方谈话的内容，确保全面了解患者的病情和需求。

（2）住院期间患者的沟通技巧：在这个阶段，护患沟通的主要目标是明确并解决患者的问题。首先，护士会运用沟通技巧，向患者解释治疗和护理的重要性和意义，确保他们能够理解并接受诊断和治疗的过程，从而更好地配合各项治疗和护理工作的实施。其次，护士会积极倾听患者的疑虑和需求，并尽力解答，以满足他们的期望。这样做的目的是保证治疗过程的顺利进行，同时促进患者的康复。

（3）出院阶段患者的沟通技巧：此阶段的沟通目标是巩固康复效果并提高患者的社会适应功能。针对这一时期的患者，护士应全面评估患者的状态，包括症状缓解情况、社会功能改善、自我认同感增加及适应性的防御机制运用等。同时，鼓励患者正确对待生活中的事件，培养良好性格，克服消极情绪，并提高社会适应能力。若患者遇到无法应对的情况，护士应鼓励他们寻求资源，如咨询医务人员或寻求亲友的帮助。

2. 不同精神症状患者的沟通技巧

（1）对有暴力倾向和行为的患者：当护士发现患者有暴力倾向时，需特别注意沟通技巧。不应与患者争论是否有精神疾病，应使用降级技术：①尊重患者的个人空间。②不要挑衅患者。③与患者建立言语接触。④尽量使用简洁的语言。⑤明确患者的需求和感受。⑥认真听取患者诉说的内容。⑦暂时同意患者需求。⑧制定规则，向患者设定明确的界限。⑨可为患者提供多种选择。⑩听取患者和工作人员的汇报。以化解精神疾病患者的愤怒，减少暴力行为。

（2）对沉默不语或少语的患者：患者沉默不语的可能性有很多，有的是疾病引起的紧张，有的是抑郁情绪，还有的可能是拒绝住院等，不管何种类型，护士应首先经常陪伴，通过表情、眼神和手势传递关心与支持，以获得患者的信任。工作中经常问候，结合观察捕捉其非语言行为，如“我觉得你有点不舒服”，并将观察结果告知患者，以示关怀。护士可以陪伴患者，提供帮助，如“我可以陪你一会儿”，并鼓励患者写出内心想法，适当启发。护理人员应及时回应患者的反应，传递温暖和关注。

（3）对幻觉、妄想的患者：护士在面对患者幻觉、妄想症状时，应首先评估其严重程度、真实感、频率和持续时间。了解这些症状对患者的心理和情感体验造成的影响，并从患者的体验入手，一方面深入了解症状，另一方面评估其对患者的影响。护士在沟通时要注意自己的言语、表情及行为举止，采取合适的技巧，以诚恳的态度认真倾听患者的病态体验，给予同情和安慰。当不知道如何回答时，可保持沉默或仔细倾听，适当指出事实让患者自己思考，帮助其面对现实。这并不意味着直接指出患者的错误，而是以平和的方式告诉患者事实是什么，自己的感受是什么。同时，教会患者在症状出现时采取合理的应对方式，如转移注意力，以减少症状对生活的影响。

3. 特殊状态患者的沟通技巧　处于特殊情况的患者需要采用一些特殊的沟通技巧。

（1）对抑郁消极的患者：护士应启发其诉说并耐心倾听，用同理心去感受患者的抑郁心境。

（2）对木僵患者：木僵患者虽不语不动，但患者意识清楚，因此要避免在患者面前讨论其病情，做任何治疗护理仍需做好沟通解释，适当运用积极性暗示的语言。

（3）对异性患者：护士态度要自然、谨慎、稳重，避免患者把正常的关心误认为恋情，而产生困扰。

（4）对保护性约束的患者：保护约束前护士应做好耐心解释、沟通，保护约束后护士要多关心、多询问，承诺会根据患者的情绪行为情况尽早解除约束。落实基础护理，让患者体会到护士对其的关心，增加治疗护理依从性。

二、治疗性沟通

（一）目的

1. 建立良好的护患关系。
2. 收集患者健康档案资料。
3. 解决患者现存或潜在的疾病治疗与护理问题。
4. 为患者提供心理社会支持，促进身心健康。

（二）原则

1. 伦理原则　严格执行知情同意，恪守保密，尊重患者隐私、信仰、人格尊严和自主权。

2. 整体性原则　尊重患者是“整体的人”和生活环境的整体。

3. 专业原则　循证策略，善用沟通技能，及时评价。

4. 目的性原则　有完整的护理目标，并以目标为导向完成沟通。

5. 人文原则　平等对待每位患者，不以批判的态度对待患者精神症状，不将主观意见强加给患者。

6. 个体化原则　注重患者疾病、文化背景、心理特征等的个体差异，制定个性化沟通策略。

（三）实施过程

1. 准备与计划　了解患者的基本情况、明确会谈目标、制定策略，提供适于交流的环境。

2. 建立关系　尊称患者，保持目光接触，适当微笑。主动介绍自己，说明交谈的目的和需要的时间，建立初步的信任关系。

3. 正式交谈　护士运用各种沟通技巧与患者进行交流，切入话题，促进变化，是治疗性沟通的关键阶段。

4. 结束交谈　根据会谈目标及会谈情形，不再引出新问题时，帮助患者以自我肯定的方式结束治疗关系。总结并核实重点内容，讨论之后的跟进形式。从以下方面评价和记录沟通状况：事件发生的地方、人员、重要特征、沟通过程、结果、沟通有效性评价。

（四）常用技术

1. 共情　从对方角度来认识其思想，体验其情感，并产生共鸣。当患者伤心、困惑、烦扰、抑郁、焦虑、自我怀疑和不确定自身需求时，护士要用准确、具体的语言，真诚的关心以及适当的热情来让患者感受到被接受和重视。

2. 提问　提问前明确需要的信息，措辞清晰、有逻辑性，语气缓和、节奏适当。选择有效的提问方式：以封闭式提问（如“你今天中饭吃了吗？”）开始、适当使用开放式提问（如“你对住院的感受怎么样？”）、一次只提一个问题、适时使用追问式提问、及时反馈。

3. 倾听　积极主动倾听，不打断对方，保持眼神接触、善用微笑、点头等回应，将简短的语言如“然后呢？”适时引导话题。倾听过程中感知患者信息（不忽视非语言信息），选择有用的信息进行综合分析转换，重新组合及时给予反馈。

4. **阐释** 即提供信息，解答患者疑问和表达自身看法。在理解患者所表达的信息和情感的基础上，用委婉的口气将自己的理解的观点、意见用简明的语言阐释给患者，给患者解决问题和做出决定提供信息。

5. **具体化** 通过具体的询问，倾听患者描述，协助其清楚准确地表达想法和看法、所用的概念、所体验到的情感及所经历的事件，精确定位患者的情绪，将泛泛的、难以理解的讨论范围缩小，并准确提供具体信息和反馈。

6. **支持** 给予情感支持，如安慰性语言，帮助患者消除陌生、紧张、恐惧和孤独感。给予社会支持，挖掘患者的社会支持系统，分析寻求支持的最恰当人选，获得支持最好途径，制定行为策略，来寻求更多支持的可能性。

7. **反馈** 征得患者的允许下进行反馈，护士用自己的言语把患者的言谈内容、想法、情绪加以综合并具体的反馈给患者，听取患者的意见，及时调整内容。

8. **面质** 又称对质、正视现实，指护士用合理的方式指出患者身上存在的一些矛盾之处。面质可以促进患者对自己感受、信念、行为及所处境况的深入了解，正视自己不成熟的防御或应对方式，并由此产生建设性的活动，促进患者理想和现实的统一、言语和行为的统一，更明确自身的优势和资源等。

9. **适当自我表露** 当希望与患者之间加强理解与信任时，将自我的思想、情感、个人经历展现给患者。自我表露前先倾听关注患者，进行共情，再从患者的角度掌握自我暴露的尺度，最后向患者核实是否被理解。

10. **把握非言语技巧** 通过面部表情、眼神或身体语言传递信息。在需要促进患者深入思考和表达感受时，可以适时介入沉默，护士借机观察患者的反应来确定是否需要进一步的引导。

第二节　精神障碍患者的护理观察与记录

一、精神障碍患者的护理观察

（一）观察的内容

1. **一般情况** 患者的仪容仪表、衣着及个人卫生情况；患者的营养状况、睡眠、大小便情况及生活自理能力；患者受教育程度、婚姻状况、职业、宗教信仰、门诊和入院诊断、住院次数、病程。患者与周围人接触交往的态度；患者对住院及治疗、护理的态度等。

2. **精神症状** 患者有无意识障碍；有无幻觉、妄想；病理性情感；意志行为活动情况；有无自杀、自伤、伤人、毁物、外走等行为；自知力如何；症状有无周期性变化。

3. **躯体情况** 患者的一般健康状况，如生命体征、身高、体重等；有无躯体疾病或症状，有无皮肤不完整、外伤、感染、意识障碍等。

4. **治疗情况** 患者院外治疗情况，对治疗、检查的合作程度，有无拒药、藏药现象；治疗的效果和药物的不良反应。

5. **心理需求** 患者的个性特征，目前的心理需要、心理负担、急需解决的问题及心理护理的效果。

6. **社会功能**　患者学习、工作、社会交往和日常生活能力；与家庭成员的关系等。

（二）观察的方法

1. **直接观察**　是最常用的观察方法。通过与患者面对面交谈，倾听患者的表述，观察患者的言行、表情，从而了解患者的精神症状、躯体状况及心理需求。

2. **间接观察**　护士通过患者的亲朋好友、同事及病友了解患者的情况，从患者的书信、日记中了解患者的思维活动及有关的情况。也可从侧面观察患者独处、自主活动或与他人交往过程中的表现，获取有效信息。对思维内容不肯主动暴露或不合作的患者，间接观察是非常必要的。

（三）观察的要求

1. **目的性**　护理人员对患者病情的观察要有目的、有计划地进行，根据病情需要哪些方面的信息，选择最佳时间段，采取合适的方法，重点进行观察。护理人员也可根据自己的工作忙闲，有意识安排时间去接触患者。另外，执行治疗护理时也是很好的观察时机。

2. **客观性**　护士在观察病情后，要将观察到的情况客观地进行记录与交班，而不可随意加入自己的主观猜测，以免误导其他医务人员对患者病情的了解和掌握。所以护理观察要体现客观性。

3. **整体性**　对患者进行全面观察，掌握每个患者的主要特点。住院患者各个方面的表现包括病态和正常的，都要进行全面、整体、动态观察，以便及时制定或修订适合患者需要的护理措施。

4. **针对性**　观察应具有针对性，对不同症状的患者和患者不同阶段有不同的侧重点。对于一般患者，观察重点是病情的动态变化和转变先兆；有心理问题者，观察其心理反应和需求；有行为问题者，关注其行为障碍和心理状态；适应不良者，观察社会适应能力的障碍和心理状态。对于不同阶段的患者，如新入院未确诊时，需观察一般情况、精神症状、心理状况、躯体情况和治疗依从性等，以便全面评估；开始治疗时，观察治疗态度、效果和不良反应；疾病发展期，关注疾病与治疗的关系和动态变化；缓解期，观察病情稳定程度和对疾病的认知程度；恢复期，评估症状消失情况、自知力恢复程度及出院打算和态度。

5. **在患者不知情中观察**　对患者的病情观察不一定要选择特定时间、地点。在患者的任何状态下都可以观察患者，而且在患者不知情中观察病情，得到的内容更客观真实。在患者进餐时可以观察患者的进食情况；在执行治疗和护理患者时，观察患者的依从性、对治疗的反应等；在与患者轻松交谈中，比如聊家常，可以观察到患者的精神症状、心理状态等。在与患者的交谈中不要当着患者的面做书面记录，这样会使患者感到紧张或反感而拒绝与护理人员的接触。

二、精神科常用测量工具及其应用

（一）护理观察量表

1. **护士用住院观察量表**　由霍尼希费尔德（Honigteld G）等于1965年编制，是临床护士对住院患者进行纵向观察，对患者的行为障碍、病情演变及治疗效果进行客观评定的工具。适用于住院的精神障碍患者（见附录A）。

2. Barthel指数（modified Barthel index） 是在1965年由美国多罗瑟·巴特尔（Dorother Barthel）及弗朗伦斯·马尼（Floorence Mahney）设计并制订的，20世纪80年代后期在我国普遍使用。它是一种评定基础性日常生活活动能力的工具，适用于各种职业、文化层次及年龄段的各类患者（见附录B）。

（二）临床评定量表

1. 简明精神病量表（brief psychiatric rating scale，BPRS） 由美国学者约翰·奥弗拉尔（John Overall）和唐纳德·戈尔曼（Donald Gorman）于1962年编制的用于评定精神病性症状严重程度的他评量表。适用于精神障碍，尤其是精神分裂症患者的症状评估（见附录C）。

2. 症状自评量表（symptom checklist 90-R，SCL-90） 由德若伽提斯（Derogatis）于1975年编制，20世纪80年代引入中国，随即广泛应用。该量表有90个项目，包括感觉、思维、情感、行为、人际关系、生活习惯等内容，能准确刻画患者的自觉症状，较好地反映被试的问题及其严重程度和变化，适用于精神科或非精神科的成年患者进行心理健康状况鉴别及症状自评（见附录D）。

（三）情绪评定量表

1. 汉密尔顿焦虑量表（Hamilton anxiety scale，HAMA） 由汉密尔顿（Hamilton）于1959年编制，临床上常将其用于焦虑症的诊断及程度划分依据的量表。适用于有焦虑症状的成年患者（见附录E）。

2. 汉密尔顿抑郁量表（Hamilton depression scale，HAMD） 由Hamilton于1960年编制，是临床上评定抑郁状态时使用较为普遍的量表。精神科应用较广泛，适用于有抑郁症状的成年患者（见附录F）。

三、精神障碍患者的护理记录

护理记录是医疗文件的重要组成部分，是护士在护理活动中对患者病情变化和护理措施的真实记录，能及时反映患者的健康状况、病情及治疗护理过程，它不仅便于医护人员对患者病情的掌握，为进一步制订治疗护理方案提供依据。同时护理记录也为护理科研提供数据与资料，在发生医患纠纷时，还要作为呈现给法庭的证据。

（一）记录的要求

1. 记录内容客观、真实 护士在记录中应注重接触患者过程中观察到的一些客观病情表现的描述，尽量少用主观判断及医学术语。

2. 记录内容规范、准确 护理记录应依据国家卫生健康委员会办公厅印发的《病案管理质量控制指标（2021年版）》书写，表述准确，字迹清楚，语句通顺。

3. 记录内容及时、完整 护理记录的时效性对于患者病情、治疗护理和医疗纠纷分析都具有重要影响。在精神科临床实践中，护理记录应全面关注患者的身心健康，避免只关注精神症状而忽视躯体症状。

（二）记录的类型与内容

精神科临床常用的护理记录单包括以下几种类型。

1. **入院护理评估单**　记录内容包括一般情况、精神症状、躯体疾病、护理体检情况、日常生活状况、社会支持等，一般为表格形式。

2. **护理风险评估记录单**　包括自杀和自伤风险、暴力风险、外走风险、跌倒风险、压力性损伤风险、噎食风险等，一般为表格形式。

3. **日常生活能力评估单**　包括进食、洗澡、穿衣、排泄、床边移动、平地步行、上下楼梯等，一般为表格形式。

4. **一般护理记录单**　主要用于记录非危重患者的精神症状、躯体症状等病情动态变化的情况，治疗护理措施及其效果，药物不良反应，生活自理状况，饮食、睡眠情况等，以文字叙述形式为主。

5. **危重护理记录单**　主要用于记录危重患者的生命体征、出入液量、精神与躯体症状、治疗护理措施、饮食、睡眠情况等，以表格填写和文字叙述相结合的方式记录。

6. **健康教育记录单**　记录患者在入院、住院、出院不同阶段，护士对其进行疾病知识、症状特点、治疗检查注意事项、健康生活方式等方面健康教育的落实情况。

7. **精神科保护性约束记录表**　记录的主要内容为程度、约束部位皮肤、末梢循环情况、心理疏导、基础护理、生活照料、肢体活动、评估分值等（表4-1）。

第三节　精神科患者的管理

精神障碍患者由于其症状的特殊性，以及住院时间相对较长，住院环境和管理模式往往不同于综合性医院。对于精神障碍患者来说，每个病房既是一个治疗场所，又是一个生活集体。在这样的环境里病区安全管理就显得非常重要，切实做好患者的管理是维护良好医患关系，开展治疗护理工作的重要保障。目前我国精神科住院患者的管理模式包括封闭式管理和开放式管理两种。

一、封闭式管理

（一）目的及适应证

封闭式管理模式有利于患者的组织、观察和治疗护理措施的落实，可以有效防止不良事件的发生。封闭式管理适合精神障碍急性期，有冲动、自杀、自伤风险及病情不稳定、行为紊乱的患者。

（二）实施方法

1. **建立规章制度并执行**　封闭式管理的病区应建立各项安全管理制度如患者作息制度（如进餐时间、睡眠时间、服药时间、通信时间、测量生命体征时间、各项康复治疗时间等）、探视制度、危险品管理制度、患者转运制度、交接班制度等。对制度的落实情况应定期督查和改进。

表 4-1 精神科保护性约束记录表

病区：××× 床号：××× 姓名：××× 性别：×× 病案号：×××

日期/时间	约束体位	约束部位			评估内容									护理措施							约束评估		备注	签名
		上肢	胸部	下肢	意识状态		情绪状态		治疗合作程度		松紧适宜	皮肤完好	末梢循环良好	心理疏导	基础护理	松解保护带	饮水/ml	如厕	进餐	肢体活动	实施约束评估分值	解除约束评估分值		
					清晰	障碍	稳定	不稳定	合作	不合作														
2023.5.1																								
10：00	卧床	√		√	√			√		√	√	√	√	√			200				8		记录约束医嘱时间	×××
10：30	卧床	√		√	√			√		√	√	√	√									6		×××
11：00	卧床	√		√	√			√		√	√	√	√	√	√				√			6	进食米饭200g，菜一份	×××
11：30	卧床	√			√		√			√	√	√	√				100	√				4	协助床上排尿300ml	×××
12：00	卧床	√			√		√			√	√	√	√			√						3	轮流活动肢体	×××
12：30	卧床	√			√		√		√		√	√	√									2		×××
13：00	卧床																					1	解除约束	×××

2. **注重心理护理，倡导人文关怀** 住院期间患者不可随意离开病房，活动范围受限，因此患者容易产生焦虑、恐惧和对立情绪。护理应充分尊重理解患者，注重患者的心理护理，在保障安全的前提下尽可能满足其合理需求。

3. **严密观察病情** 由于封闭式管理病区收治的患者大多数病情较严重，缺乏自知力，存在自伤、自杀、冲动、外走等护理风险。护士在工作中要有高度的责任心，应严密观察病情变化，重症患者不可离开工作人员的视线，以避免意外事件的发生。

4. **安排丰富的康复活动** 根据患者的病情及个人爱好，开展学习、劳动、娱乐、体育等各类康复活动，以丰富患者的住院生活，稳定情绪，使其安心住院、配合治疗，早日回归社会。

二、开放式管理

虽然封闭式管理有助于患者的组织、观察和治疗、护理措施的实施，但随着患者住院时间的延长，他们与外界社会的接触机会逐渐减少。这可能导致住院综合征的出现，表现为情感淡漠和行为退缩，从而影响患者回归社会生活的能力。相比之下，开放式管理模式允许住院患者最大限度地与外界社会保持接触。这种模式有效避免了封闭式管理可能带来的弊端。因此，精神科病房采用开放式管理已成为国内精神科病房管理的一种发展趋势。

（一）目的及适应证

开放式管理的主要目的是让患者在住院期间与外界社会保持自由联系，发挥患者的自我效能，提高其对疾病的自我管理能力，使其更好地适应社会环境。开放式管理主要适合一些自知力较好、自愿住院、主动寻求治疗，并能自觉遵守各项住院规章制度的患者，如心身疾病、病情稳定康复期待出院的患者等。

（二）实施方法

1. **患者的收治及病情评估** 开放式病房并不适合所有精神障碍患者。为确保安全管理，首先要严格把控患者的入口关。适合开放式病房的患者需经过精神科门诊医生的初步诊断，并符合相应的收治标准。随后，病区医生会对患者进行风险评估，主要关注是否存在精神症状导致的暴力、毁物、自杀、自伤、外走等风险。若患者的病情适合在开放式病房接受治疗，医生会与患者及其监护人签署“自愿入院告知书”和相关知情协议书。这一步骤旨在让患者及家属明确住院期间的权利和义务，从而提高患者的治疗依从性，减少医疗纠纷的发生。

2. **强化制度管理** 完善的开放式病房规章制度是质量安全管理的关键环节。由于病区的开放式管理，患者住院期间有很大的自主性，给病房的安全管理带来很大困难。因此，必须建立一套完整的管理制度，主要包括患者住院的知情同意书、作息制度、陪护管理制度、药品及个人物品的管理制度、患者住院期间的权利与义务、责任等，在实施过程中不断整改和完善。鼓励患者及家属共同参与患者的安全管理。

3. **加强患者行为管理，做好健康宣教** 在开放病房，患者通常具备较好的自主管理能力。住院期间，应根据患者的病情进行个性化的健康教育，指导他们如何正确应对压力、紧张、恐惧和无助感，并保持乐观的情绪。指导患者在病房自主开展多种康复活动，鼓励他们积极参与。结合患者的个性特点，帮助他们培养多样化的兴趣爱好。此外，组织患者自主管理团体，让患者分享彼此的自我管理经验，从而增强他们的自控力。对于存在的不遵医行为，如不按时返回医院、不规范服药或不遵守病房规定等，应对患者进行说服教育。对于劝说无效的患者，考虑将其转入封闭病房，以确保开放病房的正常诊疗秩序和患者的安全。

三、精神科的分级护理

精神科分级护理标准主要根据《中华人民共和国卫生行业标准WS/T431—2023（护理分级标准）》制定。患者入院后，医生根据患者病情确定病情级别，护士根据Barthel指数确定自理能力等级，两者结合共同确定护理级别，同时医护人员应根据患者的病情和自理能力的变化动态调整护理分级。

（一）特级护理的对象与护理要求

1. 对象

（1）病情危重，随时可能发生病情变化需要进行监护、抢救的患者。

（2）为维持生命，实施抢救性治疗的重症监护患者。

（3）精神症状危及自身和周围安全的患者（如出现严重暴力冲动、自杀、外走等行为）。

2. 护理要求

（1）严密观察病情变化和生命体征，每小时记录一次。

（2）根据医嘱，正确实施治疗、用药。

（3）遵医嘱准确测量并记录液体出入量。

（4）根据患者病情准确实施专科护理，如防自杀、防冲动、防外走等护理。正确实施基础护理、压力性损伤预防和护理、管路护理及各项安全措施的落实。

（5）保持患者的舒适和功能体位。

（6）实施床旁交接班。

（二）一级护理的对象与护理要求

1. 对象

（1）病情趋于稳定的重症患者。

（2）病情不稳定或随时可能发生变化的患者，如自杀、冲动、外走评估高危，但无相应行为的患者；存在被害、自罪妄想及幻觉所致的异常行为的患者等。

（3）生活自理能力重度依赖（Barthel指数≤40分）的患者。

2. 护理要求

（1）安置重点病室，每小时巡视患者1次，观察病情变化。

（2）正确监测患者的生命体征并记录。

（3）遵医嘱正确实施治疗、给药。

（4）根据病情正确实施基础护理、压力性损伤预防和护理、管路护理及各项安全措施的落实。

（5）实施床旁交接班。

（6）每天评估病情并做好记录，提供疾病相关的健康指导。

（三）二级护理的对象与护理要求

1. 对象

（1）病情趋于稳定或未明确诊断前，仍需观察，且自理能力轻度依赖（Barthel指数61～99分）的患者。

（2）病情稳定，仍需卧床，且自理能力轻度依赖（Barthel指数61～99分）的患者。

（3）病情稳定或处于康复期，且自理能力中度依赖（Barthel指数41～60分）的患者。

2. 护理要求

（1）每2小时巡视患者1次，观察患者病情变化。

（2）根据患者病情测量生命体征并记录。

（3）根据医嘱正确实施治疗、给药。

（4）根据病情正确实施基础护理、症状护理及各项安全措施的落实。

（5）组织患者开展各项康复活动、生活技能训练。

（6）观察病情变化并记录，提供疾病相关的健康指导。

（四）三级护理的对象与护理要求

1. 对象 病情稳定或处于康复期，且自理能力轻度依赖或无依赖（Barthel指数61～100分）的患者。

2. 护理要求

（1）每2小时巡视1次，观察患者病情变化。

（2）根据患者病情测量生命体征并记录。

（3）根据医嘱正确实施治疗、给药。

（4）根据患者病情，正确实施护理措施和安全措施。

（5）组织患者开展各项康复活动、生活技能训练。

（6）观察病情变化并记录，提供疾病相关的健康指导及出院指导。

第四节 常见精神症状的护理

一、兴奋状态的护理

兴奋状态是精神病临床中的重要症状，表现为精神活动的全面增强。由于疾病性质不同，兴奋状态有多种表现，包括情感障碍、言语和活动增多或动作行为异常。这类患者可能伤人、毁物，影响病房秩序，甚至因极度躁动导致躯体衰竭。因此，应重点护理这类患者，采取有效措施控制和管理其行为，确保安全和舒适，并密切观察病情变化，及时调整护理措施，促进康复。主要的护理措施如下。

（1）掌握与患者的有效接触技巧，保持安全距离，尊重并理解患者的心态，尽量满足其合理需求，给予适度的自主权。耐心劝导患者，多倾听少说教。

（2）密切观察病情变化，特别是突发冲动和暴力行为。用温和的语言进行劝阻，确保患者和他人的安全。如有需要，将有伤人、毁物行为的患者安置于单人隔离室，房间内物品简单，避免激惹因素。必要时实施保护性约束。

（3）做好生活护理，确保患者获得足够的水分和营养。注意保持大小便通畅，做好个人卫生和床单位清洁工作，保障良好的睡眠环境。

（4）鼓励患者参加文娱活动，对于过度活跃、难以安静的患者，可引导他们在室内进行简易的康复活动，以分散注意力。

（5）确保药物治疗的有效执行，监督患者按时服药，密切观察用药的效果及不良反应，并及时与医生沟通。

二、抑郁状态的护理

抑郁状态患者的表现主要包括心境抑郁、焦虑、易激惹及对生活悲观失望。部分患者可能表现出精神运动性抑制，表现为思维迟滞、行动缓慢、言语减少以及声调降低。严重者甚至可能不语不动，卧床不起，拒绝进食，并常伴有躯体并发症。重要的是要注意患者的自杀观念和自杀行为，因为这是抑郁状态护理的一个重点。主要的护理措施如下。

（1）完善患者的生活护理，为其提供适宜的治疗环境。确保患者获得充足的营养、良好的睡眠、正常的排泄及基本的生活自理能力。对于入睡困难的患者，可按医嘱给予相应药物治疗。对于拒食的患者，耐心劝说并尝试喂食，必要时按医嘱进行输液，以确保其获得足够的营养。同时，注意记录患者的出入量及体重变化。

（2）建立良好的治疗性护患关系，在沟通过程中，多倾听患者的诉说。对于病情严重、思维迟缓的患者，给予简单明确的反馈及非言语方式的关心，尊重其隐私权。

（3）对于有自伤、自杀风险的患者，深入了解其病情及既往行为。确保环境安全，持续评估患者状况，鼓励并引导他们表达内心感受和冲动。对于有强烈自杀意念的患者，安排专人看护，同时鼓励他们参与集体活动，而非单纯限制其活动。

（4）确保药物治疗的有效执行，监督患者按时服药，密切观察用药的效果及不良反应，并及时与医生沟通。

（5）加强心理社会护理，引导患者关注周围事物，鼓励他们参与简单有趣的互动和活动。同时，促进患者与病友的交流。充分利用家庭资源，提高家属对疾病的认识，提升应对能力。

三、幻觉状态的护理

幻觉是没有现实刺激作用于感觉器官时出现的知觉体验，是一种虚幻的知觉。根据不同的感觉器官，幻觉可分为幻听、幻视、幻味、幻嗅、幻触和内脏幻觉等。主要的护理措施如下。

（一）症状评估

全面评估患者的幻觉类型、内容和性质，特别关注患者对幻觉的应对方式。观察患者的言语和非言语行为，如全神贯注、侧耳倾听、面部表情变化等，这些都可能提示幻觉的出现。对于听幻觉，特别注意是否属于命令性幻听，是否具有伤人或自伤的风险，如有必要，采取安全防范措施，并安排专人看护。

（二）症状护理

在与患者互动时，避免与其争论幻觉的真实性。尝试从患者的角度理解其感受，如当患者表现出恐惧不安的反应时，给予安慰和陪伴，确保其安全。对于有幻味的患者，提供可口的饮食替代；对于受幻听影响而拒食的患者，可暂缓进食或提供流质食物；对于受幻听影响而无法进食的患者，提醒其咀嚼和吞咽。更为重要的是，有针对性地满足患者的情感需求，这比强迫患者承认幻觉的存在更为实际。

（三）环境调整

为患者提供一个安静的环境，或关掉可能产生噪声的设备，如电视机、收音机等。鼓励患者参与喜爱的活动，以转移注意力，减少幻觉对其产生的影响。

（四）药物治疗监督

确保患者按时服药，监督服药过程，确保药物被完全摄入。同时，密切观察用药的效果及不良反应，并及时与医生沟通。

四、妄想状态的护理

妄想是一种在病理基础上产生的扭曲信念、病态推理和判断。它与客观现实不符，且不受患者的教育背景影响。患者对其妄想内容深信不疑，无法被说服，且无法通过亲身经历进行纠正。作为精神障碍患者的常见症状之一，妄想可能导致自杀、自伤、伤人、毁物或外走等行为。因此，密切观察并防止意外情况的发生是护理的重点。主要的护理措施如下。

（一）症状评估

我们需要正确评估患者的妄想类型、内容和性质。在评估过程中，除了关注妄想的具体内容，还要特别注意患者应对妄想的方式。为了更好地了解患者，我们不应与其争辩妄想的真实性，而是采取中立的态度，观察并细心地记录患者的言行和情绪变化。给予适当的安慰、支持和疏导是至关重要的。

（二）症状护理

在患者妄想状态活跃的时候，如果他们没有主动提及妄想内容，我们不应主动提及，而是从他们的言谈举止中观察妄想的迹象。当患者开始谈论他们的妄想时，我们要仔细倾听，接受他们的真实感受，而不是批评或与他们争辩。这样，我们可以通过适当的沟通技巧，如保持沉默或仔细倾听，与患者进行互动，让他们感到被重视。对于有不同妄想内容的患者，我们需要采取不同的护理措施。例如，对于那些认为食物有毒而拒绝进食的患者，我们可以安排他们与其他患者一起进食，或提供封装好的食物，让他们自行打开并安心进食。

（三）安全护理

当涉及妄想对象时，尤其是当护士被涉及时，我们需要特别小心。过多的解释可能会加剧患者的妄想，因此应尽量减少与患者的接触。同时，我们也要注意自身的安全。在其他患者被妄想为怀疑对象时，应及时将双方分开，并避免再次接触，以防止任何可能的意外发生，并确保其他患者的安全。

（四）社会心理护理

建立信赖的护患关系是关键。我们需要关心和体贴患者，取得他们的信任，并消除他们的敌对情绪。了解患者的内心体验，尽量满足他们的合理需求，可以帮助他们安心住院。为了分散患者的注意力，我们可以根据他们的爱好和特长，鼓励他们参与各种治疗性的文娱活动或康复活动。在病情缓解和恢复阶段，我们还要加强对患者的心理护理，鼓励他们面对现实生活，并做好疾病知识的宣传教育工作。此外，争取家属的合作也是预防复发的关键因素之一。

五、焦虑状态的护理

焦虑指在缺乏明确诱因或实际威胁的情况下，所产生的一种紧张不安和恐惧的情绪状态。这种情绪会导致一系列生理和行为上的改变，如心悸、肌肉紧张、出汗、尿频、坐立不安，以及行为和运动协调障碍等。主要的护理措施如下。

（一）建立信任的护患关系

在与患者接触时，我们应展现出尊重、同情和关心，同时保持冷静和坚定的态度。应使用亲切的语言，言简意赅地表达关心。此外，倾听患者的诉说、给予回应及陪伴都是非常重要的，这可以让他们感受到有人愿意与他们共同面对困难。

（二）优化环境

需要尽量排除其他患者对患者的干扰，满足其合理需求，帮助他们更快地适应新环境，减少他们的压力。同时，工作人员不应取笑患者的症状表现，以免使他们缺乏安全感或产生其他症状。

（三）接受并理解患者

不应限制或批评患者的病态体验。相反，在建立良好的治疗关系的基础上，可以使用诸如说明、解释、分析、推理等技巧，帮助患者认识其病态症状，减少焦虑行为。

（四）基础护理

对于焦虑症状严重的患者，我们应提供高营养且易消化的食物，并确保他们摄入足够的水分。同时，我们应关注患者的睡眠环境，满足其合理需求，必要时使用药物帮助他们渡过难关。此外，指导患者按时服药并培养他们的依从性也是非常重要的。

（五）健康教育

对患者和家属进行有关疾病的相关知识宣教是必要的。应与患者共同探讨他们的焦虑压力源和诱因，以及焦虑时的行为模式。通过共同制定和尝试适合患者的应对方式，并加以训练和强化，可鼓励他们坚持不懈地按照计划行事，并提供支持。

六、强迫状态的护理

强迫状态的患者对某些强迫观念和动作往往明知不对，但又难以控制，陷于无法摆脱的痛苦，影响其正常生活。主要的护理措施如下。

（一）建立良好的护患关系

将患者安排在舒适、安静的环境中，以尽量避免其他患者的干扰。满足患者的合理需求，帮助患者尽快熟悉并适应新的环境，使其能够自然地表达自己的症状。基于患者对症状的了解和接受，可共同参与护理计划的制订，使他们感受到被信任和支持，减少患者的焦虑情绪和无助感，并提高治疗依从性。

（二）重视患者的体验

运用观察、询问、倾听及支持性心理护理等技巧，来了解患者的感受和体验。通过及时疏导和安慰，我们根据患者的具体情况调整治疗和护理措施。

（三）症状护理

为了防止躯体损害，需要采取相应的保护措施。如为有强迫洗涤行为的患者更换刺激较小的洗涤用品。当患者有严重自伤行为时，需要立即制止，并对伤害部位进行处理，遵医嘱使用药物，以避免感染。对于有自杀或伤害他人行为的患者，应严密看护，并移除危险物品，确保患者得到有效的保护。

（四）社会心理护理

了解患者的心理状况，尊重并避免激惹患者。帮助患者家属了解疾病知识和患者的心理状态，并配合患者实施自我控制的阳性强化技能。

七、谵妄状态的护理

谵妄是一种病因非特异的综合征，为一种意识异常状态，一般认知功能普遍受损，尤其是注意力和定向力受损，通常有知觉、思维、记忆、精神运动、情绪和睡眠–觉醒周期的功能紊乱。主要的护理措施如下。

（一）病情评估

密切并精准地观察其病情变化。留意细微病情改变，如突发的活动量增加、突发冲动等，及时干预确保患者安全。

（二）基础护理

提供整洁、安静且舒适的环境，维持患者的正常营养代谢，保证充足的水分和食物摄入，并观察其排泄情况，帮助患者建立规律的排便习惯。此外，需关注患者的睡眠质量，并为其提供有利于休息的环境。加强晨晚间护理，以确保患者保持良好的卫生状态。

（三）安全护理

关注治疗环境的安全，病室物品简单有序，有适当的活动空间。通过固定的病房、医护人员和照顾者，降低患者的焦虑情绪，并减轻其激越症状。对于表现出难以控制的行为躁动的患者，应限制活动，如加床档或必要时使用身体约束。

（四）监测生命体征

密切监测患者的生命体征并及时记录。观察患者意识的清晰度、对时间和地点的定向能力及对周围环境刺激的反应。检查患者的瞳孔大小和对光反应，以及时发现任何脑疝的前兆。特别关注患者的意识障碍是否呈现昼轻夜重的特点。

（五）健康宣教

指导家属了解谵妄的临床表现，帮助其接纳症状，嘱患者保持稳定的情绪，积极配合治疗。鼓励家属多交流和陪伴，协助患者建立疾病恢复后的生活方式，促进康复。

八、木僵状态的护理

木僵是一种严重的精神运动性抑制状态，表现为患者的动作和言语显著减少或完全抑制。患者可能会长时间维持一种固定姿势，不语、不动，面部表情固定，且对刺激缺乏反应。如果不及时治疗，这种状态可能会持续很长时间。轻度木僵，也称亚木僵状态，表现为患者不能回答问题或呼唤，表情呆滞，但在无人时能自行进食和大小便。主要的护理措施如下。

（一）安全舒适的环境

确保患者居住在安静、光线适中、温度适宜的单人房间内。房间物品应简单且无危险，以防止患者受伤或受到其他患者的干扰。同时，要密切观察患者情况，防止突然转为兴奋状态并出现冲动伤人行为。

（二）对症护理

由于患者意识清楚，护理人员需动态观察病情变化，并采取保护性医疗措施。在执行任何治疗或护理操作时，护理人员应耐心、细致，动作轻柔，态度和蔼，避免在患者面前谈论病情或取笑患者。

（三）确保充足的水分和营养

木僵患者进食困难，因此需要耐心喂食。必要时，可以通过鼻饲流质饮食来补充体液和营养，以维持水、电解质平衡。根据患者的具体情况，可以在床旁放置饭菜和饮用水，以便患者自行取用。

（四）基础护理

确保患者保持良好的个人卫生状况，特别注意大小便情况。必要时予以导尿和灌肠。定时帮助患者翻身，保持皮肤清洁，避免躯体局部长期受压。

附：保护性约束与隔离

（一）定义

保护性约束指使用相关用具或设备附加在或临近于患者的身体，限制其身体或身体某部位自由活动和/或触及自己身体的某部位。是精神科常见的一种以控制患者的行为，或限制患者活动自由为目的的非药物治疗方法。

（二）适用范围

精神障碍患者在医疗机构内发生或者将要发生伤害自身、危害他人安全、扰乱医疗秩序的行为，医疗机构及其医务人员在没有其他可替代措施的情况下，可以实施约束、隔离等保护性医疗措施。

（三）基本原则

（1）应遵循最小化约束原则，当约束替代措施无效时实施约束。

（2）应遵循患者有利原则，保护患者隐私及安全，对患者提供心理支持。

（3）约束过程中应动态评估，医护患三方应及时沟通，调整约束决策。

（四）实施过程

1. 评估

（1）评估患者情况：意识状态、合作程度、肢体情况及自杀、暴力、外走、扰乱医疗秩序等风险等级。

（2）评估约束用具类型与约束部位、约束带数量、协同约束的工作人员数等。

（3）评估环境是否安全、能否保护患者隐私。

2. 约束准备

（1）严格执行查对制度，并进行身份识别。一般情况下由医生评估后先开具医嘱，特殊或紧急情况下，可先实施紧急约束，但需及时通知医生补开医嘱，并在病程记录内记录和说明理由。

（2）应告知患者或监护人或委托人约束的相关内容，共同决策并签署知情同意书。

（3）人员要求：参与人员应具备护士执业资格，接受过约束相关沟通与操作技能培训，具备专业的沟通能力和防护技术。

（4）床单位准备：宜选择单人间或便于观察的重点监护室床位，必要时铺好中单。

（5）约束用具准备：临床上常采用肢体约束带（棉布与磁扣式）、肩部约束带、约束椅等。

3. 实施约束

（1）按约束操作规范执行，告知患者约束的目的，以尽可能取得患者的理解。

（2）约束顺序为上肢→下肢→肩部，肩部约束时应使用肩部专用约束带，否则应在腋下垫棉垫或毛巾以保护臂丛神经，约束带松紧应适宜，以能伸进1～2横指为宜，约束带应固定在患者不可及处。

（3）约束过程中工作人员应相互协作，用力适当，以免双方人员受伤。同时约束过程中应一直保持与患者的沟通，安抚其情绪，以取得患者最大限度的配合和理解。

（4）做好约束记录，包括约束时间、约束部位、意识状态、情绪状态、合作程度、护理措施、约束评估分值及实施者等。

4. 约束后护理

（1）将患者安置在由护士提供不间断照护的病室，尽量遮挡患者，保护患者的隐私。

（2）床头交接班，包括护士与护士、护士与医生两个层面。

（3）保持患者肢体处于功能位，约束带松紧适宜，以能插入2横指为宜。

（4）护士每30分钟到患者身旁巡视并评估1次，每2小时活动肢体1次，并记录于相关表格及护理记录。

（5）做好患者的基础护理及心理护理，满足患者的生理需求。

（6）对患者及陪护家属进行解释工作和健康教育。

（7）1次约束医嘱有效时间为白天（8：00—20：00）一般不超过4小时，夜间（20：00至次日8：00）一般不超过12小时，患者连续接受约束达48小时后，应由医护人员共同对患者重新进行评估，如需继续约束，应再次开具约束医嘱。

5. 常见并发症及防范措施

（1）自尊受损：身体约束一方面对患者起到保护作用，但另一方面也是一种不良的心理刺激。因此，约束前应做好患者和家属知情同意及解释工作，告知约束的目的和必要性，取得患者及家属的配合。约束期间应做好人文关怀，落实心理护理和健康教育。充分考虑患者及家属的价值观、宗教信仰和文化背景，注意对患者隐私的保护。

（2）血液循环障碍或皮肤压力性损伤：常因约束带过紧，约束时间过长，使局部受压过久所致。应加强巡视，约束部位皮肤给予适当保护，约束带松紧应适宜，定时放松或更换约束部位，尽可能减少约束时间。

（3）关节脱位或骨折：常因约束时患者极度反抗、医务人员用力不当所致。因此在约束时，应根据患者情况配备适当人数的工作人员协同操作，操作过程中分工明确、配合默契、力度适宜。

（4）臂丛神经受损：常为一侧，表现为上肢麻木，不能上抬、外展、旋转、屈曲等。多因保护性约束时未将肢体置于功能位置，长时间牵拉和约束过紧所致。因此，肩部约束时应使用特制的肩部约束带，或在腋下垫棉垫或毛巾后再约束，松紧应适当，连续评估患者情况，尽早缩短患者肩部约束时间。

第五节　精神科意外事件的防范与护理

一、暴力行为的防范与护理

精神科暴力行为指精神障碍患者因精神症状的影响，导致对他人或物体的伤害性暴力行为，这种行为往往对受害者或周围环境造成不同程度的损害。由于暴力行为是精神科中非常常见的危机事件。因此，精神科护理人员需要具备对这类行为的预判能力，并采取适当的防范措施，以及在发生时能够迅速处理。

（一）护理评估

1. 暴力行为发生的原因及危险因素评估

（1）疾病因素：不同精神障碍患者的暴力行为发生率与严重性存在差异，其中精神分裂症患者尤为高发。其次为双相情感障碍、物质滥用与成瘾行为所致障碍、人格障碍的患者。精神症状如幻觉、妄想、情绪障碍等，也增加了暴力行为的风险。

（2）个人特征：年轻、男性、单身、失业或有暴力史的患者更可能实施暴力。个体在应对挫折或精神症状时的反应方式与其性格、心理和行为反应密切相关。若个体早期经历情感剥夺或暴露于暴力环境，可能导致形成特定性格特点，如自我中心、固执、多疑和情绪不稳定，从而增加暴力风险。

（3）诱发因素：如环境拥挤嘈杂、工作人员沟通不当、患者需求未满足或药物不良反应等都可能触发暴力行为。值得注意的是，约1/3的暴力行为没有明显诱因。

2. 暴力行为的征兆评估

（1）行为：患者常表现出一些兴奋对立的行为包括拒绝接受治疗、不合作、静坐不能、来回踱步、握拳或用拳击物等。

（2）情感：愤怒、敌意、异常焦虑、易激惹、异常欣快、激动和情绪不稳定可能表示患者将失去控制。

（3）语言：在暴力行为发生之前，患者可能会有一些言语上的表现。他们可能会对真实或想象的对象发出威胁，或者提出一些不合理的请求。他们的言语可能声音大且带有强迫性。

（4）意识状态：思维混乱、精神状态突然改变、定向力障碍、记忆力损害也提示暴力行为可能发生。

（二）常见护理诊断/问题

1. 情绪失控　与幻觉、妄想、缺乏应对技巧有关。

2. 有对他人施行暴力的危险　与幻觉、妄想、激越情绪等因素有关。

（三）护理目标

1. 患者能以恰当的方式表达不良情绪，能预知暴力发生的征兆，并能够主动寻求帮助。
2. 患者能够控制暴力行为，不发生暴力、伤人、毁物行为。

（四）护理措施

1. 暴力行为的防范

（1）观察与评估：护士需密切观察患者情况，准确评估暴力风险。通过使用评估工具，及时识别暴力高风险患者，采取有效措施防止暴力行为发生。

（2）安置与管理：对于有暴力风险的患者，应安排在安静、舒适、整洁的重点观察病室，专人看护，加强巡视，全面掌握其动态表现。限制其在工作人员视线范围内活动。注意观察患者语言、行为等方面的异常变化，及时采取措施将暴力行为遏制在萌芽状态。严格管理危险物品，确保患者无法接触，并与其他冲动患者分开，避免不良刺激。

（3）减少诱因：在与患者沟通时，工作人员需掌握技巧，放慢语速、降低语调，避免刺激性言语。传达尊重和关怀的态度，及时回应患者诉求，尽量满足其合理需求。在实施治疗及护理操作前，需告知患者并取得其同意。及时发现并解决可能引发不良情绪的诱因。

（4）控制病情：对于高风险患者，护士应及时告知医生，遵医嘱调整治疗方案，以有效控制和减少暴力行为的发生。

（5）心理护理：鼓励患者表达和宣泄情绪，共同探讨问题解决方法。引导患者通过放松技巧如呼吸、肌肉和意象调节来缓解紧张情绪。明确告知患者暴力行为的后果，提高其自我控制能力。根据患者的兴趣爱好，组织有益的活动来转移和分散其暴力意图。

（6）人员培训：加强培训，提高护士对暴力风险的评估能力，改善沟通交流技能并建立良好的护患关系，有助于减少暴力事件的发生。

2. 暴力行为的处理

（1）评估现场：快速判断患者的暴力风险级别，确保环境安全，检查有无脱身出口、危险物品和围观患者。评估救援支持和其他人员支援情况。

（2）寻求帮助：使用呼叫设施（如一键报警装置）寻求其他工作人员的协助，并站在容易脱身的出口位置，与患者保持安全距离。

（3）安抚患者：以平稳、友好的语气与患者沟通，邀请他们坐下谈，尝试了解他们的需求。鼓励患者表达感受，稳定其情绪。提供替代暴力行为的建议，并协商解决问题的方法。当患者不同意时，告知需向上级报告并给予等待。若无效，使用拖延策略使患者冷静。

（4）维护环境安全：清理危险物品和障碍物，疏散围观患者，并引导附近人员维持秩序。

（5）约束保护：在降级技术无效、患者已采取暴力行为且现场无法控制时，工作人员应先设法离开现场，后遵医嘱给予约束保护，做好相应护理。

（6）患者行为重建：分析暴力行为因素，帮助患者重建新的反应行为方式，如情绪控制、挫折应对和人际交流技巧。根据病情遵医嘱调整药物或治疗方案。

（7）护士心理调适与反思：关心经历暴力事件的护理人员，提高其心理调适水平。对事件进行分析和反思，为未来类似情况做更充分的准备。

（五）护理评价

1. 患者是否能以积极的方式处理自己的愤怒情绪。

2. 患者是否发生了暴力行为，有无伤害自己或他人情况。

二、自杀行为的防范与护理

自杀（suicide）指有意识地伤害自己的身体，以达到结束生命的目的行为，包括自杀意念、自杀计划、自杀未遂及自杀死亡。自杀是一个严重的全球性公共卫生与社会问题，每年约有80多万人死于自杀。自杀给个人、家庭乃至社会造成了巨大的损失和影响。预防自杀、降低自杀死亡率是一项全球要务，在《精神卫生行动计划（2013—2020年）》中，WHO指出，全球都应致力于到2020年实现各国自杀率降低10%的全球目标。自杀也是精神科较为常见的危机事件之一，也是精神障碍患者死亡的最常见原因。因此，识别有自杀风险的高危患者，探索其危险因素并采取相应的预防措施，预防自杀的发生是精神科护理的重要任务。

（一）护理评估

1. 自杀的风险评估

（1）疾病因素：精神障碍是自杀的重要危险因素，不同类型精神障碍的自杀风险不同，与自杀相关的主要精神障碍包括抑郁障碍、精神分裂症、酒精和物质使用障碍和边缘型人格障碍。其中抑郁症患者首当其冲，其自杀率为常人的10倍。精神症状与自杀行为也密切相关，抑郁情绪是自杀者最常见的内心体验，命令性幻听和被害妄想是导致精神分裂症患者自杀行为的常见因素。物质依赖患者伴有严重的抑郁情绪或出现酒精性幻觉或妄想容易引发自杀行为。躯体忧虑障碍患者的顽固性躯体化症状也会增加患者自杀的风险。慢性疼痛和身体不适与功能障碍和残疾有关，可能也会增加自杀想法和意念。

（2）社会心理学因素：通常具有以下心理特征的人在精神应激状态下自杀的风险会增加，对周围人群抱有深刻的敌意，喜欢从阴暗面看问题；缺乏判断力，看问题以偏概全；人际交往和应对现实能力差等。此外，缺少社会支持，突然遭受严重的灾害、重大生活事件，如亲人离世、离婚、各类原因导致躯体残疾、重大财产损失及重要考试失败等都可能让患者觉得孤立无援，无法应对，从而选择以死解脱。

（3）自杀信念：在面对有自杀意念、自杀计划、自杀未遂史或自杀动机的患者时，医护人员需要特别警惕和关注，因为这些患者自杀的风险相对较高。其中，自杀未遂史是一个非常重要的风险因素。有自我伤害或自杀未遂病史的患者，其自杀的成功率是无自杀史患者的10倍以上。此外，有自杀家族史的患者也更容易受到家庭成员行为模式的影响，从而增加自杀的风险。因此，对于这些患者，医护人员需要更加密切地关注其心理状态和行为变化，采取积极有效的措施来预防自杀行为的发生。

2. 自杀的征兆评估 约80%有自杀倾向的患者在实施自杀行为前都曾表现出一定的自杀先兆，患者会自觉或不自觉地发出语言或非语言信息，护士应注以下信息。

（1）症状信息：体重明显减轻，失眠，尤其是早醒，害怕夜晚来临。存在命令性幻听，幻听内容可能是命令患者去自杀。

（2）语言信息：患者可能会问一些可疑的问题，如“几层楼跳下去会死”“这种药吃多少会死”等，也可能会说“我不想活了”“这是你最后一次见到我”“这个世界没什么可留恋的了”。

（3）情感信息：如情感低落，表现为紧张、哭泣、无望或显得异常冲动，易激惹。患者在长时间抑郁后，突然表现非常轻松开心，告诉医护人员自己好多了，对亲人过分关心或疏远等均有可能是自杀行为的信号。

（4）行为信息：如将自己反锁在室内或关在隐蔽的地方；清理物品信件，嘱托未了事宜或分发自己的财产；收集或贮藏绳子、刀具、玻璃片或药片等可以用来自杀的物品等。对后事有安排行为或留有遗嘱者很可能会立即采取自杀行动。

3. 自杀风险筛查评估工具 在临床工作中，护理人员还可借助于一些量表对患者的自杀风险进行筛查和评估。最常用的筛查工具包括患者健康问卷（patient health questionnaire，PHQ-9）、哥伦比亚自杀严重程度评定量表（Columbia-suicide severity rating scale，C-SSRS）、护士用自杀风险评估量表（nurse global assessment of suicide risk，NGASR）、患者安全筛查（patient safety screener，PSS）问卷。评估工具主要是自杀风险五步评估分级法（suicide assessment five-step evaluation，SAFE）。

（二）常见护理诊断/问题

1. 有自杀行为的危险　与严重的悲观情绪、无价值感、自罪观念、命令性幻听等有关。
2. 应对无效　与社会支持不足、应对技巧缺乏有关。

（三）护理目标

1. 患者自杀意念消失，不出现自杀行为。
2. 患者对自己有积极的认知，对未来抱有希望；患者掌握良好的应对技巧。

（四）护理措施

1. 自杀的防范措施

（1）高度重视：对于有精神障碍并伴有自杀意向的患者，医护人员的首要任务是预防他们采取自杀行动。正确的诊断、积极有效的治疗及科学合理的护理是预防自杀的最佳手段。在治疗效果显现之前，护理人员和患者家属需要对其进行严密监护。

（2）环境安全：确保患者生活环境中的物品安全，消除可能用于自杀的物品，如刀具、剪刀、绳索、药物、有毒物品等。对吊扇、电灯开关、窗户等生活设施增加安全防护措施，防止它们成为自杀工具。

（3）严密监控：对于有严重自杀企图的患者，应紧急入院治疗。但仅仅入院并不能完全防止自杀行为，因此，需要采取额外的监护措施。将患者置于重症室，每10～15分钟观察一次患者的活动情况，并做好记录。对于有高度自杀危险的患者，应安排一对一的专人监护。对于已经出现明显自杀意图的患者，医生可考虑实施保护性约束。

（4）心理护理：与患者建立良好的护患关系，为其提供支持性心理护理。鼓励患者表达内心的负面情绪、自杀冲动和想法，使其情感得以宣泄。帮助患者认识到他们的情绪或情感是人之常情，并教会他们学习新的应对方式。教育患者在难以应对时如何寻求帮助，而不是采取自杀行为。同时，向患者明确表示，医护人员随时为他们提供支持和帮助，并会竭尽全力进行治疗。

（5）其他措施：确保患者遵医嘱服药，确保治疗的有效进行。防止患者藏药以备自杀之用。在无禁忌的情况下，尽早采用无抽搐电休克治疗。鼓励患者参与有益的活动，动员社会支持系统，帮助他们树立积极的生活目标，增强他们的成就感、归属感和自我价值感。同时，加强对护理人员的培训，提高他们对自杀行为的识别和处理能力。

2. 常见自杀行为的紧急处理　精神障碍患者多采用自缢、过量服药、坠楼、撞击、割腕等方式进行自杀。当自杀行为发生时，医护工作者应立即对患者实施抢救。

（1）自缢：是精神科患者常用的自杀手段。衣裤、被单、带子、绳索、皮带、长筒丝袜、围巾等均可成为自缢的工具。任何可着落的地方均可悬挂，常见的地方有浴室、厕所、树枝、窗框、门框、门拉手。精神病患者一般在凌晨或无人时采取自缢行为。自缢时颈动脉受压，反射性地使心跳减弱直到停止；大脑供血不足，引起脑细胞死亡；同时气管受压造成窒息。如果发现不及时，会很快死亡。一旦发生应迅速冷静地采取急救措施，包括解除呼吸道梗阻、保持呼吸道通畅、心肺复苏、复苏后护理等。

（2）过量服药：指精神障碍患者有意藏匿大量抗精神病药物或安眠类药物后集中顿服而中毒，以达到自杀的目的。一经发现，需立刻组织抢救，包括促进药物的催吐、洗胃、导泻、血液灌注等。

（3）坠楼：如果患者自高处坠落，先判断其意识是否丧失，有无头痛、呕吐，外耳道有无液体流出，再检查有无开放性伤口，肢体有无骨折。对开放性伤口，应立即用布带结扎肢体近心端止血。如有骨折，应减少搬动，使用硬板搬运，并观察有无内脏损伤。如出现休克，就地抢救，初步处理的同时，联系相关科室进行后续的治疗。

（4）撞击：发现患者撞击时，应立即阻止，转移注意力。不听劝告，自己又无法控制的患者，应将其约束。迅速了解患者伤势，观察意识、瞳孔、呼吸、脉搏、血压及有无呕吐等。如有开放性伤口，立即行清创、缝合，配合医生抢救处理。

（5）割腕：患者常用刀、剪、玻璃等锐器割腕。一旦发现，应立即止血包扎，观察患者的神志、面色、口唇、血压、脉搏，并根据受伤时间、部位估计失血量。同时通知医生，如患者失血量大，应立即开通静脉通路，就地抢救。

（五）护理评价

1．患者的抑郁情绪是否好转，能否自己述说不会自杀，或出现自杀意念时，能积极寻求帮助。

2．患者能否学会更多地向他人表达情感的有效方法，能否保持一个更为积极的自我概念，人际关系是否改善。

三、非自杀性自伤行为的防范与护理

随着青少年非自杀性自伤（non-suicidal self-injury，NSSI）行为的发生率逐年升高，已成为一个严重影响青少年心身健康发展的公共卫生问题。由于文化用语等差异，国际上并没有统一的术语界定这一概念，国内学者认为NSSI行为指个体在没有想结束生命的状态下，直接和故意损害自己的身体组织和结构的一种行为。NSSI行为不同于自杀，该行为处在正常与异常行为的边界，因此很难对其进行清晰的定位和分类。

（一）护理评估

1．NSSI行为的危险因素评估

（1）疾病因素：NSSI行为没有明确的自杀意图，但显示出与自杀有密切的关联，无论是在医疗机构还是在社区，NSSI行为都提高了日后企图自杀的风险。有研究显示，青少年NSSI行为与抑郁、焦虑情绪、心境障碍等一系列的精神疾病有着密不可分的关系，严重影响青少年的社会功能。

（2）个体因素：青少年自身的性格特点、性取向问题、不合理的行为如网络成瘾、药物滥用、文身等均被研究发现与NSSI行为的发生有关。青少年心智发育不成熟，对新鲜事物不能科学客观地看待，模仿能力又较强，如果不能正确引导，还会导致NSSI行为的流行。

（3）社会因素：同样是影响NSSI行为的重要因素，童年期创伤、不良的父母教养方式、同伴关系、成长环境等均影响青少年NSSI行为的发生。

（4）其他因素：有研究发现，性别和年龄也是影响NSSI行为的因素。青少年是NSSI行

为的高发群体，女性较男性更为常见。NSSI行为的高峰年龄为15岁或16岁，首发年龄为12岁左右，成年以后的发生率明显下降。

2. NSSI行为的表现　NSSI行为最常见的表现是划伤、刀割、抓挠或刮擦皮肤直至出血，部分患者会烧灼或烧伤皮肤、抽打自己、用头撞墙或者用硬物击打头部等，还有些不太常见的方法包括咬自己、抓伤口、拔头发、在皮肤下插入物体等。自伤方式在性别上也有差别，女生最常见的自伤方式为划伤、刻伤自己的皮肤，而男生最常见的方式为击打自己。

3. NSSI行为的评估工具　目前国际上问卷法应用比较广泛，权威的测量工具主要有自伤功能性评估量表（functional assessment of self-mutilation，FASM）、蓄意自伤问卷（deliberate self-harm inventory，DSHI）、青少年自我伤害量表等。

（二）常见护理诊断/问题

1. 有自伤的危险　与悲观情绪、无望感有关。
2. 个人应对无效　与社会支持不足、处理事务的技巧缺乏有关。

（三）护理目标

1. 患者情绪改善，自我伤害意念减弱，不发生伤害自己的行为。
2. 患者社会支持良好，掌握应对各种事务的技巧。

（四）护理措施

NSSI行为的发病机制尚未得到一致的结论，因此目前缺乏统一的治疗干预和预防方案。由于这种行为具有反复发作的特点，护理工作的重点在于预防患者自伤行为的发生。对于已经发生的行为，应积极采取干预措施，以帮助患者减少甚至避免自伤行为的再次发生，以降低NSSI行为的发生率，提高患者的身心健康水平。总的来说，NSSI行为的预防和干预需要个人、家庭、医疗机构和社会多方面的努力。

1. 严格管理潜在自伤物品　对于可能用于自伤的物品，如锐器、玻璃制品、剪刀和针等，必须实施严格管理。在住院环境中，应对陪护家属进行必要的安全教育，并确保他们遵守相关规定。同时，鼓励患者和家属共同参与到安全管理中，共同营造和维护一个安全的康复环境。

2. 早期识别与及时干预　护理人员在工作中应保持高度警觉，密切观察患者的情绪状态。一旦发现患者出现情绪低落、烦躁不安、失眠或暴饮暴食等异常表现，应主动与患者沟通，深入了解其内心的想法和困扰。对于表达出自伤意念的患者，护理人员应积极引导其寻找健康的替代行为，如运动、听音乐等，以有效转移注意力，缓解负面情绪。

3. 强化心理护理干预　针对患者的具体心理问题和矛盾，护理人员应采用个体化的心理护理策略。通过认知行为疗法、辩证行为疗法等心理治疗手段，帮助患者调整不合理的认知，学习有效的情绪管理技巧。同时，鼓励患者以积极乐观的态度面对生活中的挑战，并学会在需要时寻求帮助，如向医护人员、老师或家长等倾诉心声。

4. 自伤行为发生后的应急处理　一旦患者发生自伤行为，应立即制止以防伤害进一步加重。随后对患者的伤情进行评估，并根据受伤程度提供及时的治疗和护理。在此过程中，应避免对患者进行指责或批评，而是给予理解和关心。鼓励患者描述自伤行为发生时的情境和内心感受，以便找出有效的预防措施避免类似事件再次发生。

5. 培养健康生活方式 积极的生活方式对于缓解压力、增强身心健康具有重要意义。因此，应鼓励患者保持规律的作息时间、充足的睡眠、均衡的饮食及适度的运动。这些健康习惯不仅有助于降低自伤行为的冲动，还能提升患者的整体生活质量。

6. 加强家庭与学校的宣教与合作 考虑到家庭和学校对青少年成长的重要影响，医院应积极开展针对性的宣教活动。通过向患者及其家属传授关于NSSI行为的知识和技能，帮助他们更好地认识这一问题并采取有效的应对措施。同时，指导家属改进不良的教养方式、改善亲子关系，从而为患者提供一个更加和谐、支持性的成长环境。此外，护理人员还可以通过家访、电话访问等方式加强与社区居民的沟通与合作，共同提升对NSSI行为的认识和应对能力。

（五）护理评价

1. 患者的情绪是否改善，自伤的意念是否减轻。
2. 患者出现自伤意念的时候能否主动寻求帮助。

四、外走行为的防范与护理

在精神科护理中，外走行为指患者在住院期间，未经医生批准，私自离开医院的行为。由于精神障碍患者的自我保护能力较弱，外走行为不仅可能对患者的自身安全构成威胁，还可能对他人造成伤害。因此，作为精神科护理人员，掌握风险评估和防范措施至关重要。

（一）护理评估

1. 外走的危险因素评估

（1）疾病因素：导致患者外走的疾病因素主要如下。①患者否认自己有精神疾病，认为住院是一种束缚，因此选择逃离医院以逃避治疗。②患者可能因为被幻觉或妄想支配，认为住院是对其迫害，或受到听幻觉的影响，从而选择逃离。③患者在抑郁状态下可能觉得医院环境压抑，由于无法在医院自杀成功，选择到外部环境实施自杀。④患者可能因为情感高涨或思维敏捷，想要立即实施某个计划，怕被阻止而选择离开医院。⑤有意识障碍的患者可能因定向障碍或受到错觉、幻觉的影响而外走，外走后往往无法回忆起过程。⑥智力障碍，如严重精神发育迟滞和痴呆患者，由于认知能力受限，可能找不到回家的路。

（2）社会心理因素：引起患者产生外走行为的社会心理因素如下。①封闭式管理、治疗手段和环境：强制入院的患者可能对封闭式管理、治疗手段和住院环境感到恐惧、单调和受约束，因此选择逃离。②病情好转的患者可能因为想念家人或急于完成某项工作而外走。③如果工作人员态度生硬或对患者不耐心，无法满足其需求，也可能成为患者外走的原因。④管理松懈或工作人员疏忽大意，如门禁卡丢失、未及时锁门等也给患者提供了外走的机会。⑤病房设施不完善：如病房门窗破损未及时修补，也增加了患者外走的风险。

2. 外走的征兆评估

（1）意识清楚的患者：这类患者倾向于采用隐蔽的方法外走。他们主动与工作人员建立良好关系，通过提供帮助来获得信任。一旦工作人员放松警惕，他们便趁机离开，如在前往检查或治疗的途中。

（2）外走时机选择：患者常在门口附近活动，利用混乱或工作人员不备时外走。如当有外来人员进出、下班时间或家属探视时段等。

（3）寻找外走路径：患者会四处寻找不结实的门、围墙等脆弱点，以便更容易地逃离。

（4）朦胧状态或意识不清的患者：这类患者外走时通常无目的、无计划，并且不注重方式。由于意识不清或处于朦胧状态，他们可能会直接从工作人员身边走过，且容易受到伤害。这类患者一旦成功外走，可能无法找到回家的路或容易受到外界伤害。

（二）常见护理诊断/问题

有尝试外走的危险　与患者自知力缺乏、意识障碍等有关。

（三）护理目标

患者能对自身疾病和住院有正确的认识，表示能安心住院，住院期间不发生外走行为。

（四）护理措施

1. 外走的防范措施

（1）疾病干预：遵医嘱落实各项治疗，控制精神症状。

（2）安全防范：对住院患者进行外走风险评估，对高风险患者设置警示标识。确保患者始终在工作人员视线内，并加强巡视，确保床边交接无误。加强安全防范措施，对环境设施进行安全检查，特别是在重点时段如节假日、交接班及探视期间。加强护患沟通与患者建立良好的治疗性信任关系，关注其病情变化和内心不安的原因，提供安慰与解释，并指导其解决生活中的矛盾。尊重和关心患者，避免简单生硬的言语刺激，增强与患者的情感交流。

（3）创造舒适环境：提供舒适的休养环境，介绍住院设施和病友，消除患者的紧张、恐惧心理。鼓励参加集体活动，分散其外走意念。

（4）外出管理：对于需要外出活动或接受检查的患者，应确保清点人数，专人护送，并与其他科室人员做好交接。

（5）加强与家属的沟通与联系：鼓励家属探视，减少患者的孤独感。

2. 外走的应急处理

（1）发现患者外走情况，应立即启动应急预案。立即组织人员寻找，同时应报告上级部门，通知家属协助寻找。

（2）在寻找患者的同时，应妥善管理好病房内其他患者，以防产生不安情绪，避免其他不良事件的发生。

（3）如患者返院后严禁训斥和责备，应给予关心和安抚，沟通和交流了解外走的原因，并严格交接班，避免外走的再次发生。

（五）护理评价

患者是否能适应医院环境和安心住院，是否对自身疾病有正确的认识，有无外走想法和计划，有无外走行为发生。

五、噎食的防范与护理

噎食指食物堵塞咽喉部或卡在食管的第一狭窄处，甚至误入气管，引起呼吸窒息。通常在患者进食过程中突然发生，轻者仍有较好的气体交换，能够用力咳嗽，咳嗽时可能有哮鸣音；重者无法咳嗽、说不出话、呼吸困难、双手不由自主地以“V”字状紧贴颈部，即海姆立克征象，患者嘴唇、面色和甲床发绀，甚至意识丧失、四肢抽搐、大小便失禁、呼吸和心搏停止。精神障碍患者是噎食窒息发生的高风险群体，做好防范和应急处理是精神科临床护理人员的必备技能之一。

（一）护理评估

1. 噎食的危险因素评估

（1）抗精神病药物所致的锥体外系不良反应，引起吞咽肌肉运动不协调，抑制吞咽反射而致噎食。

（2）脑器质性损害等因素，如认知障碍患者吞咽反射迟钝导致噎食。

（3）精神障碍患者因药物所致饥饿感增强，患者急速进食；老年患者牙齿脱落，咀嚼不充分，而导致噎食。

2. 吞咽障碍的评估方法　洼田氏饮水试验：当患者因抗精神病药物或脑器质性损害等因素所致吞咽功能异常时，应进一步做洼田饮水试验。具体实施与评定方法：患者取坐位或半卧位，嘱其饮30ml温水，观察饮水过程，记录有无呛咳、饮水时间及饮水次数。洼田饮水试验分级表现：Ⅰ级5秒内能顺利地1次将水咽下；Ⅱ级分2次以上，能不呛咳地咽下；Ⅲ级能1次咽下，但有呛咳；Ⅳ级分2次以上咽下，但有呛咳；Ⅴ级频繁呛咳，不能全部咽下。测试结果：Ⅱ级以下可经口进食；Ⅲ级及以上存在吞咽功能障碍，应结合患者具体情况选择饮食类型和进食途径；Ⅴ级存在严重的吞咽功能障碍，禁止经口进食。

（二）常见护理诊断/问题

1. 吞咽障碍　与抗精神病药物不良反应或神经认知障碍等有关。

2. 有窒息的危险　与吞咽障碍或进食过急有关。

（三）护理目标

1. 落实各项预防措施，改善患者吞咽功能。
2. 患者住院期间不发生噎食。

（四）护理措施

1. 噎食的防范措施

（1）风险评估：对住院患者进行噎食风险动态评估，对高风险的患者，设立警示标识。

（2）病情观察：严密观察患者病情及药物的不良反应，对有严重锥体外系反应的患者，遵医嘱给予拮抗药物。

（3）加强饮食管理：吞咽障碍的患者避免进食汤圆、粽子、团子、馒头、地瓜等黏性食物，根据患者的情况给予半流质或流质饮食，必要时遵医嘱鼻饲。对抢食及进食速度过快的患者，应单独进食，专人管理，禁止患者将食物带回病室。

（4）对于卧床需在床上进食的患者：在喂食时应摇高床头30°～45°，采取头稍前倾45°或头部转向偏瘫侧80°姿势，以进食半流质饮食为宜。做好患者、家属和陪护的健康教育，使他们了解噎食的原因和防范措施，共同参与噎食的防范。

2. 噎食的急救处理

（1）立即抢救：一旦发现患者噎食，护士应立即就地抢救。①轻度噎食处理：如果患者尚能呼吸和咳嗽，护士应鼓励患者自行咳嗽，并协助清除口咽部的食物。同时，密切观察患者状况，确认噎食是否已解除。②重度噎食处理：如果患者无法呼吸或咳嗽，应迅速清除其口咽部食物，并采用海姆立克法进行紧急抢救。同时，呼叫其他工作人员协助，并通知医生及麻醉师。③在海姆立克法无效的情况下，协助医生进行环甲膜穿刺术。将患者体位调整为仰卧位，头部后仰，颈部伸直。确定甲状软骨下缘和环状软骨上缘之间的凹陷处，固定此处，并使用穿刺针刺入气管内以暂时缓解呼吸困难。随后，应尽快进行气管插管术。④心肺复苏：如果噎食解除后，患者心跳或呼吸停止，应立即进行心肺复苏操作。

（2）如果患者自主呼吸恢复，立即给予氧气吸入，以预防吸入性肺炎。在整个过程中，应有专人持续监护患者状况，并提供心理支持与安抚。

（五）护理评价

1. 各种预防措施是否有效，患者吞咽障碍情况是否改善。
2. 患者是否了解噎食的原因和防范措施，能否对所摄食物进行选择，有无噎食发生。

知识拓展

海姆立克法抢救

海姆立克法分为立位腹部冲击法和仰卧位腹部冲击法。

（1）立位腹部冲击法（用于意识清晰患者）：①施救者站在患者身后，双手环抱患者腰部，一腿在前，于患者两腿之间呈弓步，另一腿在后伸直；如患者无法站立，施救者协助患者采取坐位，并跪在患者身后。②指导患者身体前倾、低头、张嘴，有利于气道异物排出。③施救者一手握拳，拳眼置于患者肚脐与剑突之间（脐上两横指处），用另一只手固定拳头，用力向内向上快速冲击5次。如为肥胖或怀孕者，施救者双臂从患者的双侧腋下环抱患者胸部，一手握拳，拳眼置于两乳头连线中间，另一手固定拳头，用力向内快速冲击。

（2）仰卧位腹部冲击法（用于意识不清患者）：①将患者置于仰卧位，救护者骑跨在患者髋部两侧。②一只手的掌根置于患者腹部正中线、脐上方两横指处，不要触及剑突。另一只手直接放在第一只手的手背上，两手手掌根部重叠。③两手合力快速向内、向上有节奏地冲击患者的腹部。④连续5次冲击后，检查患者噎食是否解除，如果仍旧存在，继续重复冲击，直至患者噎食解除。

六、吞食异物的防范与护理

吞食异物指精神障碍患者在精神症状的影响下吞下非食用物品，吞食的异物种类各异，常见的小物体如纽扣、别针、硬币、电池、刀片、眼镜片、小锁头、指甲刀等，也有较大的物品如体温表、牙刷、筷子等。除此之外，患者有时还会吞服洗手液、沐浴露、洗发露等液体。吞食异物可导致严重的后果，在临床护理中需严加防范，及时发现和正确处理。

（一）护理评估

1. 相关因素 精神障碍患者受幻觉妄想支配而吞食异物；患者因心境抑郁出现自杀、自伤观念而吞食；痴呆及智力发育障碍者由于缺乏对食物的分辨能力而吞食异物；患者由于缺乏自知力不安心住院，为了出院而吞食；也有部分异食症患者动机不明而吞食异物。

2. 吞食异物的表现 吞食异物的危险性视吞食异物的性质不同而定。如为锐利的刀片或玻璃片，以及尖峰的金属物可损伤器官或血管，引起胃肠穿孔或大出血；吞下较多的纤维织物可引起肠梗阻；吞食体温表、洗手液等可引起中毒。

（二）常见护理诊断/问题

1. 有受伤的危险 与吞食异物有关。

2. 应对无效 与社会支持不足、个人缺乏应对技巧有关。

（三）护理目标

1. 患者住院期间不发生吞食异物行为。
2. 患者学会合理的应对方式，能认识吞食异物的后果。

（四）护理措施

1. 吞食异物的防范

（1）风险评估与观察：通过了解患者的病情、诊断和治疗，评估其吞食异物的风险。对高风险患者，应特别关注并加强巡视，确保交接无误。

（2）心理护理与健康教育：与患者建立良好的关系，耐心说明吞食异物可能导致的后果，并了解其需求，增强其控制行为的能力。

（3）物品管理与安全制度：加强对危险物品的管理，确保病房环境安全，防止患者接触危险物品。在治疗过程中，确保安瓿和消毒剂的安全存放。

（4）探视管理：对探视者及外出返院的患者进行安全检查，防止携带危险品进入病室。

2. 吞食异物后的处理 一旦发现患者吞食异物，护士应保持冷静，安置患者，并及时通知医生。根据吞食的异物种类，进行相应的处理。

（1）吞食液体异物：立即采取温水洗胃措施，防止中毒。

（2）吞食固体异物：较小的异物通常可自行排出。但若异物尖锐或带有尖峰，应让患者减少活动，并进食高纤维食物（如韭菜），同时给予缓泻剂帮助排出。期间密切观察排便情况及腹部疼痛、血压等变化。如有异常，立即报告医生，并考虑手术取出。

（3）长形异物：如牙刷、筷子等，应立即通知医生并通过内镜取出。

（五）护理评价

1. 患者是否发生了吞食异物，以及是否发生了伤害。
2. 患者是否认识到吞食异物的危险性，学会积极应对的行为方式。

本章小结

思考题

1. 建立治疗性护患关系过程中分哪几个阶段？
2. 简述抑郁状态的护理要点。
3. 患者出现暴力行为时，护理人员应如何处理？

更多练习

（黄晓玉）

第五章 神经发育障碍患者的临床特点与护理

教学课件

学习目标

1. 素质目标

培训对各类神经发育障碍患者的耐心和爱心，能与照护者共情。

2. 知识目标

（1）掌握：智力发育障碍、孤独症谱系障碍、注意缺陷多动障碍、抽动障碍的临床表现。

（2）熟悉：智力发育障碍、孤独症谱系障碍、注意缺陷多动障碍、抽动障碍的教育与康复训练。

（3）了解：智力发育障碍、孤独症谱系障碍、注意缺陷多动障碍、抽动障碍的发病因素。

3. 能力目标

能根据临床症状识别各类神经发育障碍，并运用护理程序为患者提供针对性护理，对照护者开展支持性心理护理。

案例

【案例导入】

纪某，男，8岁。因语言功能差6余年，抽动、吐口水、吼叫1年入院。患儿自幼人际交往与语言功能障碍，不能与人正常沟通、交流，对父母的呼叫常常不予理睬；语言功能差，行为刻板，经常重复说一句话，重复洗手；不自主地全身抽动，摇头、耸肩、蹬腿、跺足、弹舌、吐口水、咂嘴、吼叫、骂人、说脏话，频繁解小便，对日常生活及学习影响极大。

患儿1岁多时不会讲话，2岁时在培训学校训练1个月后开始讲话，只能讲简单的词语，如“妈妈、爸爸”，现在能表达自己，但是不能与外人正常沟通交流。6岁时在特殊教育学校读书至今，老师反映其比班级其他同学表现优异。从小跟父母一起长大，母亲是会计，父亲是职员，家庭教养方式多包容。患儿平衡能力好，喜欢滑冰、滑雪、画画。

【请思考】

1．梳理本案例中纪某的临床表现。

2．制订适合本案例的康复训练计划。

【案例分析】

神经发育障碍（neurodevelopmental disorder）是一组在发育阶段（18岁之前）起病的疾病，疾病影响大脑的发育，一般出现在发育早期，常发生在学龄前，可能损害个体的社会功能。ICD-11描述神经发育障碍包括智力发育障碍、孤独症谱系障碍、注意缺陷多动障碍、发育性语言障碍、发育性学习障碍、发育性运动共济障碍、刻板性运动障碍。

第一节　神经发育障碍患者的临床特点

一、智力发育障碍

智力发育障碍（intellectual developmental disorder）指个体在神经发育成熟（18岁）之前，因先天或后天不利因素导致智力和社会适应能力发育迟缓，未能达到相应年龄水平为主要临床表现的一类精神障碍。在不同国家和地区，研究者采用调查方法和诊断标准不完全一致，智力发育障碍的患病率有所差异。WHO 1985报道轻度智力发育障碍患病率为3%，中、重度智力发育障碍为0.3%～0.4%。美国（DSM-4）数据显示轻度智力发育障碍患病率为1%，严重智力发育障碍为0.6%。我国1993年在7个地区调查显示智力障碍患病率为0.28%（≥7岁）和0.27%（≥15岁），男性明显高于女性，农村高于城市。

（一）病因与发病机制

1．遗传因素

（1）染色体异常：常染色体和性染色体数目异常，染色体结构异常都可造成个体智力发育障碍，如唐氏综合征。

（2）基因异常：DNA分子结构异常如苯丙酮尿症、半乳糖血症。

（3）先天性颅脑畸形：如家族性小脑畸形、先天性脑积水。

2．围生期有害因素

（1）感染：孕母期细菌、病毒、螺旋体、寄生虫感染可能造成个体出生后智力发育障碍。

（2）药物：孕妇使用某些作用于中枢神经系统、内分泌系统和代谢系统等药物，可能导致个体出生后智力发育障碍。

（3）毒物：孕妇生活环境或者食物中含有铅、汞、放射线等有毒有害物质。

（4）妊娠期疾病和并发症：妊娠糖尿病、高血压、严重贫血、先兆子痫、先兆流产、前置胎盘等疾病都可能造成个体出生后智力发育障碍。

（5）分娩期并发症：胎儿窘迫、脐带绕颈、产程过长、产伤、早产等都可能造成胎儿大脑缺血缺氧而致个体出生后智力发育障碍。

（6）其他：高龄孕妇、孕期吸烟饮酒、营养不良等因素都可能造成个体智力发育障碍。

3. 出生后有害因素

（1）颅脑损伤：脑炎、颅脑感染、颅内出血、颅脑外伤、癫痫等易致大脑缺血缺氧的疾病。

（2）听觉或视觉障碍：导致儿童接收信息通道受阻，造成智力发育受阻。

（二）临床表现

智力发育障碍主要表现为智力低下和社会适应能力缺陷。智力低下指智商（intelligence quotient，IQ）在70以下或者低于同龄人的2个标准差。社会适应能力缺陷生活自理能力及认知、情感、行为各方面落后于同龄人。

1. 轻度　智商为50～69，约占智力发育障碍的85%。患儿表现为语言表达、理解力和分析能力低于同龄人。经过训练，生活能自理，就读小学后，特别是高年级出现成绩落后于其他同学，勉强能小学毕业。成年后智力水平相当于9～12岁正常儿童，经过职业训练后能从事简单的非技术性工作。

2. 中度　智商为35～49，约占智力发育障碍的10%。患儿表现为语言交流和运动迟缓，语言发育差，说话发音含糊不清，词汇量少，无法完整表达意思；运动方面表现为运动不协调，做精细运动困难。成年后智力水平相当于6～9岁正常儿童，经过训练后能完成简单体力劳动，但质量差，生活需要照护者协助。

3. 重度　智商为20～34，占智力发育障碍的3%～4%。患儿表现为语言交流困难，无法完整表述意思；运动发育差，动作笨拙，协调能力极差，无法就读于普通学校，只能就读于特殊学校。成年智力水平相当于3～6岁正常儿童，生活完全需要照料。

4. 极重度　智商在20以下，占智力发育障碍的1%～2%。患儿表现为完全无法交流，常常以尖叫、哭闹表达需求；感知觉发育迟钝，对危险不知道躲避，无防御和自卫能力。

（三）诊断要点

1. 病史　详细收集患儿成长发育史、家族史，父母是否近亲婚配，出生前、围生期及出生后是否存在有害因素的干扰，养育史、既往疾病史及家庭文化、经济、教育状况等。

2. 体格检查　包括患儿的身高、体重、头围、皮肤、毛发及有无头颅、脊柱、颜面五官、肢体、外生殖器等畸形。

3. 心理评估　智力测验，我国常用Wechsler智力测验测评智商，智力低于70属于智力发育障碍，根据智商划分智力发育障碍程度。

4. 辅助检查　根据需要选择辅助检查，包括脑电图、头颅CT或MRI、染色体及基因检测。

（四）治疗与预防

1. 教育和康复训练 智力发育障碍的治疗原则是以教育和康复训练为主。教育和康复训练需要贯穿于智力发育障碍患儿的生活中，因此父母、教师是非常重要的实施教育和康复训练的人员。在康复训练机构接受长程的康复训练，包括语言训练、社交训练、情绪表达与情绪处理训练、日常生活能力训练、认知训练、运动能力训练。总之，智力发育障碍患儿的训练涉及生活的各方面。

2. 心理治疗 重点是针对智力发育障碍患儿和养育者，智力发育障碍患儿的心理治疗主要针对患儿的情绪和行为，智力发育障碍患儿常常因为无法表述，无法理解他人意图而产生情感爆发、冲动伤人或者自伤行为，同时造成无法与同伴正常交往，因此患儿会情绪表达、情绪管理、与同伴社交是心理治疗的重点。行为治疗也是非常重要的，采用正强化、负强化、消退等行为治疗方式可减少患儿冲动、攻击及自伤行为。

3. 药物治疗

（1）病因治疗：对于病因明确者，如先天性脑积水、苯丙酮尿症、脑外伤等，需要针对病因及时进行治疗。

（2）对症治疗：智力发育障碍患儿常常出现情感爆发、冲动行为、睡眠障碍、焦虑、抑郁，甚至出现幻觉等精神症状，因此，临床可以对症使用抗精神病药物及抗焦虑、抗抑郁药物。

二、孤独症谱系障碍

孤独症谱系障碍（autism spectrum disorders，ASD）被用于涵盖具有典型或不典型、全部或非全部孤独症特征的所有病例，儿童孤独症是孤独症谱系障碍中最常见的疾病，2005年Fombonne综述了14个国家40年期间所做的34项调查结果，估计孤独症的患病率为1.3‰，在我国，孤独症或孤独症谱系障碍的流行病学调查尚不充分，2013年一篇系统综述报道我国孤独症谱系障碍患病率为2.45‰。

（一）病因与发病机制

1. 遗传因素 无论家系调查、细胞遗传学研究，还是分子生物学研究，均显示孤独症谱系障碍与遗传因素关系密切，遗传度高达80%～90%。

2. 脑结构功能异常 脑结构眼界显示，部分孤独症谱系障碍患儿的脑发育轨迹不同于正常。

3. 神经生化因素 研究发现多种神经递质与孤独症谱系障碍相关，如5-羟色胺（5-HT）、多巴胺（DA）、γ-氨基丁酸（GABA）。

4. 免疫学因素 研究显示，部分孤独症谱系障碍存在免疫系统异常，如T淋巴细胞、B淋巴细胞、炎性细胞因子。

（二）临床表现

1. 社会交往障碍 社会交往障碍是孤独症谱系障碍的主要症状之一，患儿缺乏社会交往的兴趣，缺乏社会交往技巧。常见为回避眼神交流，对呼唤缺少反应，充耳不闻，无法遵守游戏规则，常常独自玩耍，拒绝拥抱，与同伴玩耍时常常推搡、抓扯伙伴，很难与同伴建立友谊。

2. 语言障碍 语言障碍也是孤独症谱系障碍的主要症状之一，患儿常常出现缄默少语，词汇贫乏，当自己有需求时，常常以哭闹、抓扯照护者衣服、手指的方式表达，人称代词分辨困难，分不清你、我、他（她）。

3. 兴趣狭窄和行为刻板 孤独症谱系障碍患儿兴趣范围狭窄，不喜欢新的玩具，他们可能过度痴迷于某些物品，比如转动的风扇、风车、纸盒、水管，看固定的电视节目，比如固定的广告、某一动画片。如果家长拿走他们喜欢的物品，试图让患儿玩新的玩具或者电视换频道，患儿常常哭闹抗拒。患儿要求生活方式和周围环境固定不变，如吃固定的食物、穿固定的鞋袜、走固定的路线，如果发生变化则哭闹，患儿常常出现刻板重复的行为，比如反复拍手、转圈、蹦跳等。

4. 其他症状 孤独症谱系障碍患儿常伴有感知觉异常，如对疼痛感觉迟钝，对触、痒、汽笛声、犬吠声却难以忍受。孤独症谱系障碍患儿常常伴有智力发育障碍、抽动障碍等其他发育障碍性疾病。

（三）诊断要点

1. 病史 详细询问家族史、孕产史、成长史，进行全面的精神检查。

2. 体格检查 检查躯体发育情况，如头围、面部特征、身高、体重、有无先天畸形，视觉、听觉有无障碍。

3. 心理评估 常用筛查量表包括孤独症行为量表、克氏孤独症行为量表、儿童孤独症评定量表等。

4. 辅助检查 根据需要选择辅助检查，包括脑电图、诱发电位、头颅CT或MRI、遗传学检查。

（四）治疗与预防

1. 教育和训练 目前孤独症谱系障碍的病因及发病机制还未完全阐明，生物技术干预缺乏可靠依据，教育和康复训练是目前孤独症谱系障碍主要治疗途径。教育和训练主要针对患儿社交能力、认知功能、语言发育能力、动作技能、生活自理能力等方面进行。

2. 对症治疗 针对患儿的精神症状、情绪症状、睡眠问题进行相应的药物治疗。

3. 家庭指导和心理支持 孤独症谱系障碍是一个严重影响患儿社会功能的慢性疾病，教育和训练需要贯穿于患儿的生活中，照护者对患儿的教育和训练是最重要的干预途径，因此针对照护者进行教育和康复训练指导非常重要。孤独症患儿家庭负担重，照护者心理压力巨大，因此需要加强对照护者的心理支持，使家长能面对现实，保持情绪稳定，以积极心态面对生活。

知识拓展

孤独症谱系（ASD）障碍儿童睡眠障碍的行为治疗方法

《ASD儿童青少年失眠识别、评估和管理的实践路径》专家共识指出，失眠的治疗应从父母教育/行为干预开始。因ASD儿童受其症状及共患疾病的影响，如智力缺陷、感觉统合失调、沟通能力差、社交反应能力有限等对其睡眠习惯的调整会更为困难，但ASD儿童对刻板、重复活动的偏好可能有助于其适应性睡眠程序的建立（表5-1）。

表5-1　ASD障碍儿童睡眠障碍的行为治疗方法

行为治疗方法	实施内容
消退法	父母设置固定的就寝和起床时间，忽视孩子在这期间的不适应睡眠行为
逐渐消退法	父母等待固定或逐渐延长的时间间隔后，对孩子进行简短安抚，避免强化就寝抵抗行为
积极就寝程序	父母为孩子制订规律的、安静的就寝常规活动，并严格遵守
渐变就寝时间	父母暂时推迟孩子的就寝时间，使其接近孩子实际入睡的时间

注：ASD儿童青少年的行为干预通常是短期、多成分、以目标为导向的，旨在改变导致其睡眠障碍的思维方式和行为。

三、注意缺陷多动障碍

注意缺陷多动障碍（attention deficit hyperactivity disorder，ADHD）主要表现为与年龄不相称的注意力容易分散、注意持续时间短暂、不分场合的过度活动和情绪冲动，常伴有学习能力低下、人际交往障碍、品行问题。注意缺陷多动障碍的患病率一般报道为3%～5%，男女比例为（4～9）：1。注意缺陷多动障碍常见于学龄期儿童，但有70%的患儿症状持续到青春期，30%～50%的患儿症状持续到成年期。

（一）病因与发病机制

1. 遗传因素　研究发现一个儿童患有注意缺陷多动障碍，其家庭成员罹患注意缺陷多动障碍的风险是普通人群的5倍，双生子一个患有此病，另一个儿童患病危险性是80%～90%。

2. 神经因素　神经生化研究发现，去甲肾上腺素（NE）、多巴胺（DA）、5-羟色胺等递质紊乱与注意缺陷多动障碍相关。

3. 围生期有害因素　孕产期吸烟、饮酒、感染、中毒、营养不良、长期X射线暴露等不和因素都可能是注意缺陷多动障碍的影响因素。

（二）临床表现

1. 注意障碍　注意集中短暂和注意容易分散是注意缺陷多动障碍最常见症状，患儿常常表现为不能专心做事，上课注意力不集中，常常忘记事情，丢三落四。

2. **活动过多**　指个体躯体活动言语量过分增多，超出了同龄个体应有的水平，表现为精力旺盛，在不恰当的场合走来走去或者爬上爬下，难以安静参加活动；上课坐不住，在座位上扭来扭去，小动作多，或者无故离开位置，在不恰当时机打断别人说话或者接话。

3. **冲动**　也是注意缺陷多动障碍患儿的核心症状之一，常常表现为行为鲁莽、不计后果。忍耐力低，难以遵守规则，比如排队、轮流游戏方面常常喜欢插队。容易与同伴发生冲突，容易发脾气。

4. **社交障碍**　由于注意缺陷多动障碍患儿成绩差、多动、容易破坏规则、发脾气等原因，常常惹祸，因此，难以被同伴、老师接受，导致人际关系差，没有好朋友。

5. **学习困难**　大部分患儿智力正常，但是由于注意力不集中，做事无耐心，导致学习成绩不稳定，时好时坏。

（三）诊断要点

1. **病史**　详细询问家族史、孕产史、成长史。

2. **症状标准**　注意缺陷多动障碍主要根据临床症状进行诊断，持续的注意缺陷和/或多动-冲动症状、社交障碍、学习困难等，症状持续6个月以上。

（四）治疗与预防

1. **药物治疗**　ADHD药物治疗主要分为中枢兴奋剂和非中枢兴奋剂两大类，我国常用的中枢兴奋剂是哌甲酯及其控释剂（专注达），非中枢兴奋剂包括托莫西汀、三环类抗抑郁药、5-羟色胺再摄取抑制剂（SSRI）。

2. **教育和培训**　选择适合患儿的教育方式，避免体罚或者粗暴的教育方式，利用鼓励、奖励方式激发患儿积极性。患儿接受执行功能训练，包括社交训练、提升专注力训练、运动训练、情绪管理训练等，为了促进患儿参与积极性，可以辅助VR动感训练、计算机辅助训练等方式。

3. **家庭指导和心理支持**　父母训练在ADHD患儿干预中非常重要，ADHD父母教养方式可以预测和调节儿童的长期负性结局，父母训练聚焦于父母处理亲子关系和家庭关系的技能、情绪管理技能、正强化行为激活方式、帮助孩子回归有序生活等内容。照护者面临的心理压力大，需要给照护者心理支持，让他们有平和的心态面对患儿。

四、抽动障碍

抽动障碍（tic disorder）是一种起病于儿童和青少年时期，以不自主的突发、快速、重复、非节律性、刻板的单一或多部位肌肉运动和/或发声抽动为特点的一种复杂的、慢性神经精神障碍。据报道，5%～20%的学龄儿童曾有短暂性抽动障碍，慢性抽动障碍在儿童少年期患病率为1%～2%，男性多见，男女比例为（6～9）：1。

（一）病因与发病机制

1. **遗传因素**　目前研究表明抽动障碍与遗传因素有关，但未找到确切的致病基因，大多学者认为该病是多基因遗传，遗传方式可能为常染色体显性遗传。

2. 神经因素 患儿可能存在多巴胺活动过度或受体超敏；谷氨酸水平增高；去甲肾上腺素功能失调；5-羟色胺水平降低、乙酰胆碱活性降低等多种复杂情况。

3. 环境因素 抽动障碍明显与心理压力和紧张有关，研究也证实应激可诱发有遗传易感性的个体发生抽动障碍。

（二）临床表现

1. 短暂性抽动障碍 是儿童期最常见抽动障碍类型，男孩多于女孩。以单纯性或一过性肌肉抽动为特征，临床表现为突然的、重复的、刻板的一种或多种运动性抽动和/或发声性抽动。运动性抽动常为面部、头颈及手臂的抽动。发声性抽动也很常见，表现为吸鼻、清嗓子、吼叫。

2. 慢性运动或发声抽动障碍 以病程长，抽动形式相对单一，持续、刻板为特点。主要临床表现为一种或多种运动抽动，或者发声抽动，但是运动抽动和发声抽动并不同时存在。

3. 抽动-秽语综合征 又称Tourette综合征（Tourette syndrome，TS），TS是临床治疗最困难的一种类型，本病可以迁延致残。起初症状与短暂运动性抽动障碍相似，抽动较轻或者且持续时间短，随着时间的推移，抽动持续时间越来越长，抽动形式越来越多样化，如挤眉弄眼、拍打、触摸、旋转、跳跃等。通常在运动抽动出现1～2年后出现发声抽动，早期发声抽动为简单性抽动，如清嗓声、唧唧声、咕噜声、咳嗽声，此后出现复杂的发声抽动，突然出现不适宜的单词、短语、重复语言、模仿语言等，约1/3患者出现秽语症状。

（三）诊断要点

1. 病史 详细询问家族史、孕产史、生长发育史。

2. 心理评估 询问患者有无造成精神紧张的心理社会因素，如学习压力、父母教育压力、人际关系压力等。

3. 症状标准 抽动障碍主要根据临床症状进行诊断，18岁前出现运动型抽动和发声抽动，排除其他疾病即可诊断抽动障碍，再根据临床表现特征和病程再确定临床类型。

（四）治疗与预防

抽动障碍的治疗分为药物治疗和非药物治疗。药物治疗主要有氟哌啶醇、舒必利、利培酮、喹硫平、奥氮平等。非药物治疗主要包括支持性心理治疗、家庭治疗、行为治疗等。

第二节　神经发育障碍患者的护理

一、护理评估

（一）一般状况评估

一般状况评估包括患者年龄、性别、受教育程度、家族史、既往身体健康状况、母孕期状况、生产期状况、成长史。

（二）生理状况评估

患者生理发育状况包括身高、体重、有无生理发育问题。

（三）心理-社会状况评估

心理-社会状况评估包括患者家庭环境、经济状况、学校环境、同伴关系，近段时间有无被虐待、被霸凌状况。

（四）精神状况评估

精神状况评估包括患者记忆力、计算能力、理解力、智力状况如何；有无情绪不稳、易激惹、焦虑、抑郁状况；有无怪异行为、固执刻板行为、冲动攻击行为。

二、常见护理诊断/问题

1. **有受伤、伤人的危险**　与冲动行为有关。
2. **焦虑/恐惧**　与无法表达情绪有关。
3. **沟通障碍**　与言语发育障碍有关。
4. **社交障碍**　与社交功能缺陷有关。
5. **生活自理能力下降或缺陷**　与智力低下有关。
6. **低自尊**　与社交功能缺陷、学习能力下降有关。
7. **有儿童发展延迟的危险**　与活动增多，进食少有关。
8. **健康自我管理无效**　与智力低下、认知功能下降有关。
9. **家庭认同紊乱综合征**　与家庭成员不接受现状有关。

三、护理目标

1. 学会冲动行为管理，保障患儿不伤害自己和他人。
2. 患儿能表达情绪和管理情绪。
3. 逐步学会言语表达，提升沟通技巧。
4. 逐步学习社交技能，社交技能逐步提高。
5. 逐步学会生活自理，提升生活自理能力。
6. 学会悦纳自我，逐步提升自尊。
7. 饮食摄入均衡，营养状态正常。
8. 逐步学会健康自我管理。
9. 逐步帮助家庭成员接受现状。

四、护理措施

（一）基础护理

1. **饮食护理**　注意食物的色香味，促进患儿食欲；饮食均衡搭配，摄入营养丰富的食物；多动症患儿需要提供安静的环境，让患儿能专心进食。

2. 睡眠护理　神经发育障碍的患儿常常伴有睡眠障碍，保持环境安静、温适度适宜、枕头、被子舒适。

3. 个人卫生护理　注意冷暖，训练生活自理能力，每天定时洗漱，定期洗澡，换洗衣服。

（二）安全护理

注意自伤和冲动的预防，保障个体自身和他人的安全。注意环境的安全，避免患儿接触刀、剪等危险物品；教会患儿正确表达需求；密切观察情绪变化，有出现自伤的先兆时及时给予干预；避免激惹患儿，交流时注意语音和语量。

（三）症状护理

1. 语言发育　神经发育障碍的患儿常存在言语发育障碍，造成语言表达能力差，护士需要有耐心，循循善诱。

2. 行为观察　神经发育障碍的患儿常伴有冲动行为，严重者伴有自伤行为，护士需要观察患儿行为症状，及时进行安抚，减少冲动行为及自伤行为。

3. 社会交往　神经发育障碍的患儿常存在社交障碍，临床中需要观察患者的社交情况，引导孩子社交。

4. 认知能力　神经发育障碍的患儿常存在认知功能下降，护士需要观察患者的计算力、记忆力、思考问题的能力。

（四）药物护理

1. 监护服药　神经发育障碍的患儿因为病情原因，常不配合服药，临床中发放口服药注意发药到口。

2. 观察药物作用　严密观察药物作用和不良反应，如果出现药物不良反应，及时与医生沟通并客观记录。

3. 特殊药物的管理　注意缺陷多动障碍患者常服用哌甲酯，哌甲酯属于一类精神病药物，药物的管理和服用都有特殊要求，需要上锁保管，发放药物时需要2名有执照的护士核对并签名。

（五）心理护理

1. 鼓励患儿表达情绪　鼓励患者言语表达情绪，让周围人能理解自己，学会用适当的词语如生气、郁闷、烦恼、难受、痛苦、高兴、愉悦等词语表达情绪。

2. 鼓励患儿表达需求　鼓励患儿言语表达需求，学会怎样合理提出需求、在什么场合提出需求、用什么方式提出需求、提需求的时候关注对方心理、当需求无法满足时如何应对。

3. 提升患者自尊　及时发现患儿散光点，及时给予表扬和赞赏；当患儿遇到困难时，及时鼓励患儿，适当协助完成；避免责骂、打击患儿自信心；在患儿难以完成任务时，要有耐心，激发患儿的积极性。

4. 照护者心理支持　神经发育障碍患儿的家庭照护者都面临巨大的心理压力，有的家长具有高期望，发现事实并非如愿，则出现情绪崩溃；有的家长悲观绝望，觉得完全看不到希望，因此可能出现虐待儿童。对照护者及时给予理支持，调整心态，以科学的态度面对患儿。

（六）健康教育

1. **疾病知识**　向家长讲解疾病的特点、发病原因、临床表现、治疗前景。

2. **康复相关知识**　向家长讲解康复训练对患儿疾病康复的重要性，神经发育障碍属于发育性疾病，康复训练是促进患儿语言、行为、思维发育非常重要的途径。

（七）康复训练

1. **生活自理能力训练**　训练患儿洗漱、穿衣、吃饭、如厕。

2. **语言训练**　训练患儿发音、言语表达、言语理解能力。

3. **感觉统合训练**　训练患儿感知觉、运动协调能力。

4. **社交训练**　训练患儿如何与人打招呼、怎样与人分享食物或者玩具、如何遵守游戏规则。

5. **认知功能训练**　训练患儿理解力、记忆力、计算能力。

6. **对照护者的训练**　对照护者进行训练，让照护者掌握训练的技巧和方法，在生活中训练患儿。

五、护理评价

1. 患者针对自己、他人的冲动行为是否改善。
2. 患者情绪表达和管理能力是否提升。
3. 患者是否提升沟通能力。
4. 患者社交技能是否提高。
5. 患者能否自理生活。
6. 患者是否悦纳自我，自尊心得以改善。
7. 患者营养状况是否得到改善。
8. 患者健康自我管理是否提升。
9. 家庭成员对患者疾病的接受程度如何。

本章小结

思考题

1. 简述注意缺陷多动障碍的临床表现。
2. 简述孤独症谱系障碍的临床表现。
3. 简述针对中度智力发育障碍患者的教育与康复训练方案。

更多练习

（黄雪花）

第六章 精神分裂症及其他原发性精神病性障碍患者的临床特点与护理

教学课件

学习目标

1. 素质目标

（1）培养分析临床问题与解决问题的能力。

（2）在临床、社区、社会中遇到异常精神活动的个人或群体时，能正确、客观地认识，并维护其利益与尊严。

2. 知识目标

（1）掌握：不同类型精神分裂症的主要护理问题及护理措施。

（2）熟悉：精神分裂症的基本概念、临床表现、临床分型及治疗原则。

（3）了解：精神分裂症的诊断标准与鉴别要点。

3. 能力目标

（1）能将知识运用到临床实践，对精神分裂症患者进行全面评估，并制订有效的护理计划。

（2）能早期识别和预防患者的风险行为，采取正确有效的处理措施。

案例

【案例导入】

李先生，26岁，未婚，无业人员。因再发自语、疑人迫害、脾气大1周，总病程9年入院。患者9年前因无明显诱因出现凭空闻声，家属将其带至医院就诊，确诊为“精神分裂症”。出院后患者坚持服药，症状控制尚可，期间完成高中及大学学业。1周前，患者不愿意复诊，并自行停药，逐渐出现话多，与父亲讲时事政治新闻，通宵打游戏，2天前与母亲发生争吵，称“爸爸在水里下毒，我不是爸妈的亲生儿子，周围人在用WiFi监视自己”。1天前，患者无故对父母拳打脚踢，摔毁东西。家属遂将其送至医院就诊治疗。

【请思考】

1. 该患者出现了哪些精神症状？

2．该患者目前最主要的护理问题是什么？
3．针对主要的护理问题，其护理措施有哪些？

【案例分析】

第一节　精神分裂症患者的临床特点

一、概述

精神分裂症（schizophrenia）是常见的重性精神障碍，表现为认知、思维、情感、意志行为等异常，部分患者会伴有人格变化、认知功能和社会功能受损等，通常起病于青春期晚期和成年初期。根据2019年中国流行病学数据统计，我国约有900万人确诊为精神分裂症，作为一种迁延性、高复发率和高致残率的精神疾病，个体可能经历心理痛苦、失去工作能力、人际关系疏离等问题。同时疾病还会给患者的家庭和社会带来巨大负担。目前，精神分裂症在全球疾病负担排行中位列前20名，已成为重大的公共卫生问题。

知识拓展

精神分裂症概念的演变

精神分裂症这一概念最初由瑞士精神病学家保尔·厄根·布洛伊勒（Paul Eugen Bleuler）于1908年引入，用以替代埃米尔·克雷佩林（Emil Kraepelin）的“早发性痴呆”（dementia praecox）概念。布莱乌勒强调的不是认知功能的退化，而是思维、情感和行为之间的“分裂”或缺乏协调。随着时间的推移，对于精神分裂症症状、病因及分类的理解发生了显著变化，特别是在精神病学诊断标准方面，随着国际疾病分类（ICD）和美国精神障碍诊断与统计手册（DSM）的更新，精神分裂症的诊断标准也随之更新。

二、病因与发病机制

精神分裂症的发病机制是多种因素共同作用的结果，包括遗传、神经生化异常、神经发育异常、社会心理等多方面因素，其具体机制仍在不断探索中。

（一）遗传

在精神分裂症的家系调查中发现，精神分裂症患者的直系亲属，其患病率远高于一般人群。孪生研究进一步揭示了遗传因素的作用。在同卵双胞胎中，如果其中一人患有精神分裂症，另一人患病率是异卵双胞胎的数倍。这也说明遗传因素在精神分裂症的发病过程中起到关键作用。

（二）神经生化异常

1. 多巴胺（dopamine，DA）假说　该假说于20世纪60年代被提出。多巴胺假说认为，精神分裂症患者脑内多巴胺量的失衡及多巴胺受体活性失调是引发精神分裂症的原因之一，假说基于观察多巴胺前体（如L-DOPA）和多巴胺释放剂（如安非他酮）能够引发类似妄想型精神分裂症的症状，而那些能够减少大脑多巴胺活性的药物（如传统抗精神病药）则能够缓解这些症状。更具体的是，多巴胺假说强调大脑中特定类型的多巴胺受体，如D_2受体的过度活化与精神分裂症的阳性症状（如幻觉、妄想）有关。传统抗精神病药物则是通过阻断D_2受体减轻这些症状。近年的研究证明，大脑中不同区域（如前额叶和纹状体）多巴胺系统活动的不平衡可能与疾病症状有关。例如，前额叶多巴胺活动降低可能与阴性症状（如社交功能减退、情感淡漠）及认知功能障碍有关。

2. 5-羟色胺（5-hydroxytryptamine，5-HT）假说　20世纪70年代就有不少学者认为精神分裂症可能是脑内5-HT与多巴胺之间失去平衡所致，特别是多巴胺功能亢进，5-HT功能低下易导致精神分裂症。Delisi等研究发现慢性精神分裂症患者有5-HT功能亢进，这类患者全血中的5-HT明显高于正常对照组。另外，Rotman等发现急性精神分裂症患者血浆5-HT含量明显低于正常对照组。

3. 谷氨酸假说　近来谷氨酸假说在精神分裂症发病机制中逐渐受到重视，谷氨酸是一种脑内兴奋性氨基酸，不能通过血脑屏障，广泛分布在中枢神经系统。研究发现，谷氨酸受体拮抗剂如环苯己哌啶和氯胺酮中毒后，人们往往表现出类精神分裂症样症状，谷氨酸假说认为谷氨酸受体功能减退构成了精神分裂症早期阶段的发病基础，而长久的进展则导致精神分裂症的慢性化。

4. 肠道微生物群-大脑轴　简称脑-肠轴（brain-gut axis），指肠道微生物与中枢神经系统之间的双向信息交流网络。肠道微生物基于“脑一肠轴”，通过免疫系统、内分泌系统、代谢系统等影响中枢神经系统。研究发现，相较于健康人群，精神分裂症患者的肠道菌群更为紊乱，肠道微生物的多样性、丰富度显著下降。而精神分裂症患者常伴有非药物因素所致的胃肠道症状，也提示“脑-肠轴”的交互影响。

（三）神经发育异常

1. 早期大脑发育异常　神经发育假说认为，精神分裂症患者在早期大脑发育阶段（甚至是在胚胎期或新生儿期）就可能出现了神经细胞生成、迁移、分化，以及突触的形成和剪裁等过程异常，从而构成发病的基础。

2. 青春期大脑重组的影响　青春期是大脑结构和功能重组的重要时期。神经发育假说认为，此阶段患者的大脑因无法正常完成这些重组过程，从而导致精神分裂症的发生。

（四）社会心理因素

研究发现，高冲突的家庭氛围、童年期的创伤经历、长期遭受社会孤立、失业或学业失败、重要人际关系的丧失、个体性格（内向、敏感、孤僻多疑）等均是精神分裂症发病的危险因素，这也证实社会心理因素是精神分裂症发病的诱导因素之一。但目前未有研究证实社会心理因素会对精神分裂症最终病程的发展产生影响。

三、临床表现

精神分裂症的临床表现错综复杂，不同类型、不同阶段的临床表现可能具有较大差异，但这些临床表现具有一定特征性，即为认知、情感、意志行为的不协调和脱离现实环境的特点。

（一）前驱期症状

在精神分裂症的发病早期，患者往往已开始出现行为方式和态度的异样改变，但这些变化较为缓慢，持续数月到数年，且并非典型的精神病性症状，有学者认为这是向精神病性症状过渡的前驱时期。

精神分裂症常见的前驱期症状可概括为以下几个方面。①情绪改变：焦虑抑郁、情绪不稳、易激惹等。②认知改变：出现各种稀奇古怪的想法或观念。③感知改变：注意力减退，对自我和外部环境的感知发生变化。④行为改变：工作和社交能力下降，兴趣减退或丧失，性格敏感多疑。⑤躯体症状：出现各种躯体不适感，如头痛、精力缺乏、躯体疼痛、消化道不适，睡眠周期颠倒和食欲发生变化。主要的前驱症状按出现频率递减：注意减退、动力和动机下降、精力缺乏、抑郁、睡眠障碍、焦虑、社交退缩、敏感多疑、角色功能受损和易激惹。

前驱期往往容易被忽视或误解为性格的暂时性变化，从而延误最佳治疗时期，而未治疗期的持续时间越长，患者的临床结局愈差，如果在此期能及时发现并进行干预治疗，那就可能降低精神分裂症的发病概率并改善治疗结局。

（二）感知觉障碍

幻觉是精神分裂症最为突出的感知觉障碍，幻听、幻视、幻嗅、幻味、幻触均可能出现，其中又以幻听最为常见。幻听可以是非语言性的，如音乐旋律、电话铃声、机械运转的噪声、鸟鸣或其他自然界的声音。而言语性幻听较非言语性幻听更为常见，如争论性幻听能听到两个或多个声音在争论，争论的内容往往与患者有关；又如评论性幻听，这些声音往往会对患者评头论足；又如命令性幻听，声音往往会发出具体的命令或指示。需要注意的是，在临床工作中需要十分警惕命令性幻听的发生，因为这些声音可能会让患者做出伤害自己或他人的行为，而患者通常难以违抗命令性幻听。幻视也是较为常见的幻觉，患者会在没有外部刺激的情况下看见了不存在的图像或场景，如色彩斑斓的光点、线条、具体的人物或动物等。幻嗅、幻味、幻触较为少见，这类幻觉一旦出现，还需要判定是否由于躯体疾病、中毒、物质滥用或脑器质性疾病所致。

精神分裂症患者的幻觉体验可以是真性幻觉，其幻觉内容非常明确、生动且鲜明，仿佛直接来源于外部世界并通过感官体验获得；也可以是假性幻觉，其特点是幻觉内容模糊、不鲜明且缺乏生动性，似乎源自个体的内在心理空间，通常不通过传统的感官途径感知。例如，患者可能不是通过耳朵听到声音，而是在内心“感觉”到有声音在说话。

（三）思维障碍

思维障碍是精神分裂症众多症状中最主要、最本质的症状，临床表现多样化，因此导致患者认知、情感、意志行为等精神活动的不协调与脱离现实，即所谓“精神分裂”。

1. 思维形式障碍 又称联想障碍，是精神分裂症最具有特征性的症状之一。本病主要表现为思维联想过程缺乏连贯性和逻辑性，可以通过患者的言语及书写的内容观察发现。在与患者交谈时，其说话经常游移于主题之外，在回答问题时，句句答不到点子上，但句句似乎又都沾点儿边，令听者抓不到要点（思维散漫）；病情严重者，言语支离破碎，根本无法交谈（思维破裂）；有时患者表现为逻辑推理的顺序或结构被扭曲或颠倒（逻辑倒错性思维）；有时患者会对事物作一些不必要的、过度具体化的描述（病理性赘述）；有些患者使用普通的词句、符号甚至动作来表达只有本人才能理解的意义（病理性象征性思维）；有时患者创造新词或符号，并赋予特殊意义（词语新作）；或者中心思想无法捉摸，缺乏实效的空洞议论（诡辩症）。

2. 思维内容障碍 主要指妄想。患者的妄想往往荒谬离奇、容易泛化（不再局限于特定的主题或对象，扩展到更广泛的事物或情境上）。在疾病初期，患者可能对自己的一些明显不合逻辑的思想持怀疑态度，但随着时间的推移和疾病的发展，这些病态的信念渐渐与患者的认知融合。妄想可能会突然间出现，这种突发性妄想似乎与患者的过往经历、当前环境或当时的心理状态无关（被称为原发性妄想）。妄想也可能是逐步形成的，或者是由情绪障碍、幻觉、内在的不适感和被动体验引发的（即继发性妄想），如抑郁症患者的自罪妄想、躁狂患者的夸大妄想。

最常见的妄想类型包括被害妄想（认为他人要谋害自己）及关系妄想（认为他人的言行或其他环境因素是关联自己的）。其他常见的妄想还包括影响妄想（认为自己的精神活动受到外力干扰）、被洞悉感（认为自己所想的事已被他人知道）、被监视感（认为自己被他人监视）、嫉妒妄想（认为伴侣对自己不忠诚）、钟情妄想（认为他人爱恋自己）、非血统妄想（认为自己非父母所生或孩子非自己亲生）和特殊意义妄想（认为周围平常的事情不仅与自己有关系，还含有特殊含义）等。

（四）情感障碍

情感淡漠与情感不协调是精神分裂症的重要症状，情感淡漠最早涉及较为细腻的情感，如亲人的体贴，对同事的关心、同情等。患者逐渐对周围世界、事件或人际关系缺乏兴趣或动力。情感反应也逐渐减少，表现得不关心自己的生活状况，对以往感兴趣的活动不再热情，甚至对亲近的亲友也显得冷漠。情感不协调指的是患者的情感反应与实际情境不相匹配。例如，在讨论严肃或悲伤的话题时笑出声来，或在应该感到高兴的时刻表现出忧郁或无动于衷的情绪。情感不协调反映了患者在情感表达和体验方面的失调。

抑郁、焦虑、恐惧等负性情感也是精神分裂症较为常见的情感障碍，约80%的患者在疾病过程中可有此症状。主要见于疾病前驱期或恢复期或轻症患者，易导致误诊。

（五）意志与行为障碍

意志减退和快感缺乏是较为常见的症状。意志减退表现为患者的活动减少，缺乏主动性，行为变得懒散、被动、回避，有些患者甚至连续几小时不语不动，严重者终日卧床，孤僻离群，个人生活不能自理，甚至本能欲望也缺乏。快感缺乏表现为持续存在的、不能从日常活动中发现和获得愉快感，尤其是对即将参与的活动缺乏期待快感，约一半的精神分裂症患者存在快感缺乏。

四、诊断要点

精神分裂症的诊断需要结合病史、临床症状、病程特征及体格检查和实验室检查的结果来做出。目前临床常用的精神分裂症诊断标准有美国《精神障碍诊断统计手册》第5版（DSM-5）、世界卫生组织制定的《国际疾病与分类》第11次（ICD-11）修订版和《中国精神障碍分类与诊断标准第4版》（CCMD-4）。以下介绍ICD-11的诊断要点。

1. ICD-11诊断标准　至少具备下列症状中的2项（根据个体报告，或通过临床医生或其他知情者观察），且症状在1个月或1个月以上的大部分时间内持续存在，其中至少有1项症状符合a ～ d中的任何1项，和/或符合e ～ h中的至少2项。

a.持续的妄想（如关系妄想、被害妄想、夸大妄想）。

b.持续的幻觉（可以出现任何形式的幻觉，但最常见的是听幻觉）。

c.思维形式障碍（如思维鸣响、思维被插入、思维破裂）。

d.被动体验、被影响或被控制体验（如个体体验到其感觉、动机、行为或思想不是由自己产生的、作为被他人强加的或被抽走或思维被广播）。

e.阴性症状（如情感淡漠、思维贫乏或言语贫乏、意志缺乏、社交缺乏或兴趣缺失）。

f.明显的行为紊乱，可以出现在任何有目的的活动中（如个体表现出怪异的或无目的的行为，或不可预知、不恰当的情绪反应干扰的行为）。

g.精神运动性症状（如紧张症行为，可表现为激越、作态、蜡样屈曲、违拗、缄默或木僵）。

h.思维过程中断或被插入无关语，导致言语不连贯或不切题，或词语新作。

2. 排除标准

（1）非其他躯体疾病所致（如脑肿瘤、癫痫）。

（2）非物质或药物作用于中枢神经系统所致（如皮质类固醇的效应）。

（3）非戒断状态（酒精戒断）。

五、治疗

抗精神病药物治疗是精神分裂症的首选治疗。但随着全病程治疗理念的推广，社会心理治疗干预、工娱治疗、职业治疗、个案管理等针对患者症状管理和社会功能康复的综合治疗手段也起到重要作用。此外，物理治疗如改良电抽搐治疗也是可选的治疗方法。

（一）药物治疗

1. 药物选择原则　应综合考虑患者的服药依从性、药效、耐受度、长期治疗方案、既往治疗经历、年龄、性别和经济条件等因素进行决策。对口服药物治疗依从性不佳的患者，可考虑长效注射针剂。考虑到抗精神病药物对不同个体的治疗效果存在差异，因此药物治疗需针对患者进行个体化的调整。

2. 药物使用原则 建议早期、足量（个体化的最低有效剂量）、足疗程、单一用药、个体化用药的原则。一旦确诊精神分裂症，应尽早开始抗精神病药物治疗。通常建议使用单一药物治疗，从较低剂量开始，根据药物特性和患者的反应逐步增加至推荐的有效剂量。治疗期间原则上不建议减少药物剂量。在维持治疗阶段，可以根据复诊情况适当调整剂量，但需根据个体情况决定。一般不建议突然停止抗精神病药物治疗，大剂量用药需密切评估有无不良反应的发生。

3. 药物治疗程序 急性治疗期（一般4～6周），其主要目的是控制精神病性症状，防止症状所致的继发性伤害；巩固治疗期（至少6个月），主要目的是防止已控制的症状复发，并进一步改善阴性症状；维持治疗期（时间不定），目的是维持症状缓解的状态，改善社会功能和提高生活质量。对于首次发作、病程缓慢或有多次复发历史的患者，维持治疗应至少持续5年或更长时间，部分患者可能需要终身服药。对于急性发作且迅速完全缓解的患者，维持治疗的时间可以相对缩短，但须向患者及其监护人明确停药的潜在风险。

4. 抗精神病药物的分类

（1）第一代（典型）抗精神病药（first generation antipsychotics，FGAs）：指作用于中枢D_2受体的抗精神病药物，此类药物自20世纪50年代以来广泛应用于临床治疗各种精神疾病。

（2）第二代（非典型）抗精神病药（second generation antipsychotics，SGAs）：指多巴胺（DA）-5-羟色胺（serotonin）受体拮抗剂（SDAs），这类药物由于作用广谱、引发锥体外系反应的概率更小，目前为临床主流的抗精神病药物。

（二）物理治疗

改良电抽搐治疗是临床治疗精神分裂症常用的物理治疗。对于药物治疗效果不佳或有拒食违拗、紧张性木僵、自杀行为、严重暴力行为的精神分裂症患者，急性治疗期可以考虑使用改良电抽搐治疗。

（三）社会心理治疗

社会心理治疗是治疗精神分裂症的另一种重要手段。有效的社会心理治疗对于提高精神分裂症患者服药依从性、降低复发率、缓解痛苦、改善社会功能及生活质量具有重要意义。因此，在精神分裂症的治疗过程中，药物治疗和社会心理治疗的结合是优化治疗策略的关键。常用的社会心理治疗包括家庭治疗、认知行为疗法、社会技能训练、艺术治疗、依从性治疗等。

第二节　其他原发性精神病性障碍概述

一、分裂情感性障碍

分裂情感性障碍（schizoaffective disorder，SAP）是一组精神分裂症状（幻觉、妄想等精神病性症状）和情感症状（躁狂、抑郁）同时存在或相隔几天发生，症状又同样典型，常有反复发作的精神疾病。不同诊断标准仍存在一些差异，在DSM-5中，分裂情感性障碍定义为一个纵向的疾病过程，既要考虑障碍活动期和残留期的整个病程，跨越个体的一生。而在ICD-11的诊断标准中采用了横向诊断的方法，即将诊断应用于当前的发作，个体在一次发作中被诊断为分裂情感性障碍，在之后的发作中也可能被诊断为精神分裂症或者心境障碍。

（一）临床分型与表现

1. **躁狂型**　表现为一次发作期间同时显现突出的分裂性症状和躁狂症状。情绪异常通常表现为明显的情绪高涨，伴有过度的自我评价和夸大行为；有时以兴奋或易激惹更明显，且伴攻击性行为和被害观念。此型患者通常急性起病，症状明显，尽管常伴有广泛的行为异常，但通常能在数周内完全恢复。

2. **抑郁型**　表现为一次发作期间同时显现突出的分裂性症状和抑郁症状。其中抑郁症状可能包括迟滞、失眠、无精力、食欲缺乏或体重下降、兴趣减退、注意力集中受损、内疚、无望感及自杀意念或行为。此型患者的临床表现不如躁狂型鲜明和生动，但一般持续时间较长，且预后较差。

3. **混合型**　疾病的同一次发作中精神分裂症症状与混合型双相障碍同时存在。

（二）治疗

分裂情感性障碍急性发作期需要快速控制精神病分裂症状和情感症状，首选药物治疗。但由于其临床表现的复杂性，治疗的目标多是针对目标症状，包括精神分裂症状、躁狂症状和抑郁症状，药物治疗会采用抗精神病药、心境稳定剂、抗抑郁药及镇静催眠药的联合用药方案。药物治疗方案需要兼顾急性期的疗效和安全性及长期维持治疗的安全性。

二、妄想性障碍

妄想性障碍（delusional disorder）又称偏执性精神障碍（paranoid disorders），是一组病因未明，以系统妄想为主要症状的精神障碍，若存在幻觉则历时短暂且不突出，病程演进缓慢，患者可在不涉及妄想的情况下，具有一定的工作和社会适应能力。

（一）临床分型与表现

1. **夸大型**　患者坚信自己拥有非凡的才华、权力、知识、身份或与某位重要人物有特殊关系，即使这种信念没有任何现实依据或证据支持。

2. **钟情型**　患者坚定不移地相信某人（通常是社会地位较高或完全陌生的人）深深地爱着他们，尽管没有任何实际的爱情迹象或关系基础。这种妄想可能导致患者对所钟情的对象进行不恰当的接触或纠缠，如频繁写信、发邮件、跟踪等。

3. **嫉妒型**　妄想的核心主题是他/她的配偶或爱人不忠，故常对配偶采取跟踪、检查、限制外出等方式而防止配偶出现“外遇”。

4. **被害型**　坚信被人用一种或一些恶意的方式陷害，包括躯体、名誉和权力方面的受害。患者搜集证据、罗列事实或反复诉讼（诉讼狂），不屈不挠。

5. **躯体型**　妄想的核心主题涉及躯体的功能或感觉。

6. **混合型** 此亚型适用于没有一个妄想主题占主导地位的情况。

7. **未特定型** 占优势地位的妄想信念不能被清楚地确定或其特定类型不能被清楚地描述（如关系妄想中没有突出的被害或夸大的成分）。

（二）治疗

妄想性障碍的首选治疗是抗精神病药物治疗，但目前仍缺乏足够的随机对照试验证明其有效性。虽然病例报道显示药物治疗有显著效果，但多数患者的症状无法完全消除，因此治疗的目标是减轻症状，降低妄想症状对患者的影响。第一代和第二代抗精神病药均可减轻妄想性障碍的症状，治疗原则也与精神分裂症的药物治疗相似。在药物治疗的基础上联合心理干预，有助于良好医患关系的建立，增加治疗的依从性，提升治疗效果。

三、急性短暂性精神病性障碍

急性短暂性精神病性障碍（acute brief psychotic disorder）指一组起病急骤、缓解彻底、持续时间短暂的精神病性障碍。

（一）临床表现

随着治疗和病程进展，诊断有可能修改为其他精神分裂症谱系障碍，或者情感障碍伴有精神病性症状。以精神病性症状为主，存在明显的幻觉、妄想、言语紊乱或紧张症行为，并伴有社会功能的急剧恶化。症状的性质与强度通常在每天之间甚至1天之内都有快速、明显的变化。病程不超过3个月，大多持续数天至1个月。

（二）治疗

推荐首选抗精神病药物治疗，如果存在明显激越或情感症状也可以合并使用苯二氮䓬类药物和心境稳定剂。急性应激性生活事件可能与该障碍的发作有关，缓和处理应激、对创伤进行稳定化处理、提供更多支持和资源的支持性心理治疗可能有益。在症状稳定后可以根据需要具体评估是否适合对创伤进行进一步的专业干预。

第三节 精神分裂症及其他原发性精神病性障碍患者的护理

一、护理评估

（一）一般状况评估

一般状况评估包括患者的性别、年龄、受教育程度、职业、住址、生活方式、个人爱好等。

（二）生理状况评估

生理状况评估包括患者的血压、心率、呼吸频率、体温等基础生命体征是否正常；意识是否清醒，注意力是否能够集中，有无存在意识模糊、昏睡或昏迷状态；近期饮食情况如何；有无入眠难、早醒、间断入睡、昼夜颠倒、多梦等；有无便秘、尿潴留等情况。

（三）心理－社会状况评估

心理－社会状况评估包括患者是否有内向、孤僻、敏感多疑等性格特点，以及近期性格有无明显改变；患者与家人、朋友和同事的关系如何；患者的家庭、朋友、社区资源及专业精神卫生服务的可访问性和有效性如何；经济收入、有无医保及医疗商业保险等。

（四）精神状况评估

精神状况评估包括患者有无幻觉及幻觉的种类、出现频率、性质、具体内容等，有无命令性幻听的存在；有无妄想以及妄想的种类、出现频率、性质、具体内容，妄想是否泛化；有无情感淡漠、情感反应是否协调、情绪是否高涨或低落，有无自杀意念及激越倾向；意志是否减退或增强，精神运动性兴奋是否协调，有无自伤自杀、伤人毁物及外走行为；能否察觉或辨识自己的精神状态，有无对住院治疗感到恐惧或抗拒；症状对患者生活、工作、学习有何影响及影响程度，患者对于影响的感受和情绪反应能否有效应对。

二、常见护理诊断/问题

1. **有对他人实施暴力的危险**　与关系妄想、被害妄想、命令性幻听、精神运动性兴奋有关。
2. **有自杀（自残）的危险**　与命令性幻听、自罪妄想、意向倒错、疾病的长期影响、病耻感有关。
3. **思维过程改变**　与感知觉障碍、思维障碍有关。
4. **不依从行为**　与妄想症状、自知力缺乏、紧张/木僵状态、药物不良反应有关。
5. **营养失调：低于机体需要量**　与被害妄想所致饮食改变有关。
6. **睡眠型态紊乱**　与精神症状所致警惕性增高及睡眠规律紊乱有关。
7. **生活自理能力缺如**　与精神运动兴奋，个人行为能力下降有关。
8. **应对无效**　与无法应对妄想和幻听症状、难以耐受药物不良反应有关。
9. **潜在并发症：药物不良反应**　与急性期的药物治疗量增加有关。

三、护理目标

1. 患者在住院期间不发生伤人毁物的行为。
2. 患者在住院期间不发生自伤和自杀的行为。
3. 能够区分幻觉、妄想与现实的差距，精神症状能够最大限度地减轻。
4. 患者配合医疗和护理工作，遵医嘱服药，并理解坚持用药的重要性。
5. 能够保持规律、健康的饮食习惯。
6. 患者能够按时入睡，保证充足、规律的睡眠，掌握促进睡眠的方法。
7. 患者能够生活自理，保持个人卫生及衣物整洁、干净。
8. 患者能够建立积极的应对方式，采取积极的应对行为。
9. 患者能够识别药物的不良反应，并寻求专业帮助。

四、护理措施

（一）基础护理

1. 饮食护理

（1）进食障碍：精神分裂症患者常见的饮食障碍包含少食、拒食、暴食及噎食，而引起饮食障碍的原因通常如下。①幻听、妄想症状导致患者担忧食物安全性或遵循命令性幻听主动拒食。②抗精神病药物引起的食欲增加或减少。③木僵状态下无法主动进食。④患者伴有的情绪障碍也可能导致进食异常，如抑郁情绪下少食拒食、兴奋状态下暴食。⑤认知功能的损害，如注意力、记忆力和执行功能障碍，这可能影响患者的饮食选择和饮食行为。

（2）针对性的饮食护理：分析患者出现进食障碍的原因，采取以下针对性的干预措施。①幻觉妄想引起的进食障碍，鼓励患者参与食物的选择过程，并解释食物的安全性，增加对食物的信任感。②药物引起的进食障碍，定期评估患者的体重和营养状况，根据需要调整饮食计划。对于食欲减少的患者，提供高营养、易消化的饮食。对于食欲增加的患者，提供低热量、高纤维的食物，并控制食物分量。必要时调整药物方案，减轻药物不良反应。③木僵状态下，能被动进食的患者予以协助进食，如喂食或使用吸管等，协助下也无法完成进食时，遵医嘱给予静脉输液或鼻饲进食。④情绪障碍引起的进食障碍，可以提供患者情绪支持，帮助患者处理抑郁、焦虑等情绪，改善饮食行为。⑤认知功能损害引起的进食障碍，可以提供简单、固定的饮食选择，减少患者在选择食物时的困难。也可通过重复示范，帮助患者建立稳定的饮食习惯，提醒和辅助患者在固定时间进食。

2. 睡眠护理

（1）睡眠障碍：精神分裂症患者常见的睡眠障碍包含失眠、早醒、入睡困难、睡眠周期紊乱、过度睡眠、眠浅多梦等。对于精神分裂症患者，睡眠质量的高低常预示病情的好坏。

（2）针对性的睡眠护理：保持病房环境安静、舒适，减少噪声和光污染。帮助患者建立良好的生活作息，每天固定时间上床睡觉和起床。白天安排患者多活动，避免长期卧床休息。对于夜间幻听或妄想加剧的患者，必要时使用药物助眠。此外，还需为患者提供必要的心理支持，如放松训练、认知行为疗法等，帮助患者管理与睡眠有关的焦虑和其他情绪问题。

3. 个人卫生 精神分裂症患者因意志行为减退，生活较为懒散。护士要督促、检查患者每日晨起洗漱、晚间洗漱，饭前饭后手卫生，每周督促患者剪指甲、洗头、洗澡，打理个人形象。帮助患者建立生活自理模式，和患者一起制订生活护理计划，督促患者的完成情况，必要时予以协助。

（二）安全护理

照护精神分裂症患者，安全护理是一项重要工作。安全护理不仅涉及去除潜在的自伤和伤害他人的风险，还需要创造一个促进康复的治疗环境。

1. 病房的安全管理 做好安全检查，确保所有尖锐、易碎、可能被用作伤害自身或他人的物品都未带入病房，包括刀具、玻璃制品、绳索等。使用无法拆卸或作为武器使用的家具及设施。桌椅边角和墙角等尖锐部位使用护角条包裹，以减少受伤风险。定期对环境进行安全检查，及时发现并解决新出现的安全隐患。在必要的区域安装监控摄像头和警报系统，以便于实时监控患者活动，同时保护患者隐私权。

2. 制定紧急应对策略　制定清晰完整的自杀、暴力行为和外走行为的预案流程，定期进行预案培训，确保所有工作人员都熟悉预案流程并能有效执行。

3. 创造良好的病房氛围　营造一个舒适、干净、放松的治疗环境。为患者安排有意义的康复活动，如艺术和音乐治疗、手工治疗、团体康复治疗等，这些活动有助于康复，增加与他人的互动。同时提供个性化的娱乐选择，如围棋、纸牌、电视播放、图书和杂志借阅等。

（三）症状护理

1. 暴力行为的护理　调查显示，中国住院精神分裂症患者攻击行为的发生率为35.7%，对患者自身、医护人员及其他住院患者的安全带来极大的危害。

（1）暴力风险的评估：暴力风险评估应在入院、转科、出院时进行风险筛查。发生暴力行为后应再次进行评估。临床常用的暴力评估方式为量表评估，其中最常用的量表为布罗塞特暴力风险评估量表（表6-1）。

表6-1　布罗塞特暴力风险评估量表

项目	有（1分）	无（0分）
混乱：出现明显的混乱和定向力丧失。如分不清时间、地点、人物等		
易怒：容易生气或恼怒，无法容忍别人的存在等		
喧闹：行为明显大声或吵闹。如摔门、说话时大声喊叫等		
肢体攻击：有明显用肢体威胁他人的意图。如摆出攻击的姿势、拽别人衣服、挥动手臂、抬腿、握紧拳头或做出要用头顶人的样子等		
语言攻击：说话声音突然提高，并有恐吓和威胁他人的明确意图。如语言攻击、说粗话、谩骂，以咆哮、攻击的方式表达中立看法等		
物品攻击：攻击对象为物品但不是人。如乱扔物品，砰砰地敲打或砸窗户，踢、敲打或用头撞击物品、砸家具等		

注：总分＝0分为低风险，1～2分为中风险，＞2分为高风险。

（2）暴力先兆的识别：主要通过躯体表现、行为、言语、表情四个方面识别。躯体多表现为因情绪激动导致面色潮红或苍白、大汗、呼吸及心率加快、颤抖；行为表现为来回踱步、不安或重复性运动，或因被害妄想而出现防御性行为；言语可表现为流露出幻觉和妄想的具体内容，或伴有言语挑衅与威胁；表情紧张或愤怒，怒目而视或避免目光接触。

（3）暴力行为的处置：紧急处置的原则是“安全第一，缓和为主，将风险降到最低”。在接触患者时应保持和颜悦色，尽量满足其合理要求，不要被患者情绪感染，给予患者耐心指导，以免加重或诱发患者的冲动行为。当患者的精神症状对其自身、其他人员、环境有伤害时，尽量保持沉着、冷静，有效地控制患者行为，予以安抚劝说、限制活动、隔离等措施，必要时予以保护性约束，以保证患者自身及其他人员的安全。

2. 自杀行为的护理　自杀是精神分裂症患者过早死亡的重要原因，精神分裂症患者的终身自杀率为4%～13%，自杀未遂率为18%～55%。一项Meta分析显示，女性、照顾者对疾病了解程度低、饮酒、吸烟、自杀未遂史、家族自杀史、服药依从性低、自知力缺乏、幻觉妄想、抑郁、绝望感、自杀前发生应激事件是我国精神分裂症患者自杀风险的危险因素。

住院期间采取针对性的护理措施，对减少自杀行为的发生具有重要意义。

（1）自杀风险的评估：评估内容包含既往史、自杀家族史、自杀未遂史、近期经历的负性事件等。对于精神分裂症患者而言，还需重视自杀性命令性幻听的存在，并了解患者是否有遵循幻听命令的倾向或行为。对于有自杀计划的患者，需进一步了解什么时候采取何种方式实施自杀、有无将自杀的计划和想法告诉他人。此外，量表评估也能有效识别存在自杀风险的患者，目前临床上常用的自杀风险评估工具是护士用自杀风险评估量表（表6-2）。

表6-2　护士用自杀风险评估量表

项目	有（1分）	无（0分）
1.绝望感		
2.近期负性生活事件		
3.被害妄想或有被害内容的幻听		
4.情绪低落/兴趣丧失或愉快感缺乏		
5.人际和社会功能退缩		
6.言语流露自杀意图		
7.计划采取自杀行动		
8.自杀家族史		
9.近亲人死亡或重要的亲密关系丧失		
10.精神病史		
11.鳏夫/寡妇		
12.自杀未遂史		
13.社会-经济地位低下		
14.饮酒史或酒精滥用		
15.罹患晚期疾病		

注：评估结果：≤5分，低等自杀风险；6～8分，中等自杀风险；9～11分，高等自杀风险；≥12分，极高自杀风险。

（2）自杀先兆行为的识别：主要通过情感反应、生理反应、行为表现、言语表达四个方面识别。情感反应多表现为紧张、焦虑不安、情绪失控、情绪反差等，例如，爱说爱笑的人，突然变得郁郁寡欢、愁眉苦脸，而平时少言寡语的人，突然表现得很开朗；生理反应多表现为食欲缺乏、性欲减退、睡眠紊乱等问题；行为可表现为书写遗书及处理遗产；言语表达上多出现极端的消极言语。

（3）自杀患者的护理：对于存在自杀风险的患者，需管理好患者的药物和危险物品；避免让患者独处，优先考虑患者的安全；加强患者家属的安全宣教工作。患者入院、外出、访客结束后做好安全检查，防止带入危险物品。对于存在严重自杀倾向的患者应安置于重点观察间，设置自杀高危警示牌、加强巡视、详细交班。此外，应多与患者沟通交流，了解其心理状态及情绪变化，给予患者情感宣泄的机会，帮助其树立乐观主义精神，增强战胜疾病的信心。

3. 幻觉状态的护理　幻觉的出现会使患者感到困惑、恐惧，甚至促使他们实施自伤或伤害他人的行为。护理幻觉状态下的患者需加强护患交流，建立治疗性信任关系，通过患者的言语、情绪及行为表现，掌握患者幻觉的内容、频率、规律、时间，评估幻觉对患者的影响及患者的应对方式。不轻易批评患者的幻觉，向患者说明幻觉的不真实性，并帮助患者建立更稳定的现实感。鼓励患者说出幻觉的具体内容，以预防意外的发生。不强化患者的幻觉，指导患者正确认识幻觉，认同患者的感受，诱导患者学会应对幻觉的方法，如寻求医护的帮助，看电视、念书等方式转移注意力，以达到缓解症状的目的。

4. 妄想状态的护理 妄想症状与幻觉一样，是精神分裂症患者中常见的症状，通常表现为患者坚信一些与现实不符的观念或想法，而妄想症状可能导致患者出现极度的不安、恐惧、孤立甚至攻击行为。评估和观察妄想的内容、强度、对患者行为的影响及触发妄想的环境或情境因素对于提供有效的护理至关重要。应采取开放且非评判性的态度，倾听其妄想内容，同时注意妄想对患者情绪和行为的影响。在接触患者时，尽量不主动触及患者的妄想内容，接受其真实感，不急于争辩，以维持良好的护患关系。在建立起护患信任关系之后，了解患者妄想产生的原因，让患者依据原因的重要性排序，共同讨论其他可能的解决方法。在治疗稳定期，患者对妄想的病理信念逐渐淡漠或开始动摇时，抓住时机与患者进行治疗性沟通，启发患者进一步认识病态思维，促进自知力恢复。

5. 木僵状态的护理 木僵指一种高度的精神运动性抑制状态，主要表现为全身肌张力增高，运动能力、语言功能减退。木僵一般无意识障碍，各种反射保存。木僵解除后，患者可回忆起木僵期间发生的事情。做好安全护理和基础护理是护理该类患者的关键。

（1）安全护理：提供安全环境，积极与家属沟通，为患者24小时留陪并密切关注患者意识情绪变化。保持病房环境安静、舒适，避免不良刺激。加强巡视，部分亚木僵状态可伴有突发性冲动伤人行为，必要时遵医嘱实施保护性约束/隔离。此外，还需做好跌倒预防，给予床栏或床旁活动约束带保护。

（2）生活护理：保持皮肤清洁干燥，特别要注意便后清洗，避免皮肤受压，定时翻身，防止压力性损伤形成；保持呼吸道通畅，协助患者深呼吸及有效的咳嗽，定时协助患者翻身及拍背，以防坠积性肺炎、肺不张的发生；掌握患者排便规律，按时给予便器，如患者12小时未排尿，要先行诱导排尿，必要时予以导尿。3日未解大便可试喂导泻药或予以灌肠；对亚木僵的患者要耐心劝慰进食，对不配合的患者可静脉补液或鼻饲流质及药物；此外，还需预防长期卧床而导致肌肉萎缩和足下垂，保持患者的肢体处于功能位置，经常活动关节，协助患者放松肌肉。

（四）药物护理

1. 确保药物服下 入院初期，患者处于疾病急性期，无自知力，不承认自己有病，有拒绝服药的行为，在发药过程中，实行一人发药，一人检查口腔，确保患者将药物服下。患者坚决不服药，劝说无效者时，与医生协商，必要时予以鼻饲管注药。

2. 注意观察患者服药后的反应及服药效果 抗精神病药物在治疗精神症状的同时，也会存在各种不良反应。药物的不良反应严重影响了患者的服药依从性、生活质量及身体健康。但患者有可能缺乏主诉，所以密切观察其用药后的效果，及时发现药物的不良反应，并予以恰当的处理。

3. 提高患者服药依从性 患者服药依从性差，其原因主要为：①无自知力，认为自己没有病，不需要吃药，因而拒服药。②受妄想症状的支配而拒服药，认为药物是用来毒害他的。针对以上原因，在患者病情稳定后，帮助患者认识疾病发生的原因及服药对康复的作用，向患者讲解有关精神分裂症的药物治疗知识，使其了解疾病的预后与药物治疗的关系，引导患者把病情好转与服用抗精神病药联系起来，使其领悟到药物治疗带来的好处，从而真正认识到抗精神病药物的重要性。

（五）心理护理

1. **建立治疗性关系** 治疗性关系指发生在治疗环境中，求助者与协助者之间的关系，是有目的的互动，而非社交性关系，焦点集中在患者的行为上，以促进患者健康为目标。带有精神病性症状的患者往往更难以对护士产生信任感，建立良好的治疗性关系，是促进护患相互信任、保证临床有效护理的前提。

（1）以患者为中心：在与精神分裂症患者沟通时，应以患者为中心，努力实现双向沟通的目标。在与患者交流时，倾听患者诉说并确保话题紧扣患者的感受、经历和需求，避免过多地谈及一般性信息或偏离患者的个人体验。

（2）协助患者维持希望：在与患者接触过程中传达护士对患者抱有希望的这一信息。患者才会配合并发挥个体的积极性，部分患者本来偏于负向的自我概念，当护士流露出对患者不抱希望的信息时，他将丧失信心，因此要多鼓励患者，增加患者对抗疾病的信心。

（3）接纳与尊重患者：在与患者互动时，护士持有一种假设：患者的观点并没有绝对的“对”或“错”。这种立场鼓励护士以开放和非评判性的态度倾听患者的话语，确保沟通的目的是治疗性的，而非评价或争论。即便在有必要表达不同观点或提供指导时，也应选择温和、委婉的言辞，避免直接冲突。

（4）重视非言语沟通的重要作用：在与精神分裂症患者的互动中，我们的仪表、体态语言（如手势、姿势、面部表情、态度和目光交流），以及空间关系的管理都十分重要。开放的姿势、温和的表情和直接的眼神接触，可以传达出关注和同理心。沟通时保持适当的距离可以为患者提供安全感。

2. **帮助患者建立正确认知** 依据患者自身文化程度，选择恰当的语言为其介绍疾病发生机制、临床表现类型、复发早期表现、常用治疗药物和不良反应等情况，针对患者提出的问题予以耐心、细致地解答，若发现患者存在错误认知，需及时进行纠正，协助其树立正确的疾病观念。为患者介绍疾病容易反复发作，促使患者对自身健康状况有准确认识，着重介绍遵医嘱服用抗精神病药物的必要性。

3. **动态心理评估** 包括心理状态、情绪状态和自我感受负担情况，告知患者正确记录情绪的方式，对自身情绪形成正确认知，向其介绍疾病与情绪的关系，若长时间处于不良情绪中，对疾病恢复会造成不利影响，协助患者共同分析导致不良情绪发生的原因，并针对原因实施相应干预措施。

（六）健康教育

精神分裂症的复发率很高，且复发次数愈多，疾病所造成的精神缺损也越严重，给患者、家庭、社会造成的负担也就越大。因此，在精神分裂症患者的护理中，预防疾病复发是非常重要的。

1. **疾病知识宣教** 向患者及其家属宣教精神分裂症的基本知识，包括病因、症状、治疗方法及可能的复发风险，帮助他们理解疾病并进行院外期间的自我管理。

2. 药物治疗指导　包括药物名称、剂量、服用时间和可能发生的不良反应，强调按时服药的重要性及不得擅自更改药物或剂量的原则。

3. 生活方式调整　保持健康的生活方式，如规律的作息时间、规律饮食、适当的体育活动，以及改变嗜烟和酗酒等不良习惯。

4. 社会心理支持　鼓励患者多参加社交活动，提高社会适应能力，建立良好的人际关系。

5. 识别复发先兆　注意复发的早期症状，如失眠、早醒、多梦等睡眠障碍；头痛、头晕、疲乏、心悸等；烦躁易怒、焦虑忧郁等情绪障碍时，及时到医院就诊，听从医生指导。

6. 定期复诊　强调定期复诊的重要性，以便及时调整治疗方案，并监测病情变化。

五、护理评价

1. 住院期间有无冲动伤人、自伤及毁物行为的发生。
2. 是否掌握情绪管理的方法，是否能有效控制自我情绪。
3. 精神症状是否得到缓解，自知力是否恢复。
4. 是否能够配合治疗及护理，并主动服药，识别服药后的不良反应。
5. 是否能规律饮食，每日摄入能否满足自身能量需求。
6. 是否能规律睡眠，掌握促进睡眠的方法。
7. 是否能做到生活自理，保持个人卫生。
8. 是否拥有积极的疾病应对态度，采取积极的应对方式。
9. 是否了解所患疾病及所用药物的相关知识，以及服药的重要性。

知识拓展

精神分裂症伴激越行为的药物干预方案

药物干预是缓解精神分裂症患者的激越程度的主要措施，能有效降低患者冲动暴力伤人或自伤风险。

（1）口服给药：通常选用第二代抗精神病药，如奥氮平、阿立哌唑、齐拉西酮等。

（2）肌内注射：①氟哌啶醇，是第一代高效价丁酰苯类药，镇静及致低血压风险弱，治疗过程中需密切关注患者锥体外系不良反应，初次用药患者可联合异丙嗪肌内注射。②齐拉西酮，为首个快速起效的第二代抗精神病药注射针剂，在缓解精神分裂症患者的躁动方面优于氟哌啶醇，且锥体外系不良反应发生风险显著低于氟哌啶醇。③苯二氮䓬类药物，常用的有地西泮注射液，适用于控制酒精及药物相关兴奋状态的治疗。对于精神病性激越患者，可作为抗精神病药的增效治疗。

资料来源：WUY，LI Y，LIANG W，et al. The safety and efficacy of sequential intramuscular/oral ziprasidone treatment of acute episode in patients with schizophrenia: a multicenter，open-labeled study [J] .BMC Psychiatry，2023，23.DOI：10.1186/s12888-023-04588-0.

本章小结

思考题

1. 精神分裂症患者住院期间观察的重点有哪些？

2. 木僵患者如何落实安全护理措施？

更多练习

（刘浚禹）

第七章　双相障碍患者的临床特点与护理

教学课件

学习目标

1. 素质目标

（1）认识患者因双相障碍带来的疾病症状。

（2）运用良好的职业素养，提供临床服务。

2. 知识目标

（1）掌握：双相障碍的临床表现及护理诊断内容。

（2）熟悉：双相障碍的临床分型和护理措施。

（3）了解：双相障碍的诊断要点、治疗方式，并给予相应的护理评价。

3. 能力目标

能够正确评估双相障碍患者，制订针对性护理计划，给予准确、有效的护理措施。

案例

【案例导入】

单先生6年前无明显诱因出现情绪低落，兴趣减退，悲观，症状持续半个月。当时到某医院住院治疗，具体诊断及用药不详，好转后出院。出院后社会功能可，正常结婚生育。5年前患者因工作变化，出现情绪高涨，兴奋话多，乱花钱，在群里乱发红包，症状持续约半个月，到医院门诊就诊，经服药后病情缓解。近1个月，患者再次出现情绪高涨，兴奋话多，乱花钱，说大话，爱发脾气，说自己能力大，要做大买卖。在家人劝说下住院治疗。目前患者意识清晰，治疗依从性较好，护理合作。

【请思考】

1．入院时，护士应对该患者评估内容都有哪些？

2．确定该患者存在哪些护理问题？护士给予的护理措施有哪些？

【案例分析】

双相障碍（bipolar affective disorder，BD）是临床上常见的精神障碍之一。它指临床上同时存在躁狂（或轻躁狂）发作和抑郁发作的一类心境障碍。双相障碍患者表现为躁狂发作和抑郁发作反复循环或者交替，常常呈发作性病程，也可以混合方式存在，每次发作症状往往持续一段时间，发作期间对患者的日常生活和社会功能等方面产生很大的不良影响。

1. 患病率　由于诊断概念及分类的分歧，流行病学调查所采用诊断标准和方法之不同，以及对双相障碍的认识有差异。不同时期和不同地区，有关双相障碍的流行病调查数据差异较大。但总体而言，双相障碍的患病率呈现逐渐上升的趋势。

2. 识别率、诊断率和治疗率　20世纪50年代以来，精神药物临床应用和精神药理学兴起的“里程碑”大事件中，产生了以锂盐/丙戊酸盐为代表的心境稳定剂，为双相障碍治疗提供了有效的手段。然而，双相障碍（尤其是双相抑郁）经常因为它较为复杂的临床性而导致识别疾病困难、诊断不明确与治疗无策。双相障碍的识别率、诊断率和治疗率依然很低，尤其是在疾病的早期和双相Ⅱ型特别难精确诊断。

3. 疾病负担　目前，国际上推行以伤残调整生命年减少作为疾病负担的指标，它包括期望寿命减少及有能力的期望寿命减少。据统计，在2010年，全球精神和物质使用障碍的疾病负担约为1.84亿，占全部疾病负担的7.4%，相较于1990年增长了37.6%。在这些疾病中，抑郁障碍排名第1位（占40.5%），而双相障碍排名第6位（占7.0%）。

第一节　双相障碍患者的临床特点

一、病因与发病机制

这种疾病的病因和发病机制尚未明确，许多研究表明遗传因素、神经生化因素及心理和社会因素等都对此病的产生有显著的影响。

（一）遗传因素

在双相障碍的病因中，遗传因素是双相障碍最为主要的危险因素，具有明显的家族聚集性，其遗传倾向较精神分裂症更为突出。

1. 群体遗传学研究　群体遗传学研究提示，双相障碍虽有明显的家族聚集性，但其遗传方式不符合常染色体显性遗传，属于多因素遗传病。中、重度双相障碍在人群中的患病率为1%～2%，而双相障碍先证者亲属患病的概率高出一般人群10～30倍。

2. 家系研究　研究表明，双相障碍的遗传率高达80%，这个数字远超过抑郁障碍的40%。双相障碍患者的亲属在生物学上的患病风险也有显著提升，血缘关系越近，患病风险也越大。此外，双相障碍还存在早发遗传的现象，即患病年龄会逐代提前，疾病的严重程度也会逐代增加。

3. 双生子、寄养子研究 研究显示，同卵双生子的同病一致率（33%～90%）较异卵双生子（10%～25%）高。寄养子研究显示，患双相障碍寄养子的生身父母患病率比正常寄养子的生身父母高，而生身父母患双相障碍的寄养子患病率比生身父母正常的寄养子要高。

4. 分子遗传学 双相障碍连锁分析研究发现在多个染色体上都有可能的致病基因连锁位点，其中有另一项研究重复证实的有18p11.2、21q22、22q11-13、18q22、12q24、4p16等染色体区域。

（二）神经生化因素

精神药理学资料和神经递质代谢的研究指出，中枢神经递质代谢异常及相应受体功能改变，可能与双相障碍的发病有关。

1. 5-羟色胺 脑内5-羟色胺（5-HT）具有广泛的功能，参与情绪调节、饮食、觉醒－睡眠周期、痛觉、体温、性行为、做梦和下丘脑－垂体的神经内分泌活动的调节。双相障碍的5-HT假说越来越得到认可。该假说认为5-HT直接或间接参与调节人的情绪。

2. 去甲肾上腺素 脑内的去甲肾上腺素（NE）参与体温、摄食调节，有助于觉醒的维持。NE异常可能是双相障碍的状态标记（state marker），NE不足出现抑郁症状，NE亢进则出现躁狂症状。

3. 多巴胺 双相障碍的发病可能与多巴胺（DA）系统功能紊乱有关。研究发现某些抑郁障碍患者脑内DA功能降低，躁狂发作时DA功能增高。

4. 乙酰胆碱 正常情况下，乙酰胆碱（Ach）能与去甲肾上腺素（NE）能神经元之间存在平衡。当脑内Ach神经元过度活动、NE能降低，可能导致抑郁；而NE能神经元过度活动、Ach能降低，则可能导致躁狂。

5. 谷氨酸 中枢神经系统中谷氨酸（Glu）是中枢神经系统主要的兴奋性氨基酸。谷氨酸受体分为离子型和代谢型，依据受体拮抗剂不同又可分为NMDA受体、AMPA受体和KA受体三类。

6. γ-氨基丁酸 谷氨酸和中枢神经系统的主要抑制物质之间存在着相互影响的关系。医学试验表明，丙戊酸和卡马西平等能够增加大脑GABA的含量，这些药物在治疗躁动症方面表现出良好的效果。因此，它们被认为是一种有效的心理平衡剂，并且这种药物的效果可能会影响到大脑GABA的含量。

7. 神经肽 这种多肽由36个氨基酸残基构成，广泛分布在哺乳动物的中枢神经系统和胃肠道系统。它不仅能够收缩血管以提高血压，并且能够调控食欲，同时也能够参与应激反应。

（三）神经内分泌因素

研究表明，双相障碍患者可能有下丘脑－垂体－生长素轴、下丘脑－垂体－甲状腺轴和下丘脑－垂体－肾上腺轴的功能异常。

（四）心理社会因素

研究表明，负性生活事件可增加双相抑郁发作，而某种类型的负性和正性生活事件又会增加双相躁狂发作。但是，绝大多数研究均很难证实引起疾病发生的这些心理社会因素是否与该疾病的发展有关。

二、临床表现

双相障碍的临床表现为躁狂发作，或躁狂发作和抑郁发作交替发生。躁狂发作根据发作的程度可以分为轻躁狂发作和躁狂发作。

（一）抑郁发作

抑郁发作的典型特征为情绪低落、思维迟缓和悲观、意志行为减退“三低”症状，伴有认知功能减退和躯体症状，属于精神运动性抑制状态。详见第八章相关内容。

（二）躁狂发作

躁狂发作的典型特征为情绪高涨、思维奔逸和意志行为增强“三高”症状，属于精神运动性兴奋状态。当患者的内心体验和行为与外在环境一致时，称为协调性兴奋；反而言之，称为不协调性兴奋。

1. 情感高涨 躁狂发作的最主要的、原发的症状为情感高涨。表现为轻松愉快、无忧无虑、兴高采烈、乐观热情。情感高涨具有感染力。当病情轻度发作时，病态的情绪高涨无法被他人识别出来，但其家人和熟悉患者的人则能够清楚地意识到异常性。有时患者情感高涨表现并不典型，以易激惹为主，主要表现为因为细小琐事而大发雷霆，严重时会产生冲动或攻击性言语和行为。

2. 思维奔逸 表现为患者的思维联想速度明显加快，语速明显加快，话语量明显增加，滔滔不绝。自以为才华横溢、出身名门、权势显赫、家境富裕等，严重者可达到妄想的程度，如夸大妄想。部分患者还会在夸大的基础上出现被害体验或妄想，但持续时间较短。患者的主动注意力和被动注意力均有所增强，但不能持久，容易受到周围事物的影响产生随境转移的症状。有些患者有记忆力增强，记忆的时间常失去正确的分界，以致与过去的记忆混淆，没有前后关系。

发病严重患者极度兴奋躁动，可有短暂、片段的幻听，思维散漫，行为紊乱，伴有冲动行为；也可出现短暂意识障碍，有错觉、幻觉及思维不连贯等症状，称为谵妄性躁狂（delirious mania）。

3. 意志行为增强 当患者出现躁狂症状时，他们的行为会明显增多，难以平静下来，总是在不停地计划，整天忙碌。他们喜欢管闲事，容易冲动，鲁莽，不顾及后果。如有的患者挥霍无度、奢侈浪费，不负责任；有的患者事情常常做得不够周全，没有一个明确的结果，这是因为患者在处理事情时缺乏深思熟虑，经常导致不良的影响。

4. 伴随症状 通常，患者的面部特征是红润的脸庞和炯炯有神的双眼。患者的自我评价相当高，身体状况几乎没有任何不适。通过身体检查，可以观察到瞳孔略微放大，心跳速度也在提升。躁狂发作时，患者常有精力旺盛，对睡眠时间需求量减少，不会感到疲惫。部分患者表现性欲亢进，性要求增多，甚至在公开场合对异性有过于亲密的动作或行为，严重时会产生不良后果。由于患者活动过多，入量不足，体力消耗过度，轻者可以出现体重减轻，重者则导致虚脱、衰竭。通常，躁狂发作患者对疾病没有认识，缺乏自知力。

（三）混合发作

躁狂症状和抑郁症状可能在一次发作中同时出现，如抑郁心境伴有多日至几周的过度活动和急促言语，躁狂心境伴有激越、精力和本能活动降低等。抑郁症状和躁狂症状也可快速转换，因日而异，甚至因时而异。如果在目前的疾病发作中，两类症状在大部分时间里都很突出，则应归为混合性发作。

三、临床分型

（一）双相障碍

反复出现心境和活动水平的明显改变为双相障碍临床主要特点，时而以情绪高涨、精力旺盛和活动增多为特征，时而出现情绪低落、精力下降和活动减少等。发作间期可以完全缓解，也可以部分缓解。最典型的是躁狂和抑郁交替发作。临床上，可能因服用抗抑郁药而导致的躁狂发作也归类于双相障碍。

ICD-11将双相障碍分为两个亚型。

1. **双相Ⅰ型**　是临床上最为常见的情感障碍，指至少有一次躁狂发作或混合发作，持续时间至少为1周。

2. **双相Ⅱ型**　指有明显的抑郁发作，伴随着同时出现一次或多次轻躁狂发作。

（二）环性心境障碍

环性心境障碍（cyclothymic disorder）主要特征是持续性心境不稳定。出现心境高涨与心境低落反复交替，但严重程度相对比较轻，心境波动与生活事件通常无显著关系，与患者的人格特征有密切关系。这种心境不稳定通常成年早期就会出现，它是一种慢性病程，可以一次长达几年，有时甚至占用患者一生中的大部分时间，但有时也可有正常心境，且每次可以保持稳定数月，前提是心境变化并不是躯体疾病或精神活性物质的直接后果，也不是精神分裂症及其他精神病性障碍的附加症状。

四、诊断要点

（一）症状特征

大多数患者的思维和行为异常与高涨或低落的心境是相协调的。躁狂发作的主要表现为显著而持久的情感高涨，伴有思维奔逸、夸大观念及夸大妄想、活动增多、睡眠需求量减少、性欲亢进、行动鲁莽、食欲增加等。抑郁发作的主要表现为显著而持久的情感低落，常伴有兴趣缺乏、思维迟缓、快感缺失、意志活动减少、精神运动性迟滞或激越、自责自罪、自伤/自杀观念和行为、早醒、食欲缺乏、体重下降、性欲减退、抑郁心境晨重晚轻的节律改变等。

（二）病程特征

发作性病程，发作间歇期精神状态可以恢复病前水平。双相Ⅰ型中，躁狂发作一种是极端情绪状态，症状至少持续1周，而混合发作则为显著的躁狂和抑郁症状交替发作，症状至少两周出现；双相Ⅱ型中，轻躁狂发作的持续时间为至少4天，抑郁发作的持续时间为至少2周；环性心境中，心境不稳定至少1年，且期间存在轻度躁狂或抑郁的周期。在过去曾经出现过类似的症状，或者在疾病进程中出现了躁狂和抑郁的交替出现的情况和具体发作次数，对明确诊断有着重要的帮助。

（三）躯体和神经系统检查及实验室检查

一般无阳性发现。

五、治疗与预后

（一）药物治疗

1. 躁狂发作的药物治疗　以心境稳定剂为主，主要包括锂盐（碳酸锂）和卡马西平、丙戊酸盐。其他如抗癫痫药（如拉莫三嗪、加巴喷丁）、第二代抗精神病药物（如喹硫平、奥氮平、利培酮与氯氮平等），也具有一定的心境稳定作用，可作为候选的心境稳定剂使用，临床上多会采用药物联合治疗，以提高疗效及治愈效果。

（1）锂盐：在躁狂急性发作和缓和期间的维持疗法中，锂盐是最好的选择。碳酸锂一般起效时间通常为7～10天。在急性躁狂发作中，碳酸锂的治疗剂量通常为1000～2000mg/d，通常从小剂量开始，3～5天内逐步递增至治疗剂量，每天2～3次，宜餐后服用，这样可以有效减少对胃的刺激。维持治疗剂量为500～750mg/d。老年人及体弱者，与抗精神病药联合使用时剂量应适当减少。

（2）抗癫痫药：当碳酸锂治疗效果不佳或不能耐受碳酸锂治疗时可以选用此类药物。目前临床上主要应用丙戊酸盐（钠盐或镁盐）和卡马西平。常见的丙戊酸盐不良反应包括胃肠道不适、颤抖和体重增加等。卡马西平主要用于锂盐治疗无效、快速反复发作或混合发作的患者，其不良反应包括镇静、恶心、皮疹、视物模糊、肝功能异常、再生障碍性贫血等。

（3）抗精神病药物：对于严重兴奋、激惹、攻击或伴有精神病性症状的急性躁狂发作患者，在治疗初期可短期联合使用抗精神病药物，对伴有精神病性症状的急性躁狂发作患者需要长期连用抗精神病药物。第一代抗精神病药物（如氯丙嗪和氟哌啶醇），对精神运动性兴奋和精神病性症状控制效果较好，但是会由引起抑郁发作的倾向，应用时要慎重。第二代精神分裂症（奥氮平、喹硫平、利培酮、氯氮平）在抑制躁狂发作方面表现出与一代相同的作用，但对抑郁发作的诱发和恶化作用却更小。不管使用哪一种抗精神病药物，在用药过程中都要注意一些不良反应，如过度镇静、直立性低血压、体重增加及糖脂代谢紊乱等。

（4）苯二氮䓬类药物：在躁狂发作治疗的初期通常联合使用苯二氮䓬类药物，以控制兴奋、激惹、攻击、失眠等症状。对不能耐受抗精神病药的急性躁狂患者，可以代替抗精神病药物与心境稳定剂联合使用。在心境稳定剂产生效果后可停止使用该类药物，因其无法预防病情反复发作，所以长期使用可能会导致药物依赖。

2. 抑郁发作的药物治疗　目前临床一线用药是选择性5-羟色胺再摄取抑制剂（SSRIs）、

5-羟色胺和去甲肾上腺素再摄取抑制剂（SNRIs）。详见第八章相关内容。

（二）无抽搐电痉挛治疗

电抽搐或者改良电抽搐治疗对于急性躁狂症发作、极度兴奋、对锂盐治疗没有效果或者不能耐受的患者，可以单独使用，也可以和药物一起使用，通常是隔天1次，1个疗程6～10次。合并用药者，应适当减量用药。

对于所有抗抑郁治疗中，无抽搐电痉挛治疗是缓解速度最快、有效率最高的治疗，70%～90%患者症状得到改善，对重度抑郁发作的疗效达90%，无抽搐电痉挛治疗抑郁发作的有效率高于抗抑郁药物治疗。

（三）心理与社会干预

1. 躁狂发作的心理社会干预　近年来有关双相障碍患者人格心理因素的研究表明，双相障碍患者具有外向性、神经质、歇斯底里等特征；自我与家庭报道研究显示，神经质特征与低痊愈率之间具有高度相关性；还有研究发现，患者认知的客观性、自我调节能力、情绪的稳定性及自我控制能力均显著低于对照组；人际关系敏感在双相Ⅱ型患者中要比单相抑郁患者更普遍；此外，患者的人格特质、认知归因类型（模式）、情感表达方式等均与患者的复发相关。

（1）认知行为疗法（CBT）：是目前国际上应用最广泛的一种心理治疗方式，它是将认知疗法与行为疗法相结合的一种新疗法。CBT由心理教育、认知记录、情绪日记和活动时间表组成。CBT是一种尝试性治疗方法，它可以帮助个体对不良情绪、思想产生认知，识别症状，并有针对性地采取行动。CBT可以单独或以小组形式开展。

（2）心理教育：以往的研究主要集中在提高患者服药的依从性，但现在已经进行了全面的探讨。这通常包括结构化的讨论，主要关注如何帮助个体更深入地理解自己的疾病，识别并应对疾病，处理压力，以及坚持药物治疗。

（3）家庭中心治疗（FFT）：通过缓解家庭和主要关系功能来减轻双相障碍患者的整体压力。FFT假设，在与家人或负面的交往中，过度地表现自己的感情，会加重个体的紧张程度，进而提高易受伤害的程度。

（4）人际和社会节律治疗（IPSRT）：是Frank提出的一种以社会节律调节、人际冲突化解、社会节律调控为核心的治疗方法，其目的在于改善患者的情绪，提高患者的依从性。

2. 抑郁发作的心理社会干预　详见第八章相关内容。

第二节　双相障碍患者的护理

一、护理评估

（一）一般状况评估

一般状况评估包括个人成长发育史、既往史、生活方式、特殊嗜好、家族史、过敏史等。

（二）生理状况评估

生理状况评估包括患者营养状况及体重的改变，是否食欲减退、性欲亢进等；睡眠情况，涵盖了睡眠的持续时间和难以入睡的问题，早醒、间歇入睡等；生活自理能力，衣着是否干净整洁、有无异味等；有无自杀、自伤或自我攻击行为所致的躯体损伤等。

（三）心理-社会状况评估

心理-社会状况评估包括患者患病前的个性特征、患病前的生活状况或应激事件、面对挫折和压力的自我调节能力、患者对治疗的态度、患者的社会支持系统等。

（四）精神状况评估

精神状况评估包括对患者的精神症状进行综合评估，重点包括情绪和认知特点的评估。抑郁发作主要是对患者是否存在自杀念头及相关行为进行评估，主要包括：评估患者是否存在自杀迹象（如沉默、烦躁、失眠、拒绝进食、写遗书、交代后事等）；躁狂发作主要评估患者有没有外走、冲动、伤人、暴力攻击等企图或行为。可以通过量表工具进行症状评估。

二、常见护理诊断/问题

（一）与躁狂发作有关的常见护理诊断/问题

1. **有暴力攻击行为或受外伤的危险** 与情感高涨、易激惹、不合理要求未满足有关。
2. **睡眠型态紊乱** 与兴奋、意志行为增强有关。
3. **不依从行为** 与思维奔逸、自知力缺乏有关。
4. **营养失调：低于机体需要量** 与精力充沛、进食无规律有关。
5. **卫生/穿着/进食自理缺陷** 与躁狂兴奋、无心照料自我有关。
6. **自我认同紊乱** 与思维障碍（夸大妄想）的内容有关。
7. **便秘** 与生活起居紊乱、饮食不规律有关。

（二）与抑郁发作有关的常见护理诊断/问题

与抑郁发作的常见护理诊断/问题包括有自杀的危险、营养失调：低于机体需要量、睡眠型态紊乱、自我认同紊乱、焦虑等（详见第八章相关内容）。

三、护理目标

（一）躁狂发作的护理目标

1. 患者能主动和护理人员表达自己的想法，不发生伤害他人、自伤和受外伤。
2. 患者规律生活，饮食、活动、睡眠均恢复正常。
3. 构建良好的护患关系，提高患者治疗依从性。
4. 患者饮食正常，机体消耗与营养供给达到平衡水平。
5. 患者恢复自知力，对疾病有一定的认识，能理性客观地评价自己。
6. 躯体不良反应逐渐消失，如无便秘情况、体重恢复到正常水平。

7. 生活起居有规律，便秘缓解或消失。

（二）抑郁发作的护理目标

患者在住院期间不发生自伤/自杀行为；可以主动进食、服药；睡眠紊乱、生活自理能力、对疾病的认识程度等均恢复正常等（详见第八章相关内容）。

四、护理措施

（一）躁狂发作的护理

1. 基础护理

（1）饮食护理：护理人员须向患者供给足够的饮食及水分，多吃蔬菜和水果。并按患者的特定情况，在需要时安排独自用餐，不限进餐时间，食物可以有多种形式，比如提供可以直接手拿食物，对一些患者来说要避免他们吃得太快或者抢食物，以免造成噎食。

（2）睡眠护理：需要合理地组织患者的日常活动，为他们创造一个安静、舒适的睡眠环境，确保他们能够得到充分的休息和睡眠。

（3）个人卫生：躁狂患者受症状影响较大，缺乏对自身行为的判断，可有不当言行，表现为举止轻佻，偏爱与异性亲近，胡乱穿衣等。护理人员要鼓励患者自行完成一些有关个人卫生、着装相关的事情，并针对他们不当的言行举止进行相应的指导与约束。

2. 安全护理　躁狂发作的患者因精神活动异常高涨、激动，常会自我控制能力下降，稍有不如意即无法自控，容易做出伤害他人或破坏物品的暴力攻击性行为；同时，患者也会因为过度的想法而做出超越自身能力的行为，造成自伤或其他严重后果，所以安全护理是非常重要的。

（1）要及时掌握患者发生暴力行为的原因，并想办法消除或者减少诱发暴力行为的因素，才能更好地预防暴力攻击事件的发生。护理人员要对每一位新入院患者暴力行为的危险程度进行评估，并对患者之前是否有过冲动伤害行为及原因进行详细的了解。护理人员要及早发现并识别患者发生暴力攻击行为的一些先兆症状，例如，情绪激动、挑剔、质疑、不合理的要求、对于故意打乱常规、使用侮辱性的言辞、行为过于频繁且迅速的行为，应立即实施安全防护。

在疾病的急性期，尽量满足他的大多数合理要求，对不合理、不能满足的要求，也要避免用简单直接的方式来拒绝，可以根据当时的情况，尝试采用委婉、暂缓、转移等缓和激化的方式，运用十项降级技术，适当做解释和疏导，努力使患者的激越情绪稳定下来。在现实生活中，与躁狂者相处是一件非常困难的事情，不能受到患者高昂的情绪影响，也不能因为患者的纠缠和攻击性语言而受到刺激，不管发生什么事情，都要保持冷静，不要试图去说服、纠正患者的病态思维，也不要用同样的态度来对待患者的激越行为和喋喋不休地讲话，可以通过引导、分散注意力等方式，减少患者过度的精力消耗。

（2）合理安排患者居住环境：情绪高涨的躁狂患者极易受周围环境影响，外在喧闹环境加剧患者兴奋。因此，我们需要在一个安静、安全、舒适的休息环境中居住，保持室内空气新鲜。墙壁和窗帘应选择淡色调，避免色彩过于鲜艳、噪声过大及其他不利环境因素的干扰。我们应该尽力保持房间的布置简单且实用，对于那些随处可见的危险物品，应立即移除，以避免被患者误认为是伤害他人的工具。对于异常激动和不安的患者要放在单人病室中，密切观察和巡视，严防患者自伤或伤人。

如果患者发生了无法控制的暴力行为，护理人员要沉着冷静，避免忙得慌神或者无可奈何，要想办法转移患者的注意力，撤离身边其他患者，寻求其他医务人员的快速支援，把握最佳时机，共同制止患者冲动，遵医嘱给予保护性约束或隔离。在确保患者安全的同时，医务人员也应重视自我保护。

3. 症状护理 躁狂患者通常会表现出一种无法抑制且过度的体力和精力，这种状态往往伴随着急躁、易怒、好管闲事及提出意见的倾向。这种行为可能干扰病房的秩序，产生不良影响。护理人员需有效地组织患者参与有意义的活动，指导他们把多余的精力投入积极的活动中，以减少潜在的破坏性行为。基于患者的状况和医院的资源，护理人员可组织既消耗体能又非对抗性的活动，如使用健身器材或散步。同时，鼓励患者通过绘画或写作的方式表达自己的感受，这有助于降低其活动水平，并作为一种情感宣泄的手段。对于患者所参与的活动，护理人员应给予及时的认可，以提升患者的自尊心，防止破坏性事件的发生。

面对患者对细节的过度关注，护理人员应保持友好态度，接受患者的要求，并鼓励其合作，避免不必要的争执和公开指责。对于那些喜欢表现自己、夸大个人能力的患者，护理人员不应嘲笑或责备，而应使用平和且肯定的语言描述实际情况，以增强患者对现实的感知。针对有攻击性行为的患者，护理人员不应直接指责，而是耐心地帮助他们理解这些行为可能带来的后果及对他人的影响。护理人员应有效地运用沟通技巧，帮助患者改进人际交往技能，提高其社交能力，助力患者更好地融入社会和家庭生活。

4. 药物护理 对于那些病情反复发作且需要持续用药的患者，护理人员应协助他们明确持续用药在巩固治疗效果和减少复发方面的重要性，并深入了解患者不能持续服药的各种原因和困难，以便有针对性地协助他们解决和克服这些问题。在进行药物治疗的过程中，护理人员需要特别关注患者的合作性、药物疗效及可能出现的不良反应，尤其是对于使用锂盐进行治疗的患者，应加强对血锂浓度的持续监控。鉴于目前锂中毒还没有特定的解毒剂，因此，通常会采用促使锂从体内排出的方法。如果观察到患者出现如恶心、呕吐或手指轻微颤抖等不正常症状，应立即采取相应措施，以确保患者用药的安全性。

5. 心理护理 护理人员应积极帮助患者调解焦虑情绪，学会控制和疏泄自己的高亢的心境，对自己内心的愤怒能以正向积极的方式宣泄，家属也应多注意与患者进行沟通、交流等。

6. 健康教育 对于躁狂发作患者来说，健康宣教中对疾病知识的认识不足是他们疾病恢复、治疗巩固和预防复发的主要障碍。因此，向患者和他们的家属普及与疾病相关的知识显得尤为关键。为患者提供指导，帮助他们维持一个健康且稳定的情感状态、均衡的营养摄入、足够的睡眠时间和积极的心态，确保他们真正掌控自己的健康状况；提供给亲属有关疾病的起因、症状、治疗手段、药物的不良反应及复发的预警症状的知识指导，日常督促及照护患者坚持服药并定期进行复诊，为患者创造良好的家庭环境，增强他们的日常生活与工作技能。

（二）抑郁发作的护理

抑郁发作的护理措施一般包括日常生活护理、安全护理、饮食护理、睡眠护理、用药护理及症状护理等（详见第八章相关内容）。

五、护理评价

1．对短期和长期目标给予评价，在实施护理措施的过程中，患者症状是否有所改善，有无新的护理问题产生。

2．患者睡眠情况较入院前是否改善，是否达到标准睡眠要求。

3．护士是否与患者建立良好的护患关系，患者是否能配合护理工作的进行。

4．患者的营养供给是否恢复正常状态。

5．患者是否能生活自理，并在自理能力评估中达标。

6．患者能否建立正确的疾病认知，能否客观地评价自己并自我疏导不良情绪。

7．患者生活起居是否规律，能否保证每天的饮水量及适当运动，便秘情况是否有缓解或消失。

知识拓展

生物一心理一社会医学护理干预

在双相情感障碍患者中的应用效果及对治疗依从性的影响

1．建立护理小组，由护士长担任组长，组织组员进行生物一心理一社会医学护理干预模式相关学习，制定护理程序，并分配工作，确保责任到人。

2．开展健康宣教：责任护士采用图片、视频、文字等多种形式向患者讲解疾病相关知识，解释导致疾病的生物化学因素。同时重点讲解疾病治疗方法、预后知识、护理方法，提高患者对自身病情的认知水平，并积极配合护理人员。

3．心理护理：与患者积极沟通，取得患者的信任，倾听患者的真实情感体验，并且了解患者的背景，对患者的心理状态进行全面、清晰的评估。

资料来源：刘淑红．周新英．生物一心理一社会医学护理干预在双相情感障碍患者中的应用效果及对治疗依从性的影响［J］．医学信息，2023，12：1006-1959.

本章小结

思考题

1．双相障碍的病因与发病机制有哪些？

2．双相障碍躁狂发作时，护士应如何落实安全护理？

更多练习

（高淑敏）

第八章　抑郁障碍患者的临床特点与护理

教学课件

学习目标

1. 素质目标

理解抑郁障碍患者的情绪特征，具有尊重、关心、爱护抑郁障碍患者的职业情操及建立良好护患关系的意识。

2. 知识目标

（1）掌握：抑郁障碍的概念、临床表现及护理措施。

（2）熟悉：抑郁障碍的诊断要点。

（3）了解：抑郁障碍的病因与发病机制。

3. 能力目标

能够准确识别抑郁障碍的症状，并为抑郁障碍患者提供护理，能预防意外事件的发生。

案例

【案例导入】

李先生，46岁，农民。半年前因脑部受伤入院治疗，出院休养期间，患者无用感日渐增加，自觉因自己受伤拖累了家人，负罪感较明显。近2周来症状逐渐加重，心情差，整日唉声叹气，以泪洗面，觉得自己是“废人”，想做事，但往往“有心无力”，认为自己毫无价值，对不起亲人。睡眠减少，凌晨2—3时便醒来，醒后无法入睡，时常感到疲乏，伴食欲缺乏，甚至有轻生想法。

【请思考】

1．该患者具有哪些精神症状？

2．如何对该患者实施护理？

【案例分析】

抑郁障碍（depressive disorder）是一类以心境低落、兴趣与快感丧失、易疲劳为核心症状的精神障碍，同时患者伴有认知和行为的不同程度改变，部分患者甚至存在自伤、自杀行为。

2019年，WHO公布的数据显示，全球有3.5亿抑郁障碍患者，抑郁障碍的年患病率为1.5%，终身患病率为3.1%，即平均每20人就有1人曾经或目前罹患抑郁障碍。中国最新流行病学调查显示，抑郁障碍的终身患病率为6.8%，年患病率为3.6%。抑郁障碍在成人中比在儿童中更常见，且女性患抑郁障碍的可能性约是男性的2倍。抑郁障碍兼具患病率高、复发率高、自杀率高、致残性高等特点，不仅给患者的身心健康带来巨大威胁，还给患者及其家庭、社会带来沉重负担。2019年，"全球疾病负担研究"公布数据显示，抑郁障碍在所有类型精神障碍中所致疾病负担位居首位，在全球所有类型疾病所致疾病负担中排名第13位，在中国排名第11位。

近年来，人们对抑郁障碍的认识有了进一步发展，但仍然存在诊断率低的现象，尤其在偏远地区、综合性医院等条件下更是突出，这对于临床护理人员而言需要特别重视。

第一节　抑郁障碍患者的临床特点

一、病因与发病机制

目前，尚不明确抑郁障碍的病因与发病机制，一系列研究提示抑郁障碍的发生与遗传、神经内分泌、心理和社会因素存在密切联系。

（一）遗传因素

家系研究表明，有40%～70%的抑郁障碍患者有遗传倾向，血缘关系越近，患病率越高。不仅如此，国外研究还发现同卵双生子的同病率高于异卵双生子，抑郁障碍的发生与遗传因素存在紧密的联系。

（二）神经内分泌因素

抑郁障碍患者存在神经递质水平或神经递质相关神经通路的功能甚至结构异常，其中5-羟色胺、去甲肾上腺素、多巴胺能神经递质系统都在抑郁障碍的发生过程中发挥重要作用。此外，下丘脑–垂体–肾上腺轴功能异常也被认为和抑郁障碍的发生有关，表现为抑郁障碍患者皮质醇水平的升高和相关激素分泌昼夜节律的变化等。

（三）心理和社会因素

相关研究表明，个体焦虑、强迫、自卑等性格特质可能增加其后期患抑郁障碍的风险。此外，在童年时期经历虐待、忽视或家庭功能不全的个体在成年后易患抑郁障碍。越来越多的证据表明，失学、失业、失恋、亲人突然离世、生活环境改变等应激性生活事件可能会诱发抑郁障碍的发生。Paykel等报道在应激性生活事件发生后的6个月内，抑郁障碍发病危险增加了6倍。

二、临床表现

（一）核心症状

抑郁障碍的核心症状包含情绪低落、兴趣减退和快感缺失，这些作为抑郁障碍的关键症状是诊断时的必备症状之一。

1. 情绪低落 患者自觉情绪低沉、忧伤苦闷，情感基调低沉灰暗。抑郁障碍患者常自觉生活索然无味、苦不堪言，有度日如年、生不如死之感。自诉“高兴不起来”“活着没意思”等，整日愁眉苦脸、唉声叹气。典型的抑郁障碍发作患者情绪低落具有“晨重夕轻”的特点。少部分抑郁障碍患者会出现“微笑型抑郁”，即患者在抑郁心境的表面戴上了一副微笑的假面。

知识链接

不容忽视的微笑型抑郁

他们的睡眠或饮食习惯不同于往常。

他们有一种被迫的开心，并常常为缺席找借口。

他们比往常更喜欢讨论高深的话题（如哲学等）。

他们可能会哭着求助，但又马上退回原有状态。

他们比往常更加感性。

他们的乐观看法比往常少。心理学家把这种现象称作“悲观现实主义”。

2. 兴趣减退 患者失去对过去感兴趣活动的喜爱，对既往喜爱的活动呈现显著而持久的抑制，表现为生活主动性差，懒散，不愿做事，即使是做事也是敷衍了事，严重时对所有事物无论好坏都失去兴趣，甚至整日呆坐不语或整日卧床，回避社交。

3. 快感缺失 患者失去体验、感受快乐的能力，无法从日常开展的活动中感受到快乐。部分患者虽然可以参加活动，比如看电视、听广播、看书、读报等，但参与这些活动的主要目的是希望能从悲伤、失落情绪中摆脱，或打发时间而无关快乐。

（二）心理症状群

1. 抑郁性认知 在抑郁心境的影响下，患者常表现为典型的“三无”症状，包括无望、无助和无用。“无望”主要表现为患者对自己的未来感到迷茫、悲伤、失望，能预想到未来自己会遭遇种种不幸，认为自己毫无希望、失败透顶；“无助”表现为患者经常感到孤立，缺乏改变现状的勇气和信心，认为某些治疗是徒劳的；“无用”主要表现为患者认为自己做什么都是一无是处，毫无价值，常自责自罪，严重时甚至表现为罪恶妄想甚至是自伤、自杀行为，认为“结束自己的生命”是唯一的解脱方式，从而寻求自杀方式和途径。自杀行为也是抑郁障碍患者最危险的表现，临床医护人员需要注意识别并警惕。

2. 思维迟缓 患者表现为思维联想速度的减慢，反应迟钝，思路变得封闭，难以有意识地思考问题，就好像他们的大脑已经生锈，完全无法思考一样。临床表现包括患者的主动言语减少、语速减慢和音调变低，回答问题时语言较少甚至是无法交流，影响患者的学习和交往能力。

3. 注意力和记忆力下降　患者常无法集中注意力思考一个问题，记忆力也出现不同程度的下降，思维效率下降，无法进行高效的思维创造。这一症状是可逆的，在有效治疗后可得到缓解。

4. 精神病性症状　这种症状常发生于严重抑郁障碍患者中。通常，在一段时间的抑郁症状之后，可能会出现幻觉或妄想。内容可与抑郁心境相协调，如罪恶妄想、关系妄想、疑病妄想等，伴嘲笑或谴责性幻听；也可与抑郁心境不相协调，如被害妄想、没有情感色彩的幻听等。

5. 自知力缺乏　大部分抑郁障碍患者具有完整的自知力，能够积极寻求治疗并正确描述自己的病情和症状。部分重度抑郁障碍患者可能自知力不完整甚至缺乏，这种情况在存在明显自杀倾向者或伴有精神病性症状的患者中尤其常见，患者无法正确认识自己目前的状态，有些患者甚至毫无求治愿望。

6. 焦虑　焦虑症状往往与抑郁症状并存，成为抑郁障碍的主要症状之一。患者可表现出不安、担忧、紧张，害怕失控或发生意外等，也可表现出易怒和冲动等症状。患者经常由于过度担忧而难以集中注意力。有些患者可以伴发胸闷、心率加快、呼吸急促、尿频、出汗等躯体症状，这些症状可能掩盖了主观焦虑和抑郁，并成为临床症状。

7. 精神运动性迟滞或激越　指患者行为和言语活动显著地减少，以思维迟缓和活动上显著持久的抑制为主要特征，表现为患者生活主动性下降，懒惰懈怠，不愿意做事，也不愿意参加社交，常独处，甚至整日卧床不外出，严重者连日常进食、洗漱等都无法完成，甚至发展为不语、不动、不食，可达木僵状态，称为“抑郁性木僵”。与精神运动性迟滞症状相反，精神运动性激越主要表现为运动行为和言语活动的显著增加。患者的大脑长期处于紧张状态，大脑中不断思考无意义和无逻辑的事情，患者变得忧心忡忡、坐立不安、来回踱步。

（三）躯体症状群

抑郁障碍患者躯体症状主要表现在睡眠、饮食、行为等方面，还有部分患者表现为疼痛、心悸、恶心、便秘等症状，统称为躯体症状群。

1. 睡眠障碍　是抑郁障碍最常伴随的躯体症状之一。患者表现为入睡困难，睡眠浅，早醒，睡眠感缺失。抑郁障碍患者特征性表现是早醒，一般比平时早醒2～3小时，醒后不能再入睡，这对抑郁障碍的诊断具有特征性意义。非典型抑郁障碍患者也可出现睡眠过多的情况。

2. 进食紊乱　抑郁障碍对患者食欲的影响尤为明显。轻者表现为对食物口味满意度下降，但进食量并不一定明显减少，患者体重变化可能不明显；重者患者对食物的欲望明显下降，体重下降显著。部分非典型抑郁障碍患者也可表现为食欲亢进和体重增加。

3. 性功能减退　部分抑郁障碍患者可能会出现性欲减退，一些患者虽然勉强能进行性行为，但也很难从性生活中感受到快乐。

4. 精力下降　抑郁障碍患者表现为无精打采、疲乏无力、精疲力竭，自我的能量下降，感到整个人垮掉，常与精神运动性迟滞相伴随。

5. 非特异性躯体症状　大部分抑郁障碍患者会出现各种生理上的主观不适和自主神经

紊乱症状，如疼痛、头晕、胸闷、心悸、四肢麻木、恶心、呕吐、口干、便秘等，甚至掩盖了本身的抑郁情绪，称为“隐匿性抑郁障碍”。上述患者通常不会首选去精神科就诊，而是选择去其他科室求医问药，但由于各种检查结果并未有异常，易误诊为其他类型疾病。

一些特殊人群的抑郁症状往往是非典型的，如患有抑郁障碍的儿童和老年人。儿童往往表现为学习兴趣下降、不愿上学、对学习产生退缩、学习成绩下降。除了典型的抑郁心境，老年抑郁障碍患者还有特别突出症状，如焦虑和生理不适，病程迁延，容易发展成慢性症状。

三、诊断要点

目前，临床对于抑郁障碍的诊断主要依据两个标准，包括《国际疾病与分类（第11版）》（ICD-11，2019）及《美国精神障碍诊断统计手册（第5版）》（DSM-5，2013）。在ICD-11中，抑郁障碍的症状学标准里包括3条核心症状及7条其他症状。核心症状：①心境低落。②兴趣和愉快感丧失。③疲劳感、活力减退或丧失。其他症状：①集中注意和注意力降低。②自我评价和自信降低。③自罪观念和无价值感。④认为前途暗淡悲观。⑤自伤或自杀的观念或行为。⑥睡眠障碍。⑦食欲缺乏。

基于ICD-11的诊断标准，可根据发作次数分为单次和多次发作，可根据严重程度分为轻度、中度、重度三种类型。

（一）轻度抑郁

具有至少2条核心症状和至少2条其他症状，且患者持续进行日常工作和社交活动存在一定困难，对患者的社会功能产生轻度影响。

（二）中度抑郁

具有至少2条核心症状和至少3条（最好4条）其他症状，且患者进行日常工作、社交或家务活动存在相当程度的困难。

（三）重度抑郁

3条核心症状都存在和至少4条其他症状，且患者日常工作、社交活动或生活存在严重受损。

（四）伴有精神病性症状

符合中、重度抑郁障碍的诊断标准，且患者存在幻觉、妄想或抑郁性木僵等症状。

诊断抑郁障碍时，一般要求病程持续至少2周，并且患者存在具有临床意义的痛苦或社会功能受损。

四、治疗与预后

抑郁障碍复发率高达50%～85%，其中50%患者的复发在疾病发生后2年内发生。目前倡导全病程治疗，包括急性期、巩固期和维持期治疗。

（一）急性期治疗（8～12周）

治疗的目标是控制症状，尽量达到临床治愈（抑郁症状完全消失的时间＞2周）与促进功能恢复到病前水平，提高患者生命质量。急性期治疗效果在抑郁障碍预后和结局中起关键作用。一般抗抑郁药物治疗2～4周开始起效，如6～8周的足量治疗仍无效可考虑换药。

1. 药物治疗 目前临床一线抗抑郁药是选择性5-羟色胺再摄取抑制剂（SSRIs）、5-羟色胺和去甲肾上腺素再摄取抑制剂（SNRIs），其中SSRIs是最常用的一类。与疗效相近的三环类抗抑郁药相比，不良反应较轻，安全性高，服药依从性高。伴精神病性症状的抑郁障碍患者可选用抗抑郁药物与抗精神病性药物联合运用。

2. 非药物治疗

（1）无抽搐电休克治疗：对于有强烈自杀观念和企图、明显自责自罪、拒食、违拗和木僵者，以及对药物治疗效果欠佳或不耐受的抑郁障碍患者，可采用无抽搐电休克治疗，治疗效果好、见效快，合并药物治疗的患者应适当减少药物剂量。

（2）重复经颅磁刺激治疗：重复经颅磁刺激治疗是一种利用脉冲磁场作用于中枢神经系统，改变皮质神经细胞的膜电位，使之产生感应电流，影响脑内代谢和神经电活动，从而引起一系列的生理生化反应的磁刺激技术。重复经颅磁刺激治疗抑郁障碍的部位为左侧前额叶背外侧皮质，每日1次，每次约30分钟，10次为1个疗程，一般连续治疗1～2个疗程。

（3）心理治疗：心理治疗对于轻、中度抑郁障碍的疗效与抗抑郁药疗效相仿，但对于重度抑郁发作往往不能单独使用，需在药物治疗基础上联合使用。对于抑郁障碍患者可采用的心理治疗种类较多，常用的主要有支持性心理治疗、认知治疗、行为治疗、精神动力学心理治疗、人际心理治疗及婚姻和家庭治疗等。

（二）巩固期治疗（4～9个月）

此期患者病情尚缺乏稳定性，具有较高的复发风险，原则上需要继续使用急性期治疗有效的药物，并强调维持原先的治疗方案、药物剂量、使用方法。症状缓解后，最低有效剂量应继续巩固治疗4～9个月。

（三）维持期治疗（2～3年）

维持治疗时间的研究尚不充分，目前认为并非所有抑郁障碍患者均需要维持治疗。对有复发倾向的患者，应该至少维持治疗2～3年，这些患者包括第3次及以上的复发患者、有明显社会心理应激因素的患者、有残留症状、发病年龄早或者有家族史的患者。

经过系统治疗，大多数抑郁障碍患者预后良好，临床症状基本可以缓解或完全消除，社会功能得到恢复，通常不会出现明显的精神衰退。预后与复发、慢性病史、躯体疾病、阳性家族史、病前适应不良、缺乏社会支持和治疗不当等因素有关。15%～20%的患者可能会出现慢性病、残余症状，如情绪困扰和躯体不适，社会功能可能无法恢复到疾病前的水平。

第二节　抑郁障碍患者的护理

一、护理评估

（一）一般状况评估

一般状况评估包括评估患者的个人成长史；患者是否存在适应不良的性格特征，如敏感、自卑、易焦虑等；患者病前是否遭受重大负性生活事件，事件的影响力如何；评估患者的既往史；患者既往是否存在过抑郁症状或其他类型的精神障碍；评估患者是否存在精神疾病家族史。

（二）生理状况评估

生理状况评估包括评估患者的生命体征是否正常；患者是否存在自觉的躯体不适症状，如疲乏、胸闷、心悸等；评估患者的营养状况是否正常，有无存在食欲缺乏、胃肠道不适、体重减轻或增加等症状；评估患者是否存在入睡困难、早醒、多梦等睡眠障碍；评估患者是否存在便秘、排尿困难或尿潴留等症状；评估患者是否存在性功能减退或性生活乐趣缺失情况。

（三）心理-社会状况评估

对抑郁障碍患者进行心理-社会状况评估，基本上从患者的社会功能、人际关系、社会支持、经济状况等方面进行。在社会功能方面，评估患者是否存在回避社交、疏远亲友等情况，是否表现出对学习工作提不起兴趣、效率低下情况，家庭角色功能是否发生改变；在社会支持方面，评估社会、家庭、亲朋好友对患者的支持度，对抑郁障碍的认知程度，对患者是否关心及能否为患者提供家庭支持帮助患者早日康复；在经济状况方面，评估患者病前从事职业、收入情况、家庭经济负担、是否有能力支付患者疾病治疗的费用等。

（四）精神状况评估

精神状况评估重点评估患者是否存在核心症状，如患者是否存在抑郁情绪、兴趣减退、快感丧失；是否存在无价值感、自责、自罪感；是否存在自杀观念或行为；是否存在明显思维迟缓、注意力和记忆力下降；是否存在活动减少、懒散少动及不料理个人卫生；是否存在幻觉、妄想症状等。其中，需要特别注意评估患者是否存在消极观念、行为及潜在危险程度，评估患者对疾病的认识及自知力状况。除对患者进行精神检查外，还需借助评估量表评估患者的精神状况，包括汉密尔顿抑郁量表（HAMD）、Beck抑郁问卷（BDI）等。

二、常见护理诊断/问题

1. 有自伤（自杀）的危险　与抑郁、自我评价低、悲观绝望等情绪有关。
2. 营养失调：低于机体需要　与抑郁致食欲缺乏、卧床、木僵状态有关。
3. 睡眠型态紊乱　与严重抑郁所致入睡困难、早醒等睡眠障碍有关。
4. 沐浴/穿着/进食/如厕自理缺陷　与精神运动性迟滞、无力料理自我有关。
5. 自我认同紊乱　与自我评价过低、无价值感有关。

6. **焦虑**　与无价值感、自责、回避等有关。

7. **便秘**　与日常活动减少、胃肠蠕动减慢有关。

三、护理目标

1. 住院期间患者未伤害自己，能通过其他方式有效发泄负性情绪，建立积极有效的应对方式，消除自杀想法。

2. 患者膳食、营养与水分均衡，能维持正常体重。

3. 患者的睡眠充足且睡眠质量佳，能保证正常6小时的睡眠且醒后精神状态良好。

4. 患者能够满足生活自理，维持个人卫生。

5. 患者能够正确客观地进行自我评价，改善不良认知。

6. 患者能够缓解焦虑情绪，积极面对生活。

7. 患者能够积极开展日常活动，维持正常排泄。

四、护理措施

对抑郁障碍患者进行护理时，应根据患者的临床诊断和症状表现，充分考虑患者的个体差异，在护理措施上必须遵循个体化的原则。

（一）基础护理

1. **饮食护理**　抑郁障碍患者多存在食欲缺乏甚至丧失，应为患者提供尽可能符合其日常饮食习惯的营养饮食。对于自责或拒绝进食的患者，应耐心劝导，并尽量在用餐时陪伴他们。对于坚决拒绝进食的患者，可根据需要给予喂食、鼻饲和静脉营养补充，以维持身体所需的营养。

2. **睡眠护理**　对于抑郁障碍患者而言，他们多存在入睡困难、早醒等睡眠障碍问题，应为患者提供良好的夜间睡眠环境，护士夜间巡视时做到开门轻、关门轻、操作轻，给予患者一些积极的建议，如鼓励患者白天积极参加文娱活动，减少白天睡眠时长；教会患者深呼吸、肌肉放松训练等自我放松方法；睡前应避免患者剧烈运动或情绪波动。睡前可用热水泡脚或喝热牛奶来帮助他们入睡；必要时可遵循医嘱服用镇静药和催眠药来诱导睡眠。

3. **个人卫生**　抑郁障碍患者因受症状影响，对个人卫生料理能力差，护士应鼓励和协助患者自行照顾个人卫生，并在患者做出积极改变时及时给予鼓励和表扬，增强患者的信心。对于完全无法照顾个人生活的患者，护士应该准备日常膳食并训练日常生活能力。对于可能经历长期卧床的重度抑郁障碍患者，应辅助被动运动，避免压力性损伤的发生。观察患者每日排泄情况，防止发生尿潴留、便秘等问题，必要时可以采取导尿或灌肠等护理操作，促其排泄。

（二）安全护理

1. **病房环境**　将患者安置在光线明亮、空气流通、整洁舒适的环境中，房间布置以明快色彩为主，以营造温馨的气氛，唤起患者对生活的热爱，调动患者的积极情绪，增强生活信心。

2. 加强巡视和安全检查 对病房的门窗、电源等设施加强检查，如有损坏及时维修，严格做好药品及危险物品的保管，检查患者的床单位，以防其藏匿危险物品，严禁患者携带刀、剪、绳带、玻璃、打火机等物品，谨防患者将此类物品作为自杀工具。同时切忌将医疗用品遗留在病房，如针头、体温计等，谨防发生意外。

3. 对有自伤、自杀潜在风险患者的重点防护 必要时将患者安置于24小时专门监护房间。禁止患者单独活动，限制其活动范围，以防出逃，外出务必有护士陪同。

（三）症状护理

1. 进行有效的治疗性沟通，鼓励患者抒发内心体验 护士应与患者建立良好的治疗性护患关系，密切观察患者的心理状况，理解和同理患者，接纳患者的症状表现。在与抑郁障碍患者沟通时，应保持稳定、平和及接纳的态度，避免机械化的语言或事不关己的态度，尽量不使用命令性言语，如“你不要……”“你不可以……”等，防止加剧患者的自卑感；也不要过分认同患者的悲观感受，防止加剧患者的抑郁情绪，可通过眼神、手势等非语言表达方式传递对患者的关心和支持。

2. 改善患者消极情绪，协助其建立新的认知方式和应对技巧 主动陪伴患者，鼓励其表达内心真实感受，耐心倾听患者诉说，引导患者用积极的眼光看待自己和周围的事物，避免患者的消极思维，培养他们积极的认知风格。对于有自罪妄想的患者而言，要引导他们回忆过去发生的积极事件，并引导他们以积极的心态面对未来。对于有疑病妄想的患者而言，可以使用辅助检查来验证他们的身体健康状况并提供适当的护理。

3. 训练患者心理应对方式 积极为患者创造人际交往机会，帮助患者改变既往被动的社交方式，通过设定社交目标逐渐建立正常的人际交往能力，增加社交技巧。对存在自杀史的患者，做到不歧视不埋怨，真正从内心出发关心爱护患者，了解自杀背后的原因和心理状态，做好自杀风险评估，完善应对措施。

（四）药物护理

1. 确保药物服下 护士应确保患者的用药安全，患者每次服药时确保全部服下，严防患者藏药，服药后检查患者的口腔和药杯，确保“发药到手、看服到口、送水咽下、看后再走”十六字服药护理方针。

2. 提高服药依从性，观察药物不良反应 应反复向患者强调药物治疗对于疾病治疗的重要作用，密切观察药物不良反应，必要时采取适当措施处理药物不良反应。

（五）心理护理

护士应该用耐心、爱心去对待患者，注意使用倾听、尊重等沟通技巧，建立彼此信任的合作关系，鼓励患者抒发内心真实感受，利用患者感兴趣的话题引导其回忆既往的积极经历，激发患者对美好生活的向往。同时，注重患者应对技巧的训练，通过教学、学习等方式提高患者的社会交往能力，矫正其不良行为，为患者重返社会、独立解决问题奠定基础。

（六）健康教育

1. 对患者的健康教育 向患者介绍抑郁障碍的症状、治疗等知识，教会患者识别药物不良反应和预防疾病复发的方法。做好相关解释工作，让患者正确认识疾病，认识到坚持药物治疗、定期复查的重要性。指导患者学习和训练应对技巧和社交技巧，学会用正性思维去看待事物，养成良好的心态。

2. 对家属的健康教育　指导患者家属学习抑郁障碍的知识、识别疾病复发的征兆，指导家属密切观察患者的病情变化和药物不良反应，帮助患者提高药物服用依从性。当发生特殊情况时，指导患者家属学会早干预、早就医。帮助家属改善与患者的人际关系，让其充分认识到家庭支持在患者疾病康复中的重要意义。

五、护理评价

1. 患者的情绪低落症状是否得到缓解，自伤（自杀）想法或行为是否得到控制。
2. 患者的营养状况是否良好，体重是否正常。
3. 患者的睡眠需求是否得到满足，睡眠情况是否得到改善。
4. 患者的自理能力是否得到恢复，个人卫生能否维持。
5. 患者是否能够正确认识疾病及其治疗，是否能够主动配合治疗和护理，是否能够正常评价自己。
6. 患者是否能够控制和合理宣泄负性情绪，是否能积极表达自身想法。
7. 患者是否积极参加各项治疗性活动，患者的排泄需求是否得到满足。

本章小结

思考题

1. 抑郁障碍患者的临床表现有哪些？
2. 抑郁障碍患者安全护理要点有哪些？

更多练习

（王　路）

第九章　焦虑与恐惧相关障碍患者的临床特点与护理

教学课件

学习目标

1. 素质目标

（1）理解并体谅患者因焦虑与恐惧相关障碍所表现的精神症状。

（2）帮助患者转变消极的思维模式，培养积极、乐观的心态。

2. 知识目标

（1）掌握：焦虑与恐惧相关障碍的主要临床表现及护理措施。

（2）熟悉：焦虑与恐惧相关障碍的常见类型。

（3）了解：不同类型焦虑与恐惧相关障碍的治疗方案。

3. 能力目标

能根据焦虑与恐惧相关障碍患者的临床表现准确识别疾病类型，制定针对性的护理措施并实施，促进患者心理健康的恢复。

案例

【案例导入】

王女士，28岁，本科文化，小学老师。近1年来，王女士总是不明原因地担心家里人在上班途中会发生抢劫、车祸等意外；整日忧心忡忡，精神紧张，因为一点小的声音受到惊吓，焦虑，烦躁，坐立不安，经常与同事争吵，胸闷，心悸，夜晚难以入睡，失眠，多梦。近2个月来，除了上述表现外，王女士还出现了恶心、头晕、呼吸困难、胃部不适，并伴有腰背酸痛等症状，同时月经周期不规律。王女士到多家医院就诊，通过全面、系统的检查，均未发现存在器质性病变，各科医生均认为她“没病”，但以上症状严重影响了王女士的日常生活。

【请思考】

1．王女士存在哪些护理问题？

2．针对王女士的护理问题，护士应给予哪些护理措施？

【案例分析】

焦虑与恐惧相关障碍（anxiety or fear-related disorder）是一类以焦虑和恐惧症状为主要临床特点的精神障碍的统称。其特征是极度的恐惧和焦虑情绪，以及伴随的相关行为障碍，其症状的严重程度已经对个人、家庭、社会、学业、工作或其他关键的社会功能造成了影响。焦虑及恐惧相关障碍在世界范围内广泛存在，进一步加重经济负担，显著降低生活质量。

在ICD-11分类系统中，焦虑与恐惧相关障碍被整合到一个新的疾病分组中，包括广泛性焦虑障碍、惊恐障碍、社交焦虑障碍、场所恐惧障碍、分离性焦虑障碍、特定恐惧障碍，以及其他特定或非特定形式的焦虑与恐惧相关障碍。各种焦虑与恐惧相关障碍之间的区别在于焦虑和恐惧的触发因素不同，即焦虑与恐惧反应的刺激源或环境不同。

第一节　焦虑与恐惧相关障碍患者的临床特点

一、广泛性焦虑障碍

（一）概述

广泛性焦虑障碍（general anxiety disorder，GAD）是一种以广泛和持续性的焦虑为主要临床表现的精神障碍，常伴有不明原因的紧张不安，并有头晕、胸闷、呼吸困难等自主神经功能紊乱和运动性不安等症状。患者常能认识到这种焦虑，但无法控制，以女性多见，与应激有关。

（二）发病机制

1. **遗传因素**　具备焦虑性格特质的个体在面对生活压力和社会环境影响时更容易发展为焦虑症，此现象与遗传因素存在紧密联系。

2. **神经生化因素**　乳酸学说认为，乳酸过高引起代谢性酸中毒，从而导致的一系列相关生化改变，特别是在那些本身就倾向于焦虑反应的个体中，可能会诱发或加剧焦虑症状的表现。另外，神经递质学说认为中枢神经系统的神经递质失衡会影响焦虑的发生。

3. **心理因素**　行为主义理论认为，焦虑可被视为一种经过条件化的反应，是对过去曾经历过的恐惧场景的记忆再现；精神分析学派则将焦虑视为源自个体内心的深层心理矛盾冲突的产物，过度的心理冲突在个体内部造成了一种自我威胁感，这种内在的紧张冲突不断升级，最终可能导致焦虑情绪的产生。

（三）临床表现

广泛性焦虑障碍可在任何年龄段出现，渐进式发展，尤其在40岁以前的个体中更为常见。

1. 精神方面　以经常性或持久性的，无明显对象，产生的对日常生活多方面的烦恼、忧心和紧张不安为主要表现。部分患者不能明确认识到他所担心的对象或内容，而只是强烈的、不安的心理体验，被称为自由浮动性焦虑。有的患者可有多种如家庭、健康、财务、工作等现实的焦虑对象和内容，但其担心、烦恼的程度与现实很不相符。同时还出现其他症状，如注意力分散、睡眠障碍、易激惹等。

2. 躯体方面　躯体不适如慢性疼痛，表现为偏头痛、关节痛或腰背痛等；运动不安症状，如坐立不安、频繁做小动作、手部不自主搓动等；以及交感神经系统过度活跃，如心悸、呼吸急促、胸闷，消化系统症状如便秘或腹泻交替出现，排汗异常、频繁尿意或尿频、皮肤潮红或苍白、口干等。此外，部分患者还会遭受如勃起功能障碍或月经周期紊乱等性功能和内分泌系统的影响。

（四）诊断及治疗

1. 诊断　处于慢性焦虑6个月以上，经常过于担心忧虑，伴有紧张不安、易激惹，注意力难以集中，肌肉紧张，易疲劳，睡眠不佳，重点排除其他精神障碍。

2. 治疗　广泛性焦虑障碍具有高复发风险、持续性、反复性等特点。在治疗上提倡全过程综合治疗，分为急性期、巩固期和维持期三个阶段。常用的治疗方法包括心理治疗、药物治疗，根据患者具体情况，结合使用。

（1）心理治疗：最常用的心理治疗是认知行为疗法。广泛性焦虑障碍患者对事物的一些扭曲认知观念，是造成疾病迁延不愈的原因之一。通过认知行为疗法，治疗师会对患者进行全面的心理评估，并指导他们修正不良认知模式，进行认知重构。同时，配合应用如放松训练、呼吸调控技巧等多种方法，有助于进一步缓解患者的焦虑症状。

（2）药物治疗：SSRIs和SNRIs是治疗广泛性焦虑障碍的一线药物，不良反应少，目前在临床中广泛使用。相较于抗抑郁药物较长的起效时间，苯二氮䓬类药物能够快速缓解症状，但长期使用易产生依赖性和耐受性。在实际用药中，常将苯二氮䓬类药物与三环类抗抑郁药或SSRIs及SNRIs合并使用，以防依赖。

二、惊恐障碍

（一）概述

惊恐障碍（panic disorder，PD）又称急性焦虑发作，主要表现为突然发作、反复发生的强烈害怕、恐惧或不适感，可伴有濒死感，或伴有明显心血管和呼吸系统症状如心悸、呼吸困难、窒息感等。惊恐发作起病常见于青少年和45～54岁两个发病高峰年龄段。

（二）发病机制

1. 遗传因素　遗传学研究发现，惊恐障碍具有一定的遗传度，同时基因中也存在与惊恐障碍关联的位点。

2. 神经生物学因素　惊恐障碍的发生与NE系统、5-HT系统、GABA系统失衡相关。

3. 心理社会因素　行为理论认为，惊恐障碍是与既往生活中的创伤事件所形成的条件反应。有些精神分析流派认为，惊恐障碍是基于个体潜意识中的冲突。

（三）临床表现

惊恐障碍临床表现为经常性的惊恐发作，不限于特定的刺激或情况，常伴濒死感和自主神经功能紊乱，常突然发作，一般发作时间为5～20分钟，可自行缓解。发作后一切正常，不久后可再次发作。惊恐障碍的临床表现可以分为以下三方面。

1. 惊恐发作　患者在进行日常各种活动时，会毫无诱因的出现强烈的恐惧感、失控感及濒死感，这个阶段患者常感觉极度痛苦，难以忍受。同时伴有一系列躯体症状，如过度换气或喉头紧迫感、心悸、胸闷或胸痛，有可能出现冷汗淋漓、头晕、身体颤抖、四肢麻木、胃肠不适、面色潮红或苍白等自主神经系统的紊乱反应，在这种状态下，患者可能大声呼救、尖叫或试图迅速离开所在环境。发作时患者意识清醒，发作结束后能够清楚回忆发作过程，每次发作持续时间大致为20分钟，最长不超过1小时就能自行终止。

2. 回避行为　大约有60%的患者担忧再次发作时无人照顾，或为了避免在他人面前发作时的尴尬场面，而采取明显的回避行为，避开人群密集的地方，不敢独自一人，甚至可能不愿意乘坐公交车、地铁等公共交通工具，以免在密闭或公共场合发生惊恐发作。

3. 预期焦虑　大多数患者会一直担心是否会再次发作，从而在发作后的间歇期仍表现为紧张不安、担心害怕等明显的焦虑情绪。

（四）诊断及治疗

1. 诊断

（1）患者以惊恐发作为主要临床症状，并伴有其他自主神经症状。

（2）1个月内至少一次惊恐发作，发作后存在以下表现：①担心再发作。②担心发作的后果和可能不良影响。③与发作相关的行为改变。

（3）排除其他临床问题导致的惊恐发作。

2. 治疗　惊恐障碍的治疗旨在减少直至消除惊恐发作现象，缓解预期性焦虑和相关的回避行为，从而大幅提升患者的生活质量。

（1）药物治疗：药物治疗对惊恐障碍治疗效果较好。苯二氮䓬类（BZDs）对于迅速缓解急性惊恐发作效果显著，如阿普唑仑或氯硝西泮，但长期使用易导致药物依赖性；5-羟色胺再摄取抑制剂（SSRIs），通常2～3周起效，起效较慢但此类药物无滥用和依赖风险，较为安全，长期应用可降低复发率；三环类抗抑郁药如氯米帕明，不良反应多，应小剂量开始谨慎使用。临床常采用BZDs联合SSRI治疗，起效快，可以避免BZDs的长期单独使用和SSRI初期治疗效果不佳的缺点。

（2）心理治疗：旨在消除患者的预期性焦虑和应对惊恐障碍引起的逃避行为。心理治疗主要方法有支持性心理治疗、认知行为治疗。支持性心理治疗旨在减轻患者的精神压力，增强其对治疗计划的信心和执行力度。认知行为治疗则包含了三个关键步骤：首先，让患者充分理解惊恐发作的本质、发作间隔期的症状以及由此产生的回避行为模式；其次，运用内感暴露技术，系统地指导患者直面和习惯那些引发恐慌的身体感觉，逐渐学会忍受并控制这些感觉，防止进一步的惊恐发作；最后，通过认知重塑环节，协助患者认识到他们对于惊恐发作后果的认知误区，并重新构建更为合理和健康的思维模式，减轻不必要的恐惧和焦虑。

三、场所恐惧障碍

（一）概述

场所恐惧障碍（agoraphobia）指患者对特定场所和环境（如乘坐交通工具、人多时或空旷环境等）出现不合理的恐惧或焦虑反应，患者产生回避行为，并因此影响正常生活。

流行病学显示，我国场所恐惧障碍终身患病率为0.4%，每年患病率为0.2%。青少年和成年早期为该病的发病高峰期，2/3的患者在35岁之前发病，女性多见。

（二）发病机制

相关研究显示，场所恐惧障碍有较高的遗传性，与儿童期的负性事件相关，如父母分离、被虐待或攻击等。当某些场所或环境与患者的不愉快情感体验联系起来，进而引发较高程度的焦虑，为缓解焦虑所导致的不适感，患者通常会采取回避措施，这些行为减轻患者焦虑的同时，也成为一种强化因素，最终使患者总是采取回避的行为模式。场所恐惧障碍患者经常有性格敏感、依赖他人、胆小被动、内向回避等性格特点。

（三）临床表现

场所恐惧障碍患者主要表现为害怕某些场景诱发惊恐发作或导致其他窘迫情况，但患者又难以逃离或得到帮助，因此恐惧不安，这些场景包括乘坐交通工具，处于人多的地方或空旷环境。患者表现为极力回避这些环境，如不愿独自出门，不愿去人多的场所，不愿乘车出行，或者需要他人陪同。患者无法控制这样不合理不必要的强烈恐惧，常常伴有明显的焦虑以及自主神经症状。

（四）诊断及治疗

1. 诊断 当场所恐惧障碍个体对以下两个或两个以上情景恐惧时（使用公共交通工具；处在开放场所；处在密闭空间；处在队伍或人群中；单独离家外出），无论是否存在惊恐障碍都可进行诊断。若个体表现同时符合场所恐惧障碍和惊恐障碍或其他障碍标准，则可给予两个诊断。

2. 治疗 场所恐惧障碍预后总体较好，部分患者会转为慢性。起病急、有明确的发病原因、患病前个体人格素质较好、具备良好的社会支持、病程短等均提示患者预后良好；反之，则预后较差。

（1）心理治疗：包括行为疗法、认知行为干预和支持性心理治疗。其中最为有效的是行为疗法，包括系统脱敏疗法和暴露疗法。心理治疗的基本原则是打破原有恐惧对象与焦虑恐惧反应的条件性关联，克服患者固有的回避行为，并引导患者修正不利的认知模式，从而减轻乃至消除对特定场所的恐惧心理。

（2）药物疗法：苯二氮䓬类药物如劳拉西泮、阿普唑仑等因其快速起效的特点，常被用于场所恐惧障碍的短期急性期治疗，以快速缓解急性焦虑症状。对于合并抑郁情绪的患者，除了苯二氮䓬类药物之外，还可能结合使用抗抑郁药物进行综合性治疗，以更好地解决患者的情绪问题和恐惧症状。

四、社交焦虑障碍

（一）概述

社交焦虑障碍（social anxiety disorder，SAD）又称社交恐惧症，是在一种或多种人际关系中，担心被他人做出负性评价，而出现恐惧情绪和回避行为的一种焦虑恐惧障碍。患者会尽力避免社交场合，对其社交关系、生活质量和职业前景产生严重影响。2019年中国精神障碍流行病学显示，我国社交焦虑障碍每年患病率为0.4%，终身患病率为0.6%。社交焦虑障碍一般于儿童中期起病，儿童、青少年及成人每年患病率相仿，女性患病率大约是男性的2倍，发达国家高于发展中国家。

（二）发病机制

社交焦虑障碍发病机制尚不明确，但与遗传因素和环境因素高度相关，遗传因素增加社交焦虑障碍的易感性。神经生物学研究显示，5-HT、肾上腺素及催产素水平与社交焦虑障碍的发病密切相关。社交恐惧障碍可能的危险因素包括童年期的过度保护、忽略或虐待行为、被过分批判、缺少亲密关系、学校表现不佳等。这类个体经常进行负性反思，对社交存在错误认识。另外，有部分患者可能经历过不良的、羞辱性的社交事件。

（三）临床表现

通常无明显诱因突然起病，主要表现为在一种或多种社交环境中，产生羞怯、紧张不适、尴尬窘迫、行动笨拙等感觉，极度担忧自己会成为他人嘲笑的对象，因而拒绝当众发言、进食，甚至不去公共卫生间，严重时会导致自我社会隔离，患者无法控制这种不合理的恐惧。社交焦虑障碍症状通常持续数月，严重影响到患者个人生活、家庭关系、社会功能。患者常表现出如面部潮红、呼吸急促、大量出汗、心跳加速、血压波动、恶心、虚弱无力，甚至可能昏厥等一系列生理层面症状。

（四）诊断及治疗

1. 诊断　社交恐惧障碍指个体对一个或多个社交场合，有强烈的恐惧感，担心他人对自己的行为方式或表现出的焦虑状态进行负性评价，病程持续6个月以上。

2. 治疗　心理治疗首选认知行为治疗，药物治疗首选抗抑郁药，能够有效缓解患者的焦虑、恐惧症状。为达到最佳治疗效果，心理治疗与药物治疗常常联合运用，并且整个治疗过程建议至少维持12个月。

（1）心理治疗：首选认知行为治疗，消除患者与焦虑反应之间的条件关联，对抗回避反应，逐渐改变自己的不良认知。

（2）药物治疗：治疗社交焦虑障碍的一线药物包括SSRIs和SNRIs。BZDs可显著控制焦虑、恐惧症状，但不宜长期使用。

五、特定恐惧障碍

（一）概述

特定恐惧障碍（specific phobia）是以过度惧怕特定的情境或物体为主要特征的一种焦虑与恐惧障碍。

（二）发病机制

行为主义学派认为，当患者将某物体、场景或活动与恐惧的心理体验多次联系后，该物体等会逐渐变成恐惧的条件性刺激物，此后每当这个刺激物出现就会引起恐惧的情绪反应。

（三）临床表现

特定恐惧障碍表现为对某一特定物体或情境的过度、非理性恐惧及由此导致的日常生活活动受限。本病分为动物型、自然环境型、血液-注射-损伤型、情景型及其他五种亚型。常见的恐惧对象涵盖了诸如蛇、蜘蛛、鼠类等动物，登高、雷电、黑暗等自然环境因素，以及外伤、出血、尖锐物品等医疗相关情境，甚至是特定疾病的恐惧，如性传播疾病和艾滋病等。患者通常害怕的不是物体或场景本身，而是随之可能带来的后果。特定恐惧障碍以女性多见，常起始于童年或成年早期，若不加以治疗，症状可持续数十年。

（四）诊断及治疗

1. 诊断　患者在面对恐惧的对象或情景时，会出现明显的焦虑恐惧及主动回避行为，恐惧障碍的发作与恐惧刺激相关，很少出现泛化。

2. 治疗

（1）心理治疗：针对特殊恐惧障碍的治疗多采用认知行为疗法，如暴露疗法、支持性心理治疗、精神动力疗法等。暴露疗法作为核心手段被广泛应用，治疗师通过一系列渐进的、自我控制的暴露于恐怖刺激的方式来逐渐减少患者对刺激的负面情绪反应，降低恐惧程度和提高相应功能，具体效果依赖于长期练习。

（2）药物疗法：特殊恐惧障碍的管理可采用特定药物，如选择性5-羟色胺再摄取抑制剂（如帕罗西汀）和β受体阻滞剂。这些药物已证实对于缓解特定恐惧障碍的症状具有一定的有效性，有助于调节患者因恐惧诱发的生理反应，进而辅助心理治疗以增强整体疗效。

六、分离性焦虑障碍

（一）概述

分离性焦虑障碍（separation anxiety disorder）是个体与依恋对象分离时出现显著且过度的恐惧或焦虑，通常为父母、照料者、配偶、子女等。一般起病于童年早期，如果儿童的焦虑程度过高或泛化，则易成为一种病理状态，严重的分离性焦虑会对个体身心健康的发展产生不利影响。

（二）发病机制

1. 遗传因素　是分离性焦虑障碍的主要原因，研究显示儿童分离障碍的遗传度可高达73%。

2. 环境因素　如儿童成长过程中家长的过分保护或粗暴的家庭教育方式，儿童经历上幼儿园、转学、移民、亲属死亡等生活事件会增加个体的发病风险。

（三）临床表现

患者呈现出一种持续不断的忧虑状态，这种情绪可能会导致患者回避参与日常生活活动，如拒绝上学、工作等与依恋对象分离的活动，当实际发生分离的情况下，患者可能出现一系列躯体性症状反应，如头晕、恶心乃至呕吐等自主神经系统的过度反应。在分离后阶段，患者往往表现出过度的情绪反应，如烦躁不安、剧烈哭泣、情绪失控（发脾气）、淡漠或社会性退缩等。多起病于儿童时期，病程至少持续1个月以上。

（四）诊断及治疗

1. 诊断　患者会出现上述临床表现持续4周或4周以上，并在生活、学业、社会或其他重要领域引起临床明显的压力和损害。

2. 治疗

（1）心理治疗：是主要治疗方法，包括家庭干预和认知行为治疗，对儿童的治疗应以心理治疗为主，药物治疗为辅。值得注意的是，处于分离敏感期的幼儿不提倡药物治疗。

（2）药物治疗：较少使用，对严重患者，可酌情使用BZDs药物或有抗焦虑作用的抗抑郁药。

第二节　焦虑与恐惧相关障碍患者的护理

一、护理评估

（一）一般状况评估

一般状况评估包括患者个人史，即年龄、婚姻状况、职业状况、生活方式、民族、宗教信仰及个人偏好等；家族史、既往疾病史、用药史；既往诊疗与护理经过，病情的发展与演变，治疗效果，有无不良反应等。

（二）生理状况评估

生理状况评估包括患者的生命体征、营养状况、睡眠情况及大小便是否正常等；自理能力、实验室检查及其他辅助检查有无异常等。

（三）心理－社会状况评估

心理－社会状况评估包括患者的个性特征与心理应对方式；是否存在家庭或社会角色适应不良；人际关系如何，家庭经济状况、居住环境、家庭及社会支持等。

（四）精神状况评估

精神状况评估包括患者是否具有显著的内心紧张与恐惧情绪及其具体强度；观察是否存在诸如动作频繁、坐立不安的行为表现；是否有心悸等自主神经系统的失调现象；是否存在注意力难以集中的问题。对患者的恐惧内容、恐惧程度及直面恐惧源时的具体行为反应进行详细了解。

二、常见护理诊断/问题

1. 有自杀、自伤的危险　与焦虑恐惧症状或在症状影响下采取过激行为有关。
2. 情绪失控　与焦虑，恐惧相关症状发作有关。
3. 睡眠型态紊乱　与焦虑、恐惧症状有关。
4. 营养失调：低于机体需要量　与焦虑症状导致食欲缺乏有关。
5. 社会交往障碍　与对社交活动的恐惧和回避有关。

三、护理目标

1. 患者不发生自杀、自伤行为，或者发生自杀、自伤行为时能被及时发现并得到及时、适当的处理。
2. 患者能用积极方式控制情绪，或者情绪爆发时能得到及时适当的处理。
3. 患者的睡眠质量得到有效改善，恢复正常的睡眠模式。
4. 患者能够增加食欲，选择合适食品，满足营养所需。
5. 患者家庭及社会支持提高，患者的社会功能得到有效改善。

四、护理措施

（一）基础护理

1. 饮食护理　建议向患者提供富含镁、B族维生素、Omega-3脂肪酸和抗氧化剂的食物，如绿叶蔬菜、全谷物、坚果、鱼类和水果，这些营养素有助于缓解焦虑和改善心情。避免过多摄入咖啡因和糖分。鼓励定时定量进餐，以防血糖波动引起的情绪不稳。此外，创造舒适的用餐环境，提倡细嚼慢咽，结合放松的音乐或轻柔对话，可帮助患者在用餐时减少紧张情绪，促进心理健康。

2. 睡眠护理　对于焦虑与恐惧相关障碍的患者，优化睡眠护理是缓解症状和促进恢复的关键。帮助患者建立固定的睡前例行程序，调整生物钟。创造良好得睡眠环境，避免睡前喝咖啡或者使用电子产品，特别是在睡前2小时内，因为它们会干扰睡眠周期。鼓励患者采取放松技巧，如深呼吸、渐进性肌肉松弛或冥想，减轻入睡前的焦虑感。对于持续存在严重睡眠问题的患者，应及时就诊采取个性化评估和治疗介入。

3. 个人卫生　针对焦虑与恐惧相关障碍的患者需制订清晰可遵循的日常卫生计划，如按时口腔清洁、沐浴及衣物更换，以维持基本的生理健康及提升自我尊重感。采用积极强化方法，逐步鼓励患者参与个人卫生活动，着重于培养和维持日常清洁习惯。必要时可进行个体化干预，如提供易于使用的卫生用品，或是安排专业的护理人员辅助，确保个人卫生需求得到妥善满足。

（二）安全护理

与焦虑与恐惧相关障碍患者接触时，医务人员需保持高度的安全敏锐性，随时观察其情绪波动和行为模式的变化，一旦察觉异常状况，应迅速依据实际情况采取相应的干预措施。确保治疗环境保持安静与安全，提供宽敞的活动区域以降低外界刺激，减少可能引起恐慌的刺激源，并彻底排除潜在危险物品。日常活动中实施风险管理，避免让高度焦虑的患者独处，密切关注患者在人际交往过程中的行为表现及其内心体验，依据患者的个体化需求，适时满足其合理诉求。

（三）症状护理

患者在惊恐发作时，医护人员必须保持冷静、沉稳，迅速协助患者远离可能导致发作的触发因素或更换至更为安全的环境。确保救治措施有序、稳定地执行，并全程陪同患者直至发作完全平息。营造一个有利于患者康复的氛围，如有必要，安排专门人员对其进行一对一的看护。间歇期传授患者有关惊恐障碍及其生理效应的知识，帮助患者战胜惊恐。使患者充分认识到惊恐障碍这一疾病的普遍性，有助于减轻其病状带来的心理负担，运用认知行为干预技术，指导患者识别出可能诱发因素，提高自我管理能力。

（四）药物护理

重点是遵循医嘱，确保药物治疗的安全性和有效性。常用药物包括抗焦虑药（苯二氮䓬类如地西泮、劳拉西泮）、抗抑郁药（特别是SSRI类）、β受体阻滞剂等，用于缓解焦虑症状和控制恐惧发作。护士需确保按照医生处方给药，注意药物剂量、频次和疗程。密切观察患者用药后的反应，如嗜睡、头晕、记忆力减退（尤其苯二氮䓬类）、恶心、性功能障碍（抗抑郁药）等，并及时报告医生调整治疗方案。告知患者不可自行停药或调整剂量，必要时在医生指导下逐渐减量。定期评估药物治疗的效果，包括症状缓解程度、生活质量改善情况，以及药物不良反应，及时反馈必要时进行调整。

（五）心理护理

对焦虑与恐惧相关障碍患者的护理工作中，医护人员应秉持接纳与理解的核心原则，对待患者的症状不仅要有包容态度，还需协助患者正确认识和应对这些症状，使患者能够在一定程度上缓解症状或学会与症状共存。建立良好的护患关系，有助于患者对医护人员产生信任，并对治疗过程保有信心。与患者互动交流时，医护人员应对患者的症状表达予以尊重，不可轻易否定或评价，提供支持性心理护理，耐心聆听患者的陈述，对患者承受的痛苦表示深深的理解和尊重。

（六）健康教育

1. **疾病知识指导** 帮助患者理解焦虑和恐惧障碍的本质，常见类型、症状表现（如持续的忧虑、身体紧张、恐慌发作等）及可能的诱因和维持因素。

2. **自我管理技巧** 教授患者实用的自我调节技巧，如深呼吸、渐进式肌肉松弛、正念冥想等，以缓解即时的焦虑和恐惧感。指导患者学习应对焦虑和恐惧情境的策略，如制订应对计划、使用正面自我对话、分步骤面对恐惧对象等，增强应对未来挑战的能力。

3. 用药指导 强调遵医嘱用药的重要性，讲解药物的正确用法、潜在不良反应及如何管理它们，以及为何不能擅自停药或调整剂量。

4. 家庭与社会支持 强调家庭成员和朋友的理解与支持对患者康复的重要性，提供沟通技巧和家庭干预建议，促进家庭环境的和谐。

五、护理评价

1. 患者症状是否改善，有无自杀、自伤的想法和行为。
2. 患者的情绪症状是否缓解，或是否接受症状，能够带着症状生活。
3. 患者睡眠情况是否改善，是否达到标准睡眠要求。
4. 患者食欲是否正常，基本的生理需要是否得到满足。
5. 患者的社会功能是否恢复正常。

知识拓展

引导自助干预在焦虑症治疗中的应用

引导自助干预指患者只接受最小限度的指导，通过使用自助材料进行自我干预的模式。与传统心理治疗相比，引导自助干预能够弥补传统心理治疗需要在医院、诊所等特定环境下、需要与治疗师面对面治疗及价格昂贵等不足。随着互联网、移动通信等技术的快速发展，引导自助干预已成为焦虑症治疗的重要手段。

与其他治疗不同，患者在自助干预过程中需要付出更多的时间和精力。大多数研究鼓励患者主动联系引导人员以获取帮助，同时，患者需保证自己的干预进度，按时完成每个模块或章节的练习、测验和作业。

与传统心理治疗和药物治疗相比，在治疗效果上基本相同，但可以节省更多的时间，具有更高的成本效益。与线下自助手册阅读相比，网络干预展现了更好的治疗效果。

资料来源：王颖，郭玉芳，李扬，等.引导自助干预在焦虑症治疗中的应用特征的范围综述［J］.护理研究，2022，36（8）：1420-1424.

本章小结

思考题

1. 在ICD-11系统中，焦虑与恐惧相关障碍有哪些类别？

2. 护士应如何护理惊恐障碍患者？

更多练习

（张　磊）

第十章 强迫及相关性障碍患者的临床特点与护理

教学课件

学习目标

1. 素质目标

（1）对患者有同理心，理解和接纳患者的行为。

（2）以爱心、耐心和责任心平等地对待每一位患者。

2. 知识目标

（1）掌握：强迫障碍的概念、临床表现。

（2）熟悉：躯体变形障碍的临床表现。

（3）了解：强迫障碍的治疗原则。

3. 能力目标

（1）能够运用所学的知识对强迫及相关性障碍患者开展护理工作。

（2）能够对患者及家属正确开展健康宣教。

案例

案例导入

李先生，30岁，公司职员。从小李某的父母离异，使其一直感觉自卑，凡事都习惯往坏处想，做事一丝不苟，唯恐出差错。李某刚进入公司就参与一个大项目，每天上班都害怕自己负责的数据出问题，反复核实，与同组人员确认数据无误后仍然不放心，下班回家后还要不停地检查。上班时脑中经常会出现自己负责的内容会出错误的想法，每当出现这些念头，患者都要与之斗争，对自己说“不应有这些想法，这些事不可能发生”等。但恐惧的念头日增，继而害怕自己会“失控”，会患“精神病”。因为这种无法摆脱的消极想法，患者精力下降，时有头痛欲裂的表现，继而无法完成正常的工作。

【请思考】

该患者的想法有什么特点？

【案例分析】

第一节 强迫及相关性障碍患者的临床特点

强迫及相关性障碍是一组以重复观念和行为为特征的障碍，核心认知障碍如强迫观念、侵入性思想和成见等，并伴有相关的重复行为，这些症状会导致个人、家庭、社会、教育、职业或其他重要功能领域的严重痛苦或严重损害。此类精神障碍具有类似的病理生理基础、临床特征及治疗方法。ICD-11中，强迫及相关性障碍分为强迫障碍、躯体变形障碍、其他强迫相关障碍（囤积障碍、聚集于躯体的重复行为障碍、嗅觉牵涉障碍等）。

一、强迫障碍

强迫障碍（obsessive-compulsive disorder，OCD），特征是存在持续的、重复的强迫观念和/或强迫行为，多数患者觉得这些观念没有必要，常通过忽视、抑制或执行强迫行为来应对强迫观念。强迫观念和强迫行为导致患者焦虑和痛苦，但又无法摆脱，造成个人、家庭、社会、教育、职业或其他重要领域的显著功能损害。我国强迫障碍的终身患病率为0.26%～0.32%，发病高峰期在青少年前期和成年早期。

（一）病因

强迫障碍是一种多病因疾病，发病机制尚不完全明确。病因主要包含以下几个方面的因素。

1. 生物学因素

（1）遗传因素：OCD具有家族聚集性，OCD患者的一级亲属患病率是一般人群的4～6倍，且OCD家族中发生抽动障碍的概率也较高。

（2）神经生化因素：研究显示OCD患者许多中枢神经递质存在不同程度的异常，如5-HT、去甲肾上腺素、多巴胺等。提示神经递质的失衡可能是强迫障碍的重要发病原因。

（3）神经影像学：研究发现皮质-纹状体-丘脑-皮质环路功能异常可能是导致OCD的原因。

2. 心理因素　OCD患者通常的人格特点是过分追求完美、敏感、被自我内省所束缚、拘泥于形式等。精神分析学说认为，OCD是心理冲突与心理防御机制相互作用的结果；行为主义学说认为，患者实施某些强迫行为时（如逃避或重复动作）能够减轻焦虑，通过操作性条件反射使这类强迫行为得以重复出现；认知学说认为，患者的错误认知，如高估威胁的可能性及结果，低估自己应对困难的能力等，导致了患者的焦虑和痛苦。

3. 社会因素　日常生活中的各种压力、挫折等是诱发OCD的因素。此外，不良的家庭环境，如家庭成员间亲密程度低、父母管束过严、家庭对立和矛盾冲突较多等，也是导致OCD的高危因素。

（二）临床表现

强迫障碍的基本症状为强迫观念和/或强迫行为，“自我强迫”是核心特征，即患者明知自己的想法/行为毫无意义却无法控制，有想要摆脱的意愿却又无能为力。强迫障碍的症状具有较强的异质性，同时还可伴有多个领域的异常，如感觉、知觉、思维、情感、意志行为等。

1. 强迫观念　指持续存在、反复出现、不断闯入患者脑中的一些想法/冲动/表象等，不受患者意识控制，患者明知道这些观念和想法没有任何意义却无法摆脱，给患者造成焦虑和痛苦，具体表现如下。

（1）强迫表象：指患者脑中持续重复出现以往的感知觉体验，如经历过的情景、看过的电影片段、别人的表情等，这些体验多是消极和不愉快的，患者极力摆脱却脑中不停浮现，如脑中不停地浮现出路边的广告牌等。

（2）强迫联想：指患者出现一个想法或看到一个事物时，就会不受控制地联想到另外一个想法或观念，通常具有不愉快的性质。如看到花朵就立刻想到落花入泥的悲伤结局。

（3）强迫性穷思竭虑：患者对一些毫无意义、常见的事情/问题反复思考、琢磨，明知没有现实意义，但又无法控制自己，痛苦不已。如为什么一天有24小时？到底是先有鸡还是先有蛋？

（4）强迫回忆：患者不由自主地反复回忆起曾经做过的事或过去的经历，无法摆脱且十分痛苦。

（5）强迫怀疑：患者持续反复地怀疑自己做过的事/说过的话是否正确，为消除疑虑而不停地进行核实和检查。如睡觉前反复确认电脑是否关机了、反复开车门检查车是否锁住了等。

（6）强迫性对立思维：患者看到一个词语或概念等，立刻想到与其相反的概念，如看到词语“安静”就立刻想到“吵闹”等。

2. 强迫行为　指患者为了抵消或降低强迫观念所导致的焦虑、痛苦等情绪而产生的、不得不进行的重复行为或仪式化动作。主要表现如下。

（1）强迫洗涤：为了缓解或降低受到细菌、病毒、污物等污染的担心、恐惧，患者不停地对自身或衣物等进行清洗的行为，如反复地洗手、洗澡、洗衣服、擦桌子、洗餐具等。

（2）强迫检查：为了缓解强迫怀疑所带来的疑虑、焦虑和担心，患者出现反复地检查行为，如检查门窗是否关闭、电脑是否关机等。

（3）强迫计数：患者不可控制地反复进行与数字有关的行为。如反复记忆电话号码、门牌号等数字；反复计算一些毫无意义的数字，如数地砖的数量；完成一定数量的动作，如敲门5次等。

（4）强迫性仪式动作：患者为了抵消强迫观念导致的焦虑而逐渐演化出来的、刻板、无意义、程序化的动作。如考试前先点头、再拍手、再拍拍胸脯，以此来缓解自己害怕考试失败的焦虑情绪。

3. 强迫意向　指患者出现一种强烈的冲动想要做与自己心愿相违背或荒诞的事情，通常这种冲动不会转变为实际行为，但患者常感到害怕和痛苦。如看到异性就想拥抱等。

4. **强迫情绪** 指患者出现的没有必要的担心和恐惧，害怕自己的情绪会失去控制，如害怕自己会发疯等。

（三）治疗与预后

OCD患者的治疗原则包括创建合适的治疗环境、综合性治疗、长期治疗、定期评估、个体化等。应根据患者病情的严重程度确定长期治疗目标，最大限度减少症状的频率和程度，尽可能让患者接受带着症状生活，尽量减少疾病对生活质量和社会功能的影响。

1. **药物治疗** 原则是足量、足疗程、选择适合药物，及时处理药物治疗的不良反应，停止治疗需要评估，每次治疗前需要再次充分评估，定期随访。建议急性期治疗10～12周，维持期1～2年。严重和难治性病例需要更长时间。一线药物包括舍曲林、氟西汀、氟伏沙明和帕罗西汀等。由于选择性5-羟色胺再摄取抑制剂（SSRIs）耐受性更好，所以一般推荐首选。二线药物氯米帕明常作为SSRIs的联合用药。

2. **心理治疗** 是强迫障碍的重要治疗和康复方法，可以采用多种心理学疗法，但一线的心理治疗方法为认知行为疗法。治疗原理包括认识评价模型、识别闯入性想法、认知重构策略等。OCD认知行为疗法的要素包括心理教育、治疗方案、暴露与反应预防、认知重建、处理强迫观念/穷思竭虑、复发预防。此外，支持性心理治疗、精神分析疗法、森田疗法和厌恶疗法都有一定的疗效。

3. **其他治疗方法** 研究表明对于难治性OCD采用深部脑刺激治疗是有效的。对于符合改良电抽搐治疗（MECT）指征的患者，可以考虑联合MECT治疗。

4. **病程及预后** OCD是慢性长期精神障碍，多数病例慢性起病，病情呈波动性，治疗效果差异较大。预后不良的因素包括初始症状严重、合并人格障碍、有多种合并症状、自知力差、发病年龄早等。

二、躯体变形障碍

躯体变形障碍（body dysmorphic disorder，BDD）是持续、过度关注自身不明显或轻微的身体外观缺陷，并相信他人在注意或谈论自己感知到的缺陷，进而出现反复检查、过度掩饰、进行改变、回避社交场合等行为的一种精神障碍。这种先占观念给患者造成巨大痛苦，严重影响个人、家庭、社会、教育、职业或其他重要领域的功能。国外的流行病学资料显示，在普通人群中躯体变形障碍的终身患病率为1.7%～2.4%。躯体变形障碍通常发生在青春期，约2/3的患者在18岁之前发病。

（一）病因与发病机制

BDD的发病机制目前尚未完全清楚，较为一致的观点是BDD发病受生物、心理及环境的多因素影响。BDD和强迫障碍有共同的遗传学基础，其中65%的相关表型可以通过共同的遗传因素解释。周围人过于关注外表、童年创伤、负性生活事件等都可能是BDD的危险因素。

（二）临床表现

1. **躯体变形观念** 患者长期存在错误的观念，对觉察到的自身缺陷（实际上正常或微小的异常）有过度的自我意识，并且确信人们会注意、评判或谈论自己的缺陷。身体的任何部分都可能是患者关注的缺陷，但最常见的区域是面部（尤其是鼻子、头发、眼睛、牙齿、嘴唇、下巴或整个面部外观）。通常患者会存在多个可感知的缺陷。有时患者对缺陷关注的焦点比较具体，如身体某个部位不对称、太大/太小或不成比例、头发稀疏、肌肉不足等；有时这种关注是模糊的，如就是觉得身体某个部位丑陋。受错误观念的影响，患者会出现焦虑、羞耻、抑郁和绝望等。

2. **异常的行为** 患者会不停地反复检查自己认为缺陷的部位，将相关特征与其他人进行比较，反复向家人朋友询问对自己认为缺陷部位的看法；通过穿着、打扮、整容手术等方式来改变或掩饰自己所认为的缺陷。患者也会回避社交或其他可能会暴露自己缺陷的情景和场合，如照镜子、更衣室、游泳池等。歪曲的观念还可导致患者自尊低下、自杀观念和自杀行为等，有的患者还会出现社交焦虑症或强迫障碍。

（三）诊断要点

1. **症状标准** 对外表的一个或多个明显的缺陷或一般程度丑陋的持续关注，这些缺陷对他人来说要么是不明显的，要么是轻微的。对觉察到的缺陷有过度的自我意识，即确信人们正在注意、判断或谈论患者自己所觉察到的缺陷。

焦虑或自我意识伴随着以下任何一种情况。

（1）重复和过度的行为，如反复检查患者自己所感知缺陷的外观或严重程度或将相关特征与其他人的特征进行比较。

（2）过度试图掩饰或改变已察觉到的缺陷，如特殊而精致的服装形式，进行不明智的整容手术。

（3）明显地回避社交或其他情境，这些情境会增加患者对所感知到的缺陷的痛苦，如镜子、更衣室、游泳池。

2. **严重程度标准** 上述症状导致个人、家庭、社会、教育、职业或其他重要功能领域的严重痛苦或严重损害。

（四）治疗与预后

BDD的治疗原则包括早期干预、长程治疗、心理治疗联合药物治疗。认知行为治疗可以改变患者对躯体的错误认知和歪曲信念。SSRI类药物是治疗BDD的一线药物，治疗效果好。BDD通常为慢性病程，复发率较高。预后差的高危因素包括发病初期症状严重、病程长、共病人格障碍等。

三、其他强迫相关障碍

1. **囤积障碍（hoarding disorder）** 特点是患者难以控制的囤积物品的冲动和行为，或丢弃物品时会产生巨大痛苦而导致物品越来越多、生活空间变得杂乱。囤积的物品与价值没有必然关系，积累过程可能是被动的（如积累收到的传单或邮件）或主动的（如过度购买或收集物品）。这些症状导致个人、家庭、社会、教育、职业或其他重要功能领域的严重痛苦或严重损害。囤积障碍的病因不明，可能与遗传、环境因素及患者的人格气质等有关。治疗主要包括心理治疗和药物治疗。囤积行为通常始于童年或青春期，并持续到成年后，呈慢性、进行性。

2. 聚焦于躯体的重复行为障碍 ICD-11中，将过去的拔毛障碍和皮肤搔抓障碍整合为聚焦于躯体的重复行为障碍。特点是反复出现的、习惯性的针对皮肤的行为（如拔头发、抠皮肤、咬嘴唇），患者通常尝试减少或停止相关行为但不成功，并导致皮肤病的后遗症（如脱发、皮肤损伤、嘴唇擦伤）。这种行为可能在一天中分散发生，也可能持续时间较长。症状对个人、家庭、社会、教育、职业或其他重要领域功能产生影响。聚焦于躯体的重复行为障碍可以分为拔毛障碍和皮肤搔抓障碍。

（1）拔毛障碍：其特征为患者反复拔除自己或他人的毛发，尝试控制和减少拔毛行为但都失败，因此导致斑秃或脱发。患者常感到焦虑和痛苦，社会功能和生活质量受到严重影响。拔毛行为可发生于身体任何生长毛发的部位，部分患者可能会泛化到地毯、毛绒玩具和宠物的毛发。当出现斑秃或脱发时，患者会试图通过戴假发、帽子等进行掩饰，也会因此回避日常的工作和社交活动。拔毛障碍可以分为三种亚型。①早发型：通常在8岁之前起病，症状相对较轻，大多数患者的症状会随年龄增长而消失，但仍有一小部分患者的症状可延续至成年期。②无意识型：拔毛行为通常发生在患者做其他事情时，如在读书、看电视或打电话期间，大约有3/4的患者表现为无意识的拔毛行为。③有意识型：患者常借助工具（如镜子、镊子）主动进行拔毛行为，并且与内心的冲动、紧张、拔毛的念头有关，大约有1/4的患者表现为有意识的拔毛行为。拔毛障碍发病机制不明，可能与遗传、中枢神经递质代谢异常、压力、负性生活事件等因素有关。拔毛障碍是一种慢性致残性精神疾病，治疗以心理治疗联合药物治疗为主。疾病预后与求治动机、依从性等因素相关。

知识拓展

拔毛障碍行为矫正训练的步骤和方法

第一步：心理教育（psycho education）。对拔毛障碍患者进行教育，并解释与拔毛相关的诱发因素和情绪状态。

第二步：意识培训（awareness training）。帮助患者培养对诱发/先于拔毛事件的情况的认识。

第三步：刺激控制（stimulus control）。要求患者通过减少周围便于/提示拔毛行为的条件来防止拔毛（如无法获得拔毛工具）。

第四步：竞争反应练习（competing response practice）。鼓励患者练习与拉扯头发不相容的运动反应（如握紧拳头）。

资料来源：REDDY YCJ，SUDHIR PM，MANJULA M，et al. Clinical practice guidelines for cognitive-behavioral therapies in anxiety disorders and obsessive-compulsive and related disorders[J]. Indian journal of psychiatry，2020，62（Suppl 2）：S230.

（2）皮肤搔抓障碍：也称抠皮障碍或抓痕障碍。特点为患者反复抓挠皮肤无法控制，进而产生相应部位的皮肤损害，给患者造成极大痛苦，并试图停止搔抓。抓挠行为可以是有意识的，也可是无意识的。患者常试图通过化妆或衣物遮蔽受损严重的皮损部位，反复的搔抓可能继发皮肤感染。发病可见于任何年龄阶段，女性患病率更高。发病机制不清，研究显示与遗传、前额叶－纹状体环路异常、压力、创伤等因素有关。治疗以心理治疗为主，认知行为治疗、接纳承诺疗法、习惯逆转疗法等都有一定的效果。药物治疗主要针对强迫障碍症状，以及治疗皮损和继发感染。

3. 嗅觉牵涉障碍 特征是患者持续存在一种先占观念，认为/相信自己身体散发出难闻或令人反感的体味或气息，并且坚定认为他人会注意、评论自己身体的气味，而实际这种气味其他人察觉不到或觉得微不足道。患者为了应对其认为的难闻气味而做出重复和过度的应对行为，如反复检查体味、反复向亲人朋友询问求证、喷大量香水改变自己感知到的气味等，患者也会出现回避社交等行为。症状常给患者造成严重痛苦并严重损害个人、家庭、社会、职业等领域的功能。嗅觉牵涉障碍发病通常在20多岁，是一种慢性、持续性疾病，病情随着时间的推移可能会恶化。

第二节 强迫及相关障碍患者的护理

一、护理评估

（一）一般状况评估

一般状况评估包括患者饮食及营养状况，有无营养失调；有无便秘、尿频等；有无失眠、早醒、多梦等；有无自理能力受到影响及是否需要协助等。

（二）生理状况评估

生理状况评估包括患者皮肤是否有反复洗涤、抓挠导致的皮肤损害，是否存在皮肤感染及相关的并发症；有无毛发稀少、秃头等拔毛症的表现；有无心慌、出汗、紧张等自主神经功能紊乱的表现；有无器质性中枢神经系统及躯体疾病；体格检查、实验室及影像学检查结果有无异常，是否存在躯体缺陷、神经系统病变、脑部损伤及病变等；起病时间、临床表现、目前接受治疗的情况及效果等；既往健康情况，特别是精神障碍患病及治疗情况；食物、药物、洗涤用品过敏情况。

（三）心理－社会状况评估

心理－社会状况评估包括患者是否具有强迫性人格，过分追求完美、拘泥刻板、敏感、害怕出差错等；个人成长史重点评估父母教养方式、家庭氛围、童年创伤和负性生活事件等；家族史重点评估家庭成员精神障碍患病情况、父母的性格特征等；应对压力的方式、能力和支持系统情况；对自我及疾病症状的认知是否正确，是否存在过度的自我意识、歪曲的信念等。

（四）精神状况评估

对强迫及相关症状的评估可以采用临床访谈和量表评估的方法。临床常采用的评估量表见表10-1。

表10-1　强迫及相关障碍患者症状评估常用工具

适用疾病	名称	特点	结果评价
强迫障碍	耶鲁-布朗强迫量表（Y-BOCS）	半结构化、他评量表，有10个条目，包括症状检查表和严重性量表两个部分	将强迫障碍分为轻度、中度、重度
躯体变形障碍	体象障碍评定量表（BDD-YBOCS）	半结构式临床医生访谈量表	得分越高表明症状越严重
拔毛障碍	马萨诸塞州总医院拔毛量表（MGH-HPS）	共7个计分条目，评估近1周的拔毛情况	分数越高表明症状越严重
皮肤搔抓障碍	搔抓影响量表（SPIS）	评估搔抓行为对社会功能和情绪影响的自评量表，共10个计分项目	分数越高表明症状越严重

评估患者是否存在强迫观念、强迫行为及频次；持续时间；有无伴随症状等；是否存在焦虑、烦躁、抑郁、痛苦的情绪；是否有低自尊等；强迫观念及强迫行为是否导致饮食、睡眠、清洁规律异常，是否导致学习和工作效率下降，是否引发回避社交及社交障碍等；是否导致皮肤破损、感染及败血症等相关并发症；是否导致秃头、皮肤和毛囊损害，是否引发胃痛、肠梗阻等胃肠道症状。

二、常见护理诊断/问题

1. **焦虑**　与强迫障碍症状、躯体变形观念等影响有关。
2. **睡眠型态紊乱**　与强迫障碍症状、焦虑情绪等有关。
3. **认知改变**　与对强迫障碍状和自身缺陷存在错误认知有关。
4. **生活自理能力下降**　与强迫行为有关。
5. **皮肤完整性受损**　与强迫洗涤、拔毛行为有关。
6. **知识缺乏**　与缺乏强迫障碍等疾病相关知识有关。
7. **个人应对无效**　与强迫行为、强迫观念等有关。
8. **潜在的自杀、自伤行为**　与抑郁情绪或在症状影响下可能采取的过激行为有关。
9. **社会交往障碍**　与强迫行为和回避行为有关。

三、护理目标

1. 住院期间患者的焦虑情绪得到缓解或消失，以平和的心态面对疾病状态。
2. 患者掌握有助睡眠的卫生知识及应对失眠的方法，睡眠质量得到改善。
3. 患者明确疾病症状与自己的错误认知相关，能建立正确的认知。
4. 强迫障碍症状对生活影响减小，可以恢复正常生活。
5. 患者手部皮肤损伤愈合，手部皮肤正常。

6. 患者及家属了解强迫障碍及相关疾病的知识，并掌握疾病症状的应对技巧。

7. 患者能够接受残存的强迫障碍症状，并可以带着症状去生活。

8. 患者住院期间无自伤、自杀行为。

9. 患者可以进行正常的社会活动。

四、护理措施

（一）基础护理

1. 饮食护理　患者的强迫观念和行为及其带来的负性情绪、吞咽毛发引发的胃肠道症状等均可能会影响患者的饮食情况。为患者提供营养丰富的食物，满足个体的饮食习惯和喜好，手部皮肤破损影响进餐患者可由护士或家属协助进餐。

2. 睡眠护理　评估患者的睡眠型态及睡眠障碍，分析引发睡眠异常的原因，与患者一起探讨强迫障碍症状对睡眠的影响及改善睡眠的方式，对患者进行睡眠卫生知识宣教。

3. 个人卫生　动态评估患者的皮肤状况；为患者提供柔软干净的衣物，床单位保持干净整洁，定期对床单、被褥、衣物等进行清洗消毒以避免皮肤破损引发感染。

（二）安全护理

1. 密切观察强迫观念对患者的影响，随时与患者沟通，倾听患者的诉说，了解患者内心的想法，特别是有无自伤、自杀观念和企图。

2. 对于低自尊、有自伤自杀观念的患者，要重点巡视，加强交接班，必要时将患者安排在便于观察的病房，设置专人看护。

3. 加强安全检查，去除病房中的危险物品和其他不安全因素，防止意外发生。

（三）症状护理

1. 强迫洗涤患者　①密切观察强迫洗涤的频率、持续时间、方式、清洗部位/衣物种类、洗涤剂种类，患者的精神状态、情绪、对患者日常生活及社会功能的影响、其他伴随症状等。②重点观察患者洗涤处皮肤情况，是否有皮肤发白、脱皮、破损、感染，是否合并其他躯体疾病，是否出现败血症等并发症。③指导患者使用温水和中性洗涤剂以降低对皮肤的损害，每次洗涤后擦干皮肤并涂抹保护皮肤的护肤品，或遵医嘱应用保护皮肤的药物。④采取措施减少患者洗涤次数，如给患者安排感兴趣的文娱活动以转移注意力，鼓励患者找到其他增强信心减少焦虑的活动等。

2. 其他强迫障碍症状　①密切观察强迫障碍症状的内容、频次、持续时间、情绪及精神状态、伴随症状、对患者日常生活和社会功能的影响等。②了解强迫障碍症状可能的诱发因素，如环境应激、家人相处模式等；帮助患者找出诱发疾病及可能恶化病情的环境应激，为患者提供应对技能的支持。③监测强迫障碍症状对患者躯体和心理健康的影响，如拔毛和搔抓对皮肤的损害、躯体变形观念等强迫观念引发的低自尊和回避社交等。④指导患者采取措施应对强迫行为，如用纱布包裹患者拔毛的部位以阻止拔毛行为、深呼吸肌肉放松训练、听音乐冥想、鼓励患者接纳强迫障碍症状和带着症状面对日常生活等。

（四）药物护理

1. 向患者及家属进行用药知识宣教　强迫及相关障碍多为慢性疾病，需要长时期服药，且抗抑郁类药物通常起效慢，需要详细向患者及家属解释，鼓励坚持用药、提高用药依从性，说明药物治疗原则、药物作用机制、疗程、不良反应等。

2. 密切观察药物疗效和用药的不良反应　SSRI类药物不良反应包括惊厥、性欲减退、体重增加、躁动、乏力、失眠、恶心等，三类药物氯米帕明的不良反应包括心脏不良反应、认知损害、抗胆碱能不良反应、过量致死等。

3. 遵医嘱给予对症处理　应用中医护理技术如耳穴压豆、艾灸等减轻药物不良反应。

（五）心理护理

1. 与患者建立起治疗性护患关系，表达对患者的理解和关心，掌握患者的心理状态。

2. 给予患者心理支持，积极关注患者，表达帮助患者的意愿，倾听患者的诉说，为患者提供发泄情绪的途径。

3. 帮助患者分析错误的认知和歪曲的信念，如非黑即白、以偏概全、灾难化等思维模式，教会患者用积极向上的思维方式和观念替代原有的观念。

4. 教会患者正确的应对压力的方式，如寻求支持、放松、升华等。

（六）健康教育

1. 为患者和家属讲解疾病可能的病因、发病机制、临床表现、治疗方案、病程和预后等相关知识。

2. 鼓励患者和家属积极参与治疗，提高药物和心理治疗的依从性。

3. 鼓励患者和家属正确面对疾病，树立疾病康复的信心。

4. 告知患者家属提供包容、宽松的家庭氛围，对患者给予关心和理解，不要进行说教和指责。

5. 告知患者疾病病程较长，保证定期复查和坚持用药，学会识别疾病复发的征兆。

五、护理评价

1. 住院期间患者的焦虑情绪是否得到缓解或消失，能否以平和的心态面对疾病状态。

2. 患者是否掌握了有助睡眠的卫生知识及应对失眠的方法，睡眠质量是否得到改善。

3. 患者是否能够认识到疾病症状与自己的错误认知相关，是否建立了正确的认知。

4. 强迫障碍症状对生活影响是否减少，是否恢复了正常生活。

5. 患者手部皮肤是否正常。

6. 患者及家属是否了解强迫障碍及相关疾病的知识，是否掌握疾病症状的应对技巧。

7. 患者是否接受残存的强迫障碍症状，是否可以带着症状生活。

8. 患者住院期间是否有自伤、自杀行为。

9. 患者是否可以进行正常的社会活动。

本章小结

思考题

1. 强迫洗涤患者的护理要点有哪些?

2. 强迫及相关性障碍患者的药物护理要点有哪些?

更多练习

（尹　娟）

第十一章　应激相关障碍患者的临床特点与护理

教学课件

学习目标

1. 素质目标

建立同理心，尊重患者，接纳患者症状多样性，建立信任关系，关怀患者及家属，应对患者情绪及鼓励患者积极性情感表达。

2. 知识目标

（1）掌握：常见应激相关障碍的发病机制及其诊断关键要素，包括疾病产生的原因和患者的临床表现。

（2）熟悉：常见应激相关障碍的概念、临床表现、治疗和护理的基本知识。

（3）了解：常见应激相关障碍的发病因素及治疗。

3. 能力目标

具备鉴别不同类型应激相关障碍的能力，能够根据患者独特的情况，运用支持性心理护理原则，提出个性化的护理诊断和有效的护理措施。

案例

【案例导入】

马先生，37岁。7～8岁时遭遇唐山大地震，亲人全部遇难，被叔叔、婶婶接到上海生活。患者对大地震的印象极深，地震时看到亲人的死亡画面，极其悲惨，从此经常做噩梦，梦中几乎都是妈妈来接自己，跑过去妈妈又不见了，眼前一片空白，惊醒后一身冷汗。曾到医院就医，吃用药物治疗，但效果不明显。

【请思考】

1．对该患者进行护理评估时应评估哪些方面？

2．该患者最主要的护理诊断/问题是什么？

3．该患者的护理措施有哪些？

【案例分析】

第一节　应激相关障碍患者的临床特点

一、概述

应激相关障碍（stress related disorders）是一种与应激源（主要是精神创伤或精神应激）有明显因果关系的精神障碍。其发生时序、症状内容、病程与预后等都与应激因素密切相关。这类障碍主要包括创伤后应激障碍、延长哀伤障碍、适应障碍，还有在儿童期出现的反应性依恋障碍和去抑制型社会参与障碍等。

二、创伤后应激障碍

创伤后应激障碍（post-traumatic stress disorder，PTSD）指的是在个体经历、目睹或遭遇一个或多个涉及自身或他人的异乎寻常的威胁性、灾难性心理创伤后，导致出现延迟和长期持续的一类精神障碍。

（一）病因

PTSD最初用于描述退伍军人、战俘及集中营的幸存者在经历战争性创伤事件后所经历的一系列后果。随后，这一术语逐渐被广泛应用于描述各种重大创伤性事件后，受害者出现的一系列应激症状。异常的创伤性事件是PTSD发生的直接原因，其具有极大的不可预期性，包括战争、自然灾害、交通和安全事故、暴力犯罪、丧失亲人、严重躯体疾病、目睹他人死亡等。几乎所有经历过这类事件的人都会感受到巨大的痛苦，个体可能出现极度的恐惧、紧张害怕和无助感。

研究表明，大多数人在经历创伤性事件后都会出现不同程度的症状，但只有一部分人最终会发展成创伤后应激障碍患者。应激源的强度、个体在创伤情境中的暴露时间、个体的人格特征、个人经历和社会支持等因素都对病情和病程产生重要影响。

（二）发病机制

PTSD的发病机制涉及复杂的生物学、神经科学、心理社会和环境因素。在生物学方面，个体经历极端创伤后，大脑的神经生物学结构和功能可能发生改变，尤其是涉及情绪调节、恐惧记忆和应激反应的区域，如杏仁核、海马体和前额叶皮质。神经递质系统的不平衡和激素水平的改变也与PTSD的发展相关。

在神经科学层面，记忆的编码和存储过程在PTSD的发病中起着关键作用。创伤事件可能导致记忆的异常存储和加强，使得与创伤相关的记忆更容易引起恐惧和应激反应。与此同时，对创伤记忆的过度避免和过度回避可能进一步加深症状。

心理社会因素包括个体的先前经历、心理弹性、人格特征及应对策略的选择。个体的心理韧性和适应能力可能影响他们对创伤的应对方式，而积极的社会支持系统则被认为对预防和缓解PTSD症状具有积极作用。

环境因素涉及创伤的性质、强度和持续时间，以及后续生活事件的影响。社会文化因素也可能影响个体对创伤的反应和康复过程。

总体而言，PTSD的发病机制是一个多层次的、相互关联的过程，深入理解这些因素有助于制定更有效的干预和治疗措施，以促进患者的康复和心理健康。

（三）临床表现

PTSD主要包括侵入性症状、持续性回避、警觉性增高及认知和情绪负面变化四个症状群。同时，患者可能表现出物质滥用和人格改变等行为和心理变化。

1. **侵入性症状** PTSD最为普遍和典型的表现之一。这类症状指的是与创伤相关的情境或内容在患者的意识中无法被控制地反复出现。患者通常以极度痛苦的方式经历这种“重复体验”，其中包括清晰而与创伤事件直接相关的噩梦，导致患者常在梦中惊醒，并在清醒后自发地试图“延续”被“中断”的场景，引发强烈的情感体验。患者有时会经历闪回，即反复体验以错觉和幻觉构成的创伤性事件。在这种情况下，患者仿佛重新回到创伤性事件发生的场景中，再次感受到事件时的各种情感。当患者面临与创伤性事件相关或相似的情境，如周年纪念日或其他相关场景时，都可能触发患者强烈的心理和生理反应。

2. **持续性回避** 是在经历创伤性事件后，患者避免与该事件相关的刺激。这包括回避与创伤有关的人、物、环境，以及与创伤相关的想法、感觉、话题等。在病情较为严重的情况下，患者甚至可能无法回忆起与创伤相关的一些内容。在回避的同时，患者还表现出“情感麻痹”的现象，呈现出木然、淡然的感觉。患者可能变得冷漠，对任何事情都难以产生兴趣，与他人疏远，甚至疏离。难以体验和表达情感，对未来可能感到心灰意懒，轻者可能采取听天由命的态度，而严重者可能陷入绝望，甚至考虑自杀。这种症状明显影响患者的社会功能，使其难以维持正常的生活和工作。

3. **警觉性增高** 表现为患者过度警觉、容易受惊吓、情绪激动、烦躁不安、激惹性增加和焦虑等症状。一些患者可能经历睡眠障碍，包括入睡困难和睡眠浅。

4. **认知和情绪负面变化** 是在创伤性事件发生后许多患者常见的反应。患者可能体验到对创伤性事件某个重要方面的记忆困难，对事件的原因或结果产生持续的认知扭曲，责备自己或他人。此外，患者可能形成对自己、他人或整个世界持续放大的负面信念和预期，如认为“世界是绝对危险的”“没有人可以信任”等。患者可能持续感受到负面情绪，对重要的活动失去兴趣，与人疏远，持续无法体验到积极的情绪。

5. **其他症状** 一些患者可能表现出对酒精或其他物质的滥用、伤人毁物及自杀或自伤等不良行为，这些行为往往反映了患者对心理压力的一种应对方式。部分患者可能经历人格改变，如表现出性格孤僻，同时伴有抑郁症状，这也是PTSD患者常见的伴随症状之一。

创伤后应激障碍通常在创伤性事件后数天至半年内出现，并持续至少1个月，有些情况可能延续数年。

（四）诊断要点

1. 患者必然经历了异乎寻常的创伤性事件。

2. 患者经常重温创伤性体验，包括反复出现错觉、幻觉，以及频繁发生创伤性内容的梦魇。在面对与创伤相关的压力源或情境时，患者感受到极大的痛苦，影响正常生活。

3. 患者会回避与创伤性事件相似或相关的情景，回忆和讨论与创伤相关的话题。

4. 患者对与创伤有关的人和事选择性遗忘，失去对未来的信心和希望，常常感到内疚自责，疏远他人，兴趣爱好范围缩窄，持续无法体验到积极情绪。

5. 患者持续地经历警觉性增高，可能表现为入睡困难或浅睡眠，易激惹，注意力难以集中，过度担心和害怕。

6. 症状通常在创伤性事件发生后数日至数月内出现，极少延迟半年以上。

（五）治疗与预后

1. 心理治疗　目前研究和临床经验显示，心理治疗对PTSD患者有效。在初期，主要采用危机干预，侧重于提供支持，帮助患者面对不幸事件及其反应。治疗方法包括认知行为治疗、精神动力学治疗、团体心理治疗及眼动脱敏再处理治疗等。认知行为治疗对急性和慢性PTSD患者的核心症状具有确切疗效，包括正常的应激反应教育、焦虑管理训练等。其中，暴露疗法是治疗的核心，通过与患者讨论对创伤性事件的认识，并反复让个体暴露于与事件相关的情境，逐渐缓解或消退患者的焦虑、恐惧或回避症状。

2. 药物治疗　在PTSD确诊后，药物治疗是重要的干预手段之一，但目前尚无药物对PTSD的四大核心症状均有满意疗效。根据患者的症状特点，可选用包括抗抑郁药和抗焦虑药在内的药物。抗抑郁药不仅可以改善睡眠和焦虑症状，还能减轻侵入性症状和持续性回避症状。选择性5-羟色胺再摄取抑制剂（SSRIs）是治疗PTSD的首选药物，具有良好的疗效和安全性。新型非苯二氮䓬类抗焦虑药也被发现能改善PTSD的核心症状和认知障碍，而且不导致过度镇静和肌肉松弛。在药物治疗时，治疗时间和剂量应充分，建议在症状缓解后继续治疗至少1年。一般情况下，除非患者出现过度兴奋或暴力性发作，不建议使用抗精神病药物。

3. 预后　PTSD的预后存在显著的个体差异。一些患者可能在创伤事件后的短时间内逐渐康复，而另一些患者可能经历慢性症状，并可能终身受到影响，包括丧失劳动能力。至少有一部分PTSD患者可能伴随着物质滥用和其他焦虑相关障碍，导致预后不良。自杀风险在PTSD患者中较为显著，强调了其预后的重要性。尽管一些患者可能在数年内经历一定程度的改善，但仍然存在一部分人可能长期经历心理和情绪困扰，进一步凸显了PTSD预后的复杂性。

三、复杂性创伤后应激障碍

（一）病因

复杂性创伤后应激障碍（complex post-traumatic stress disorder，C-PTSD）的病因主要与长期、重复性的创伤经历有关，尤其是在个体的关键发育阶段，如童年和青少年时期。C-PTSD包括但不限于持续的身体、情感或性虐待，家庭内的暴力和虐待，流离失所、战争经历，以及性奴役和人口贩卖等极端情境。这些复杂的创伤经历可能导致患者在生理、心理和情感层面上经历极度的不安全感和恐惧，形成C-PTSD的病理性反应。社会排斥和孤立也可能是触发因素之一，使个体在社会交往中感到无助、失落和焦虑。总体而言，C-PTSD的病因涉及多层面的创伤经历。

（二）发病机制

C-PTSD的发病机制涉及多个层面，主要是在长期、重复性的创伤经历下，个体的身体、心理和神经系统受到严重影响。这种障碍的形成可能与童年或青少年时期的虐待、家庭暴力、性侵经历等密切相关。在这些极端创伤情境下，个体可能经历无法适当处理的生理应激反应，包括激素水平的异常变化、免疫系统功能紊乱等。在神经层面，长期的创伤体验可能导致大脑结构和功能的异常改变，尤其是影响与情感调节、记忆处理相关的神经回路。情绪和认知的紊乱可能导致对自身、他人和世界的负面信念的形成，进而影响社会互动和情感体验。总体而言，C-PTSD的发病机制是多维度的，涉及生理、神经和心理因素的复杂互动，深刻反映了长期创伤经历对个体整体健康的深刻影响。

（三）临床表现

C-PTSD与PTSD的区别在于：①C-PTSD所遭遇的创伤性事件为难以或不可能逃脱的长时间或重复性事件（如长时间家庭暴力、反复性侵害或身体虐待等），而PTSD遭遇的创伤性事件多为一过性事件。②C-PTSD除了PTSD的核心症状外，还存在严重的人际关系障碍、负性的自我认知和情绪调节障碍。

C-PTSD的人际关系障碍表现为不能持久维持良好人际关系，包括过度依赖他人、取悦他人、控制他人；或表现为对人际关系敏感、警觉性或防御性增强，难以建立亲密关系。负性自我认知表现为认为自己一无是处、自暴自弃，常有羞耻感、内疚感、失败感，并可能出现消极观念和自杀行为。情绪调节障碍表现为情绪不稳定，无快乐的体验；经常冲动攻击和破坏性行为。C-PTSD的以上症状会导致患者有明显的人际、家庭、社会关系损害，以及社会功能损害。

（四）诊断要点

诊断要点包括对个体在长期、重复的创伤事件中的反应进行深入了解。首先，关键的诊断与鉴别要点包括持续的创伤暴露，通常涵盖多个领域，如心理、生理和社交方面。个体可能经历了长期的虐待、失落或恐怖事件，表现为对创伤的持续回避、负性情感和认知困扰。其次，C-PTSD的鉴别要点在于其独特的症状特征，包括对自我和他人的认同问题，关系困扰及负性的自我感觉。与传统的PTSD相比，C-PTSD强调了对人际关系的深刻影响，以及对创伤事件的持续性反应。

（五）治疗与预后

1. 治疗　C-PTSD的治疗涉及多层面的综合干预，以促进患者的康复和逐渐减轻症状。首先，心理治疗被认为是C-PTSD治疗的关键组成部分，包括认知行为疗法、心理动力学疗法和情感焦点疗法等。这些治疗形式旨在帮助个体理解和处理过去的创伤经历，促进情感调节和自我认知。另外，药物治疗也可能被用于缓解相关的症状，如抑郁、焦虑和睡眠障碍。

团体治疗和支持群体也有助于患者建立支持体系，分享经验，加强社交支持。治疗过程需要长期的关注和持续的支持，以帮助患者逐步适应康复过程。

2. 预后　复杂性创伤后应激障碍的长期疗效受多种因素影响。有效的治疗计划和患者的治疗遵从性是预测良好预后的重要因素。早期干预和长期治疗有助于减轻症状，提高生活质量。然而，由于C-PTSD通常伴随着深层次的心理创伤，预后可能会因个体差异而有所不同。支持系统的健全性、患者的社会环境和心理弹性也会影响治疗结果。因此，持续的监测和调整治疗计划，以满足患者变化的需求，是确保最佳预后的关键。

四、适应障碍

（一）病因

适应障碍（adjustment disorder）指在面临明显的生活改变或环境变化时，个体出现的短期、轻度的情绪失调和烦恼状态，同时伴随一定程度的行为变化，但不呈现精神病性症状。该障碍的发生常受到明显的生活事件刺激，如移民、职业变更、升学、退休、丧失亲人、离婚、失业、经济危机及身患重病等。这种症状往往与个体的性格特征、所经历事件的严重程度及应对方式等因素相关。

（二）发病机制

适应障碍的发病机制涉及多个因素的复杂交互，包括生物学、心理社会和环境因素等。

（三）临床表现

适应障碍的特征在于其短暂性和轻度性质，通常在应激事件发生后的3～6个月内出现，并且在适应期过后能够逐渐减轻或消失。个体可能表现出情绪波动、焦虑、烦躁、社交退缩等症状，但这些症状不达到严重程度，不足以被归类为精神病性障碍。因此，适应障碍的确诊需要考虑个体的应对能力、情绪反应的时限，以及与生活事件之间的关联，以制定相应的干预和支持措施，促使个体逐步适应并恢复正常功能。

（四）诊断要点

适应障碍的诊断与鉴别要点包括明显的生活事件作为病因，尤其是生活环境或社会地位的改变；有理由推断患者的人格特质和生活事件在精神障碍发生过程中发挥着重要作用，表现为适应能力较差；主要表现为抑郁、焦虑、害怕等情感障碍，伴随适应不良的行为障碍和生理功能障碍，如退缩、不讲卫生、食欲缺乏等；呈现情感性精神障碍、神经症、应激障碍、躯体形式障碍、品行障碍等各种症状，但不符合上述障碍的具体诊断标准；影响社会功能；发病始于应激事件发生后1个月内，病程至少1个月，且在应激因素消除后，症状持续不超过6个月。

（五）治疗与预后

1. 心理治疗　是适应障碍的首要治疗手段。治疗的核心应集中在消除或减轻应激源，调整患者对事件的认知，提升应对能力，以及构建有效的支持系统。广泛采用认知行为治疗、家庭治疗、团体心理治疗和危机干预等方式。在评估患者的症状和事件严重程度后，治疗应重点关注帮助患者解决心理应对方式和情绪发泄途径的问题。

2. 药物治疗　当患者表现出较为明显的情绪异常，或在接受心理治疗3个月后仍未见缓解时，可以考虑药物治疗，选择抗抑郁药或抗焦虑药等。药物治疗的原则是使用低剂量和短疗程，以减少不良反应的风险。对于康复缓慢的患者，建议同时进行心理治疗和药物治疗，以综合性地促进患者的康复进程。

3. 预后　总体来讲适应障碍预后良好。有研究证明，对成人来说适应障碍预后很好，但对于青少年，有发展成重型精神障碍的可能，需对其进行随访和临床观察。

五、延长哀伤障碍

（一）病因

延长哀伤障碍（prolonged grief disorder，PGD）的病因是一个复杂而多因素的综合性过程。个体特征上，女性、老年人、文化程度低及家庭收入低下者更容易成为潜在患病高危群体。在生命历程中的不良事件，如流产史、儿童期分离焦虑、童年虐待、父母离世等，以及与逝者关系的亲密度、情感过度依赖、不安全依恋、暴力性致死等，都可能增加患延长哀伤障碍的风险。缺乏对亲人去世的心理准备和有效社会支持也是发病的重要因素。此外，个体的认知方式对于丧亲经历的影响不可忽视，存在认知缺陷可能进一步加重症状的严重程度。尽管国内缺乏具体的流行病学数据，但国外研究显示PGD的发病率在4%～13%，受到地域、种族和研究群体等多方面因素的影响。深入理解延长哀伤障碍的病因有助于制定个体化的干预措施，提供相应的心理支持，以最大限度地减轻患者的痛苦和促进康复。

（二）发病机制

PGD的发病机制涉及复杂的心理、生理和社会因素的相互作用。个体在失去亲人后，特别是在丧亲反应超过正常哀伤期限、持续时间超过6个月的情况下，可能经历着一系列复杂的生理变化和心理过程。神经生物学角度上，可能涉及神经递质的异常变化，如与情感调控相关的多巴胺和血清素水平的变化。心理层面上，患者可能陷入对逝者的强烈思念，难以接受失去，并表现出情感和行为的偏离，影响生活的正常秩序。个体的认知方式也可能受到影响，认知缺陷可能持续加深。社会支持的缺失及生活中其他应激事件的累积可能进一步加重发病的程度。因此，延长哀伤障碍的发病机制是一个综合性的过程，需要综合考虑生物学、心理社会等多方面的因素，以更好地理解并有效干预这一心理健康问题。

（三）临床表现

PGD的临床症状紧密围绕着丧亲事件，主要表现为多方面的痛苦体验。首先，患者经历持续性、极度的痛苦，其悲痛感受和行为超越了社会文化规范下的正常范围。其次，表现为过度缅怀，不愿接受亲人离世的现实，回避讨论丧亲，继续幻想着可能重新相聚的情景。患者对与逝者相关的事物过度敏感，刻意避免与之有关的触碰。此外，严重的自责也是一大特征，患者可能偏执地认为亲人离世与自身密切相关。在失去亲人后，患者往往失去自我，不愿接受生活中新的角色，难以再次建立对他人的信任。部分患者甚至主动与外界隔离、疏远，将接受他人帮助或建立亲密关系视为对逝者的背叛。情感上的麻木、孤独、冷漠及对未来生活缺乏希望也是PGD的常见症状。这些症状往往持续半年以上，且不随时间推移而减轻，严重地影响患者的社会功能，导致生活质量显著下降。此外，PGD患者的自杀风险显著增高，同时也更容易发生高血压、肿瘤、免疫功能异常等身体疾病。这一系列症状及其长期的持续对患者的生理和心理健康都构成了严重的威胁。因此，对PGD的早期识别和有针对性的治疗尤为重要，以减轻其痛苦、促进康复，并预防潜在的严重后果。

（四）诊断要点

PGD的诊断主要依赖于患者的临床表现，尚无特异性的实验室或辅助检查指标。以下为诊断与鉴别要点。

（1）亲近关系的人离世，且患者每天都过于强烈地思念逝者，达到了病态的程度。患者每天都出现5个或更多以下症状，且症状程度可达病态水平：①自我定位混乱或自我感知下降。②难以接受亲人离世的现实。③避免接触能引起逝者回忆的事物。④在亲人离世后难以再次信任他人。⑤对亲人的离世感到痛苦或愤怒。⑥生活难以再次步入正轨。⑦情感在亲人离世后变得麻木。⑧在亲人离世后觉得生活不尽如人意，空虚或没有意义。⑨对亲人的离世感到惊慌失措、茫然或震惊。

（2）上述症状在亲人离世后至少持续6个月以上。

（3）上述症状导致有临床意义的社交、职业或其他重要领域功能受损。

（4）上述症状无法通过重性抑郁障碍、广泛性焦虑障碍或创伤后应激障碍（PTSD）等疾病来解释。

（五）治疗与预后

1. 心理治疗　近期研究显示，基于哀伤的认知行为疗法在减轻PGD症状方面相较于对照治疗（如支持性或其他非特异性的心理治疗等）更为有效，且其疗效随时间推移呈现更显著的改善。认知行为疗法针对PGD可分为个体心理治疗、集体心理治疗和基于网络的心理治疗。对于PGD患者，个体心理治疗结合抗抑郁药的应用可能有助于提高治疗的有效率。

2. 药物治疗　目前，药物治疗PGD的疗效尚不明确。有研究指出，选择性5-羟色胺再摄取抑制剂可能对改善PGD症状具有一定帮助。此外，药物治疗可作为心理治疗的辅助手段，但需要进一步的研究和评价以确定其确切的疗效。总体而言，心理治疗仍然被视为主要的治疗方法，而药物治疗则可能在一些情况下作为补充措施考虑。未来的研究应更深入地探讨药物治疗的效果和适用范围。

3. 预后　随着PGD的疾病进展，患者面临各类躯体疾病和自杀行为的风险逐渐增高。针对特定的丧亲人群，及时的心理干预可能有助于降低PGD的发病率。然而，对于这一问题的早期识别和治疗的效果，仍需进一步的研究来明确。

六、反应性依恋障碍

反应性依恋障碍（reactive attachment disorder，RAD）是一种儿童社交行为异常，伴随相应情绪紊乱，并在不同环境变化下产生反应的精神障碍综合征。患儿可能表现为恐惧和过度警觉，社交不良，自我和他人攻击，并可能伴有发育不良。该综合征源于患儿在生命早期经历了严重的忽视或虐待，未能与父母或主要照顾者建立起健康的依恋关系，导致基本情感需要无法得到满足。

RAD是一种罕见而严重的精神障碍，特别在寄养家庭或收养机构中经历过严重忽视的幼儿中可能发生，其患病比例低于10%。严重的被忽视是该障碍已知的唯一风险因素。对于RAD，早期的干预和治疗至关重要，以帮助患儿建立安全的依恋关系，促进社交和情感发展。由于其复杂性和严重性，该疾病需要综合多学科的治疗和支持，包括心理治疗、行为治疗及可能的药物干预。在寻找适当治疗方案的过程中，理解并纠正患儿在早期依恋关系中可能形成的负面模式是治疗的关键。

（一）病因

RAD的病因主要根源于患儿在生命早期经历了严重的忽视或虐待，导致其无法与父母或主要照顾者建立起健康的依恋关系。这种早期的关系缺失使得患儿的基本情感需要得不到满足，从而引发了社交行为的持续异常和相应的情绪紊乱。严重的被忽视被认为是RAD的主要风险因素，而其他可能的致病因素包括身体虐待、照顾者更替频繁、父母患有精神疾病、父母酗酒或物质依赖等。此外，个体差异如认知加工能力和基因遗传也在RAD的形成中发挥作用。

（二）发病机制

RAD的发病机制涉及多个神经区域的功能异常。在患儿经历早期的严重忽视或虐待时，大脑的情感调节和社交认知系统可能受到影响。神经科学研究指出，婴儿和幼儿期的正常依恋形成与大脑中的杏仁核、前额叶皮质和海马体等结构密切相关。在RAD患者中，这些区域可能显示出异常的神经活动，导致情感调节和社交行为的缺陷。杏仁核的过度活跃可能导致恐惧和过度警觉的表现，而前额叶皮质功能的异常可能与对他人信任的困难及社交交往不良有关。因此，RAD的神经发病机制强调了早期神经发展的紊乱，为理解患儿社交行为和情感障碍提供了神经学上的基础。

（三）临床表现

在9个月至5岁，反应性依恋障碍的临床表现相似。患儿展现出与其年龄段儿童应有的依恋行为相比明显减少或仅具有最低限度的特征。与此同时，出现了与之相关的情绪异常行为，如不明原因的退缩、难以安抚的恐惧、悲伤或烦躁、不主动寻求安慰或拒绝他人的安慰、几乎没有笑容、不寻求支持或帮助、在将要被抱起时不会伸手等。患儿的社交行为呈现明显的矛盾性，表现为对他人关注但不积极参与社交活动，投向照顾者但目光却游离在其他地方。至于5岁以后，是否仍然存在这种障碍尚不确定。这一阶段的表现强调了在儿童发展早期出现依恋困难和情感异常的迹象，但随着年龄的增长，具体的发展趋势仍待明确。

（四）诊断要点

RAD的核心特征是儿童表现出与其发育程度不相符的异常依恋行为，即极少主动寻求依恋对象以获取安慰、支持、保护和照顾。其本质特征在于儿童和成人照顾者之间存在依恋关系缺失或建立不足。这些症状必须在儿童9个月至5岁出现，并且病程需持续至少12个月。

（五）治疗与预后

RAD的治疗主要集中在改变儿童不良的养育方式，将其置于良好的养育环境中，并接受关怀和照顾，以建立起与照顾者之间良好的互动关系。心理治疗是主要治疗方法，包括基于提升亲子关系的心理治疗、亲子互动治疗、认知行为治疗等。目前尚无专门提升儿童依恋行为的药物，但可考虑应用第二代抗精神病药和心境稳定剂来处理患儿可能出现的情感和行为问题。然而，对儿童的药物治疗需要谨慎使用，应在专业医生的指导下进行。治疗的核心目标是通过心理干预和改善养育环境，促进儿童正常的依恋发展和社交行为，提高其生活质量。

养育环境改善得当，患儿出现良好的依恋行为，可缓解病情。患儿在不良环境中生活时间越长，对心理发展的损害越大，预后越差。

七、去抑制性社会参与障碍

（一）病因

去抑制性社会参与障碍（disinhibited social engagement disorder，DSED）是一种常见于5岁前儿童的社交行为异常，其核心特征为表现出超出社会预期、亲疏不分的社交行为模式，严重妨碍了患儿与成人或同伴之间的人际交往能力。该障碍的发生与患儿早期生活中的被忽视经历密切相关。DSED多出现在寄养家庭或收养机构抚养的曾遭受过严重忽视的幼儿中，发病率约为20%。严重的被忽视是DSED发生的必要条件，其他导致该障碍的因素主要包括经常更换主要照顾者、成长在不寻常的环境、贫穷、父母患有精神疾病及父母有酒精或物质依赖等。这些因素综合作用，使DSED在患儿中发展为一种社交行为的异常模式。

（二）发病机制

DSED的发病机制涉及神经区域的复杂调控。早期生命中的严重忽视导致儿童的社会参与行为异常，可能与大脑的社交神经回路有关。神经科学研究表明，儿童期是大脑发育塑造社交行为的关键时期，而在这一时期受到严重忽视可能对神经回路的形成和功能产生长期影响。社交行为的调节涉及多个神经区域，包括前额叶、扣带回、海马等，而这些区域的异常发育或功能异常可能导致儿童表现出超出社会预期、亲疏不分的行为。因此，DSED的发病机制可能涉及神经回路的异常塑造和功能紊乱，导致儿童在社交互动中表现出异常的模式。然而，具体的神经机制仍需要更深入的研究来全面理解。

（三）临床表现

DSED主要表现为患儿在人际交往中表现出亲疏不分的特征，与陌生成人接触时缺乏含蓄，完全没有戒备，表现为言语和肢体接触过分亲密，其动机主要是为了寻求关注，可能表现出一些过激的行为。患儿在依恋对象的选择上缺乏区分能力，愿意接受任何人的安慰。在陌生环境中，常常冒险离开而不事先告知照顾者，或者毫无戒备地被陌生人带离。如果这种行为持续到青少年时期，可能会明显影响同伴关系，表现为将新结交的朋友过度理想化为“最好的伙伴”，导致频繁的关系冲突，且亲疏不分的社交模式依然存在。目前尚不清楚

DSED是否在成人中也会表现。

（四）诊断要点

DSED的主要特征表现为经历过严重的社会忽视，形成了一种主动与陌生成人建立亲近和互动的行为模式。这种行为模式包括但不限于：与陌生成人亲近和互动时缺乏害羞感或完全没有，表现出过于开放的言语或肢体接触（超出了该年龄段文化允许的社交范围），冒险离开而很少或完全不告知照顾者，以及心甘情愿地跟随陌生成人。这些行为并非一时冲动，而是持续存在的。

（五）治疗与预后

DSED的最为有效的治疗手段为心理治疗，其中包括游戏疗法、创造性艺术疗法等多种方法。在面对未形成依恋行为的患儿时，心理治疗的首要目标在于协助其建立与父母或其他主要照顾者之间的依恋关系。对于存在攻击性或对立违抗行为的患儿，可考虑采用行为矫正治疗。值得注意的是，目前尚无药物可有效控制DSED的核心症状，因此在处理患儿的情感和行为问题时，使用药物需谨慎考虑。

在预后方面，DSED的疾病转归存在个体差异，即便在改善了明显的养育环境之后，一些患儿的社交异常行为可能仍然持续存在，并有可能延续至青春期。

知识拓展

应激相关障碍研究前沿：从病因到治疗的最新进展

（1）神经生物学机制的探索：近年来，神经科学领域对于应激相关障碍的神经生物学机制进行了深入研究，为揭示应激相关障碍的发病机制提供了重要线索。

（2）遗传学和环境因素的相互作用：遗传因素和环境因素之间存在复杂的相互作用，对于个体易感性和应激相关障碍的发展起着重要作用。通过深入研究遗传与环境之间的相互作用，有望为预防和治疗应激相关障碍提供新的思路和方法。

（3）个性化诊断和治疗策略：随着精准医学的发展，越来越多的研究致力于发展个性化诊断和治疗策略，以更好地满足不同患者的需求。基于生物标志物、遗传学特征和心理特征等方面的个性化评估，有望实现更精准的诊断和治疗。

（4）新型治疗方法的研究：除了传统的心理治疗和药物治疗外，一些新型治疗方法如神经调控技术、光学疗法和虚拟现实治疗等也受到了关注。这些治疗方法在应对应激相关障碍的过程中展现出了一定的疗效，为患者提供了更多选择。

（5）早期干预和预防策略：除了治疗，越来越多的研究关注应激相关障碍的早期干预和预防策略。通过早期干预和心理支持等措施，有望减少应激事件对个体的不良影响，降低应激相关障碍的发生率。

第二节 应激相关障碍患者的护理

一、护理评估

（一）一般状况评估

一般状况评估包括患者年龄、婚姻状况、文化程度、职业、生活方式、民族背景、宗教信仰及个人爱好等。

（二）生理状态评估

生理状态评估包括患者生命体征、各器官功能水平、全身营养状况、睡眠模式、排尿与排便情况、作息时间，以及各项实验室检测和其他辅助检查结果。

（三）心理-社会状况评估

心理-社会状况评估包括患者性格特征、日常生活能力、职业功能和社会角色等；患者及其家属对疾病的认知情况；患者的家庭环境、家庭气氛、经济状况及患者与家庭成员之间的关系和态度；社会支持系统以及可利用的社会资源等。

（四）精神状况评估

精神状况评估包括患者意识状态的清晰度，注意力和记忆力的状况，以及定向力的表现；是否存在幻觉、妄想等症状，以及抑郁、焦虑、惊恐、淡漠等情绪状态的存在与稳定性。意志行为活动是否表现正常，是否存在潜在或现存的冲动、伤人、自杀、精神运动性抑制等行为；是否存在性格改变、退缩行为，以及是否不愿意与他人交往等。

（五）应激源与应激过程评估

应激源与应激过程评估包括应激源的涌现原因、强度、持续时间，以及患者在应激源下的暴露程度和对生命威胁的程度；患者应对应激的方式、主观感受和自我评价，疾病发作与心理创伤之间的关系如何。

二、常见护理诊断/问题

1. **有自杀、自残的危险** 与应激事件引起的焦虑、抑郁情绪有关。
2. **有受伤的危险** 与意识范围缩小、兴奋、行为紊乱有关。
3. **焦虑** 与长期面对应激事件、主观感觉不安、无法停止担心有关。
4. **恐惧** 与经历强烈的应激、反复出现闯入性症状有关。
5. **生活自理能力缺陷（进食、沐浴、如厕、穿衣等）** 与生活不能自理有关。
6. **睡眠型态紊乱** 与应激事件导致的情绪不稳、不安、无法停止担心、环境改变、精神运动性兴奋有关。
7. **应对无效** 与应激持续存在有关。
8. **社会交往障碍** 与应激事件引起的行为障碍有关。

9. 无效性角色行为　与家庭冲突、不实际的角色期望、支持系统不足有关。

三、护理目标

1. 患者能够消除自杀、自残的念头和行为。
2. 患者行为逐渐稳定，受伤风险降低。
3. 患者能够有效管理焦虑情绪，日常活动中的焦虑反应显著减少。
4. 患者能够在支持环境中减少恐惧发作，增强安全感。
5. 患者能够逐步恢复大部分生活自理能力。
6. 患者能够建立稳定的睡眠模式，每晚睡眠时间达到6～8小时。
7. 患者应对能力显著增强。
8. 患者能够积极参与社交活动，建立有效的社交互动。
9. 患者角色行为显著改善，家庭和社会功能恢复，能够有效履行社会角色。

四、护理措施

（一）基础护理

1. 饮食护理　保持营养、水、电解质平衡是生理护理的关键，尤其是因情绪低落导致出现进食困难的情况时。需要了解患者的饮食习惯，采取相应的鼓励和协助措施。

2. 睡眠护理　针对睡眠障碍，实施改善患者睡眠的护理措施，详细的内容可参考第十五章第一节。

3. 个人卫生　协助患者进行个人生活的基础护理，特别是在缓解期鼓励患者逐渐自主进行个人卫生。

（二）安全护理

针对创伤后应激障碍患者，需要严密观察和护理，以预防自杀、自伤和暴力行为。安全护理包括评估患者的危险程度、提供安全环境、定期检查潜在危险物品、控制患者活动范围，并在需要时进行专人护理。

（三）症状护理

针对应激相关障碍，首要护理步骤是脱离应激源，协助患者尽早消除精神因素或脱离引发精神创伤的环境。症状护理包括康复后的生活或工作指导、可能的工作调整、改善人际关系及建立新的生活规律等，以最大限度地减轻或消除应激源。提供宁静、宽敞、舒适的环境，减少患者的刺激和干扰。

（四）药物护理

遵循医嘱，使用相应的治疗药物，如抗焦虑药、抗抑郁药等。同时，指导患者和家属了解药物的作用和可能的不良反应。

（五）心理护理

建立良好的护患关系是心理护理的基础，通过真诚、友善的态度与患者沟通，以及耐心倾听，建立支持性的氛围。支持性心理护理包括密切接触、鼓励表达情感、认同接纳患者的当前应对机制，并通过合理解释和指导帮助患者纠正负性认知。在情绪稳定时，引入认知治疗方法，帮助患者分析和理解心理状态，建立积极的应对策略。此外，暴露疗法技术、帮助患者学习应对技能和社会支持系统的运用，也是心理护理的重要组成部分。

（六）健康教育

通过向患者及其家属提供疾病知识，消除焦虑和抑郁引起的模糊观念，协助家庭理解患者的痛苦和困境，以及指导家庭协助患者合理安排工作和生活，促进家庭支持。

五、护理评价

1．患者的自杀、自残风险是否显著降低，自我伤害行为是否减少。
2．患者住院期间是否发生对他人或环境实施伤害，是否有受到他人伤害的事件。
3．患者的焦虑情绪是否减轻，日常活动中的焦虑反应是否减少。
4．患者的闯入性症状是否减少，安全感是否增强。
5．患者基本日常活动是否可以自理。
6．患者的睡眠质量是否改善。
7．患者能否有效地处理应激事件。
8．患者家庭和社会功能是否恢复，角色冲突是否减少。
9．患者的社会交往能力是否提高。

本章小结

思考题

1．在应激相关障碍的护理中，脱离应激源对患者的康复有何重要性？请详细探讨并提供支持材料。

2．应激相关障碍患者常伴有睡眠障碍，为什么改善患者睡眠是护理中的重要环节？请提供相关的护理方法和措施。

3．在家庭干预中，如何帮助患者及其家属正确理解应激相关障碍的发生，以促进患者的康复？探讨家庭干预在整体护理中的作用。

更多练习

（周　鹭）

第十二章　分离障碍患者的临床特点与护理

教学课件

学习目标

1. 素质目标

培养学生能无条件接纳和理解分离障碍患者的临床症状，不对患者进行道德评价。

2. 知识目标

（1）掌握：分离障碍的临床护理。

（2）熟悉：分离－转换障碍、分离性遗忘、分离性身份障碍、人格/现实解体障碍的临床表现。

（3）了解：分离障碍的发病因素及治疗。

3. 能力目标

能运用护理程序对分离障碍患者实施责任制整体护理，以及运用心理护理技巧对患者实施心理护理。

案例

【案例导入】

马女士，32岁。因出现双手不自主抽动，头晕、头痛，胸前区及肩背部烧灼感，感觉胃内有虫爬的感觉，情绪低落，感觉压抑，胸闷3个月由轮椅推入院。1年前马女士发现丈夫与单位一个女同事关系暧昧，经常与丈夫吵架，情绪压抑，时常独自哭泣。患者父亲患小儿麻痹，可以进行体力劳动，在家照顾家庭，母亲为个体经营者，工作繁忙，对患者照顾少，患者性格外向、要强、要求完美，从小帮父母干家务，被父母及老师称为“乖孩子”，5岁左右被陌生成年男性言语猥亵。高中阶段出现几次考试不理想后晕厥，几分钟后自行缓解，缓解后无不适。婚后几次与丈夫吵架后出现晕厥，持续时间10～30分钟，后来出现双手抽搐、胸闷、无法行走等不适。

【请思考】

1. 请分析马女士的临床表现与疾病影响因素。
2. 请制订适合马女士的心理护理方案。

【案例分析】

第一节　分离障碍患者的临床特点

一、病因与发病机制

（一）遗传因素

有研究显示，男性一级亲属患病率为2.4%，女性一级亲属患病率为6.4%，提示分离障碍存在遗传因素影响。

（二）心理创伤

对应激事件的经历和反应是引起本病的重要因素，如经历战争、重大灾害；幼年期创伤经历，如遭受精神、躯体或性的虐待，可能是成年后发生分离障碍的重要原因之一。

（三）人格因素

表演性人格是发病的重要基础。表演性人格具有以下特征：自我中心、易受暗示、情感丰富、幻想性和表演性特质。

（四）社会文化因素

社会文化及其变迁对分离障碍的患病率和症状的表现形式均有较大影响，一些特殊文化的影响，如我国南方一些偏远地区发生的缩阳症，主要表现为害怕生殖器、乳房会缩到体内后导致死亡而恐惧。文化程度低的个体比文化程度高的个体更易发病。生活在封闭环境（如边远山区）中的个体比生活在开放环境（如大都市）中的个体更容易发病。

二、临床表现

（一）分离性神经症状障碍（dissociative neurological symptom disorder）

1. 运动障碍　运动障碍包括瘫痪，表现为单瘫、截瘫或偏瘫；运动不能表现为无法站立行走，站立时粗大震颤，无法站稳；常见抽搐，于情绪激动或受暗示时突然发生，表现为全身僵硬，肢体粗大震动，有的患者表情痛苦，在地上打滚、捶胸顿足。大多经历数十分钟症状缓解，发作时没有脑电图的相应病理变化。

2. 感知觉障碍 可表现为躯体感觉麻木、丧失、过敏；感觉异常表现为咽喉部有梗阻感、异物感，吞不下也吐不出，又称癔症球；视觉障碍，表现为失明、弱视、单眼复视、视野所小；听觉障碍表现为突然听力丧失；失音表现为突然发不出声音，或只能耳语交流、声音嘶哑。

3. 意识改变 表现为意识范围缩窄，出现分离性漫游、出神与附体，附体症状表现为声称自己是某神仙，或已死去的某人在说话。

4. 认知障碍 记忆、语言或其他认知领域的功能下降或改变，但患者没有神经系统受损的证据，表现为假性痴呆，在精神创伤后突然出现智力障碍，对于问话不能做出正确回答或反应，或给予近似的回答。

5. 神经系统辅助检查 检查结果不能解释患者的临床症状。

（二）分离性遗忘（dissociative amnesia）

1. 患者突然遗忘了某段经历或者重要的事情。
2. 症状导致患者痛苦或者导致社会功能受损。
3. 患者短期记忆可能轻度受损，久远记忆完整。
4. 患者警觉性增高。

（三）分离性身份障碍（dissociative identity disorder）

1. 分离性身份改变 个体可能会在不同时间内以不同的身份或人格出现，每种不同的身份和人格均较完整，且新身份往往与原有人格对立。

2. 记忆的分离 患者出现记忆缺失，当患者进入一种身份时可能回忆起在另一种身份中缺失的记忆片段，由于这种缺失不完整，进入一种身份可能受另一种身份片段记忆的干扰。

（四）人格/现实解体障碍（depersonalization/derealization disorder）

1. 人格解体 个体突然感觉自我整体性的分离，感觉自己就像一个旁观者从外部审视自我。

2. 现实解体 个体突然与外界环境分离，感觉外界不真实，感觉外界朦胧状态，像是演戏。

3. 患者具有临床意义的痛苦体验 患者感觉痛苦，无法融入外界，内心难受。

4. 患者存在社会功能受损 症状常常导致患者在个人、家庭、社会、教育、职业等方面的功能损害。

三、治疗与预后

（一）心理治疗

因分离障碍患者常常易受暗示性，因此，临床可以使用催眠治疗和暗示治疗，催眠治疗可以帮助患者释放创伤带来的痛苦，通过积极暗示治疗可以帮助患者感受积极的内心感受。分离障碍患者常常存在认知障碍，临床可以运用认知心理治疗让患者了解自己的性格偏差，判断问题的局限。

（二）药物治疗

分离障碍患者常常存在情绪状况，因此使用抗抑郁药物可以减轻抑郁症状和稳定情绪。非典型抗精神病药物如利培酮、喹硫平、齐拉西铜、奥氮平等可以减轻患者过度焦虑和侵入性症状。

第二节　分离障碍患者的护理

一、护理评估

（一）一般状况评估

一般状况评估包括患者的年龄、性别、家族史、既往史、曾经治疗情况、检查结果。

（二）生理状况评估

生理状况评估包括患者的饮食、睡眠、月经、大小便、营养状况、躯体疾病；有无自我中心、易受暗示、好表演等人格特征，有无多重人格。

（三）心理－社会状况评估

心理－社会状况评估包括患者近段时间有无心理社会应激事件，有无幼年创伤经历，家庭支持系统及社会支持系统。

（四）精神状况评估

精神状况评估包括患者的情绪状况，情感爆发的状况及应对方式；有无分离性漫游、出神或者感觉鬼神附体；有无选择性遗忘；有无感知觉障碍，有无感觉过敏、感觉迟钝，有无发声、听力、视力障碍等；有无运动不能、截瘫等运动障碍。

二、常见护理诊断/问题

1. **有受伤的风险**　与抽搐、情感爆发有关。
2. **感知觉改变**　与感觉过敏、迟钝、异常以及听力、视力障碍有关。
3. **焦虑情绪**　与预期和现实不相符合有关。
4. **抑郁情绪**　与情感耗竭有关。
5. **适应不良的悲伤**　与压力耐受差、个人应对无效有关。
6. **活动耐力减少**　与瘫痪、运动不能等运动性障碍有关
7. **知识缺乏**　与缺乏科学了解疾病知识有关。

三、护理目标

1．患者无受伤情况。

2. 患者能正确描述自我感觉和知觉到的事件。
3. 患者能正确面对疾病，减轻焦虑情绪。
4. 患者能合理表达情绪。
5. 患者能运用合理的心理防御方式和成熟的应对方式应对压力和不良情绪。
6. 患者能逐步提升活动能力。
7. 患者掌握疾病知识，并能领悟心理社会因素、人格因素与疾病的关系。

四、护理措施

（一）基础护理

1. 饮食护理　当患者进食差时保证食物可口，选择患者的喜好饮食，注意食物的色香味，促进患者食欲，保障营养摄入。

2. 睡眠护理　合理安排作息时间，建立睡眠习惯，每天定时睡觉，早上定时起床，避免白天间断性小睡。对于睡眠困难的患者教会患者进行正念放松练习。

3. 生活护理　合理安排患者日间生活，根据患者兴趣爱好与患者共同讨论日间安排，激发患者动力；对于有瘫痪、运动不能的患者做好生活护理，避免肌肉失用性萎缩。

（二）安全护理

1. 环境安全　对于有瘫痪症状、运动不能、分离性意识障碍的患者保障环境安全，避免患者被别人伤害或者伤害别人。

2. 避免二次创伤　分离障碍患者发病与心理社会因素密切相关，因此沟通过程中注意，避免在不恰当的场合、不恰当的时机谈及患者的创伤事件。避免强行要求患者暴露创伤事件。

（三）症状护理

1. 理解患者躯体症状　分离性神经症状常常通过各种检查无异常发现，但是患者却表现与检查结果不一致的瘫痪、不能行走、失聪、失明等症状，护士需要理解患者的症状。

2. 恰当关注患者躯体症状　分离障碍患者的躯体症状与心理因素密切相关，因此恰当关注患者的躯体症状非常重要，过度关注会造成患者心理获益，关注不足又会造成患者心理需求未得到满足。

（四）药物护理

1. 观察药物作用和不良反应　患者服用药物后可能出现镇静、困乏的感觉，需要与患者的疾病表现相鉴别。

2. 监护服药　分离障碍的患者特别是出现神经症状障碍的患者，认为自己的疾病属于躯体疾病，抗拒服用抗精神病药物，需要每顿督促患者服药。

（五）心理护理

1. 建立良好的护患关系　耐心倾听患者，态度和善、热情，建立良好的护患关系。

2. 鼓励患者倾诉　让患者充分表达自己的想法、需求和不满，帮助患者释放积聚在内心的负性情绪；鼓励患者倾诉躯体症状，护士无条件接纳并能感同身受地理解患者的躯体症状。

3. 坦诚分享　与患者坦诚分享与疾病相关的心理社会因素，分享对疾病的认识，调整不合理认知。

4. 自我探索　探索自我应对方式，探索性格特点，促进患者在自我分享、自我探索中领悟疾病的影响因素及疗愈因素。

（六）健康教育

1. 疾病健康教育　进行个别和团体健康教育，让患者和家属了解疾病相关知识。

2. 药物健康教育　讲解药物作用和不良反应，让患者正确看待药物治疗及出现药物不良反应后如何处理。

3. 心理调适相关健康教育　讲解心理社会因素与疾病的关系、性格与疾病的关系、认知特点与疾病的关系、家庭支持系统与社会支持系统之间的关系，让患者学会怎样调适心理，促进疾病康复。

五、护理评价

1. 患者安全是否得到保障。
2. 患者能否正确描述自我感觉和知觉到的事件。
3. 患者是否认识疾病与心理因素的相关性。
4. 患者是否能正确表达情绪和需求。
5. 患者是否能正确应对压力和应激。
6. 患者活动能力是否提升。
7. 患者对疾病知识的掌握程度如何。

本章小结

思考题

1. 简述分离性神经症状障碍的临床表现。

2. 简述分离转换障碍患者的心理护理措施。

更多练习

（黄雪花）

第十三章　躯体症状及相关障碍患者的临床特点与护理

教学课件

学习目标

1. 素质目标

（1）树立身心统一的疾病观念和大健康观。

（2）培养预防意识和降低精神障碍疾病负担的责任感。

2. 知识目标

（1）掌握：躯体症状障碍的概念和临床表现。

（2）熟悉：疑病障碍、转换障碍和做作障碍的临床表现。

（3）了解：躯体症状及相关障碍的治疗原则。

3. 能力目标

（1）能够应用所学知识，对躯体症状及相关障碍患者开展有针对性的护理。

（2）能够应用所学知识，对躯体症状及相关障碍患者及其家属开展正确的健康宣教。

案例

案例导入

李女士，51岁，公司职员。半年前，患者在一次公司部门会议时，感觉到胸闷、心悸、手心出汗、头晕，后症状加重，出现手抖、无法站立，经休息后慢慢好转。患者怀疑自己有心脏疾病，遂到当地三甲医院心内科就诊，但各项检查均未发现任何阳性结果。患者仍然坚持认为自己患有疾病，每天都监测并记录自己的不适症状，不敢独自出门，也不敢锻炼身体，害怕突发心搏骤停或心肌梗死。因为害怕心脏病发作，患者惶惶不可终日，常常烦躁不已。患者认为可能是当地的医院医疗水平不够，先后到北京、上海等多家医院就诊，均未发现任何器质性疾病。后在医生建议下，到精神科门诊就诊，被诊断为“疑病障碍”。

【请思考】

1. 该患者有哪些精神症状?

2. 针对该患者的护理措施有哪些?

【案例分析】

ICD-11中，用躯体不适或躯体体验障碍（bodily distress disorder，BDD；bodily experience disorder，BED）取代了ICD-10中的躯体形式障碍类别，包括躯体不适障碍或躯体体验障碍、身体一致性烦恼两个特征类型。本章将介绍躯体症状及相关障碍疾病的概念、临床表现、诊断要点、治疗及护理，包括躯体症状障碍、疑病障碍、心理因素影响躯体疾病和做作障碍。这些精神障碍具有一类共同的特点，即涉及躯体症状或躯体痛苦。此类疾病在临床上常常需要与躯体器质性疾病进行鉴别，早期容易误诊。

第一节　躯体症状及相关障碍患者的临床特点

一、躯体症状障碍

1. 概述　躯体症状障碍特征为围绕一个或多个躯体疾病而产生的对躯体症状的过度或异常思维、情绪情感及相关行为，并由此导致显著的痛苦和/或功能受损。患者的躯体疾病可以是目前医学界已知的疾病，也可以是尚无法进行诊断的疾病。躯体症状障碍的发病机制尚不清楚，目前对此疾病主要是从生物-心理-社会模型角度进行病因解释。躯体症状障碍流行率的研究资料较少，可能的危险因素包括女性、受教育水平低、社会经济状况差、童年受虐待或其他创伤、共病躯体疾病和精神障碍等。

2. 临床表现

（1）患者对自身出现的一个或多个躯体症状出现了异常过度的反应，造成明显的精神痛苦或对患者的日常生活产生了严重的影响。

（2）对躯体症状有关的过度反应涉及思维、情感和行为等方面的异常：对自己躯体症状的严重性存在持续的、不相称的想法，对健康或躯体症状持续高水平地关注导致焦虑、烦躁、恐惧等负性情绪体验，出现重复就医进行各种检查及避免体育活动等回避行为。

（3）患者通常对病史描述不清、症状前后不一致或涉及多系统不适；将正常的生理感受归因为疾病问题，经医生解释也不能缓解对症状的焦虑。

3. 诊断要点

（1）患者具有持续或反复出现的一个或多个躯体症状，症状可以是固定或不固定的，症状可间断或持续存在，这些症状通常不是应激紧张时引发的生理反应或者自主神经症状。

（2）患者对躯体症状本身持续、显著地关注，过度担心，患者反复就医和寻求检查。

（3）躯体症状及其所致的心理行为反应导致患者过度认知，并伴随显著的内心痛苦或对其生活、工作、社交等重要功能产生影响。

4. 治疗与预后 躯体症状障碍的治疗原则包括心身并重、对共病给予适当的治疗和分级治疗。以心理治疗方法为主，药物治疗为辅。认知行为治疗、精神动力学治疗、催眠治疗和操作行为治疗等都有一定的效果。躯体症状障碍的治疗目前尚无特异性的药物，主要是应用缓解躯体症状的药物，可联合使用抗焦虑、抗抑郁等抗精神病药物治疗。大部分患者经过综合治疗和干预后能够得到显著的改善，但部分患者症状会迁延不愈。

知识拓展

帮助躯体症状障碍患者的10个高效认知行为治疗干预方法

（1）确定患者对其所患疾病的解释模型。
（2）提供心理教育。
（3）进行动机访谈。
（4）使用认知行为治疗技术增强患者对治疗的依从性。
（5）教给患者一定的技巧，促进其与医护人员更好地交流。
（6）执行活动安排表以提高自我控制能力。
（7）必要时采用问题解决的方法。
（8）采取减少唤醒的措施。
（9）纠正错误观念和歪曲认知。
（10）促进哀伤，接受丧失。

资料来源：张宁.高效短程认知行为治疗图解指南[M].北京：人民卫生出版社，2017.

二、疑病障碍

1. 概述 疑病障碍特征是患者没有或者仅有轻微的症状、各种检查结果为阴性或正常，但患者仍持续关注或担心自己可能患有一种或多种严重的、进行性的或危及生命的疾病。患者通常对自己患病存在超价观念，且出现重复和过度的就医相关行为或者出现适应不良的回避行为。上述症状给患者带来严重痛苦，并导致个人、家庭、社会、教育、职业或其他重要功能领域的损害。

2. 临床表现

（1）对疾病的先占观念。患者对自己患有疾病的信念为持续的、不切实际的。先占观念的内容可以是某种疾病、身体功能或者躯体感觉。担忧的疾病可能涉及一个或多个器官系统，并且关注的焦点可能逐渐从某一器官或疾病转向另一器官或疾病。

（2）由疑病导致负性情绪体验，如焦虑、害怕、恐慌、抑郁等。

（3）异常的行为表现。过度的就医相关行为，如反复挂号看医生、做各种检查、上网查找疾病有关信息、向亲朋好友询问等；也可出现回避就医的行为。

（4）自知力水平各异。部分患者承认其对疾病属于过分恐惧，而另一些患者则对自己的信念坚定不移，忽视或不接受躯体无病的客观证据。

3. 诊断要点

（1）对可能患上一种或多种严重的、进行性的或危及生命的疾病的持续关注或恐惧。

（2）存在重复和过度的与健康有关的行为，例如反复检查身体以寻找疾病证据，花费过多时间查找所担心的疾病的有关信息，反复寻求安慰或保证；与健康有关的不适应回避行为，如回避就医。

（3）这些症状给患者带来严重痛苦，导致个人、家庭、社会、教育、职业或其他重要功能领域的严重损害，或者必须通过大量额外的努力才能维持正常的社会功能。

4. 治疗与预后　疑病障碍的治疗以心理治疗为主，推荐认知行为治疗作为一线治疗方法。在心理治疗无效的情况下，可以应用抗抑郁药治疗，通常使用SSRIs（如氟西汀或帕罗西汀）。疾病预后缺少比较可靠的大样本数据。

三、心理因素影响躯体疾病

1. 概述　心理因素影响躯体疾病，也有学者称之为心身疾病，该类疾病主要指心理因素或行为可能引发或加重躯体疾病、干扰治疗或增加发病率和死亡率，且个体表现出的心理症状不符合其他精神障碍的诊断标准，如消化性溃疡、哮喘等。ICD-11中将此类疾病单独分类为6E40对精神障碍或归于他处的精神疾病造成影响的心理或行为因素。此类疾病的危险因素主要是心理社会因素，如争强好胜的人格特征、愤怒等负性情绪、消极的应对方式等。

2. 临床表现

（1）患者存在某些影响躯体疾病的心理因素或行为因素，可以是焦虑、人际关系障碍、消极的应对方式或者适应不良的健康行为，如灾难化的思维方式、延迟就医的习惯、医疗依从性差等。上述心理因素或行为在精神病理学上缺乏特异性，不足以构成某种精神障碍的诊断。

（2）患者存在某种躯体症状或躯体疾病，可以是有明确病理生理改变的疾病（如癌症、口腔溃疡），也可以是功能性综合征（如偏头痛、肠易激综合征），或者其他的症状（如疼痛、眩晕）。

（3）有证据表明心理或行为因素导致疾病发生、影响疾病的病程或结局。

3. 诊断要点

（1）存在一种或多种躯体症状或躯体疾病。

（2）心理或行为因素可以通过以下方式损害躯体健康：①影响了疾病的病程，且存在时间上的密切关系。②干扰躯体疾病的治疗，如回避就医行为。③给患者造成了额外的且证据明确的健康风险。④影响潜在的病理生理过程，诱发疾病发生、导致病情加重等。

（3）心理或行为因素不能用其他精神障碍（如惊恐障碍、抑郁障碍）更好地解释。

4. 治疗与预后　此类疾病的患者通常会在精神心理科以外的其他临床科室就诊，疾病难以被发现。对患者进行健康宣教和心理支持是所有治疗的基础，此外，也可以进行心理治疗。对于显著的精神症状可以应用相应的抗精神病性药物进行治疗，如对抑郁情绪明显的患者应用抗抑郁的药物治疗。

四、转换障碍

1. 概述 转换障碍是一类由明显精神因素如重大生活事件，内心冲突、暗示或自我暗示，作用于个体所导致的随意运动和感觉功能出现功能性障碍为主的精神障碍。转换障碍最初指癔症的躯体表现，DSM-5中将其单独进行分类。

2. 临床表现 患者出现一种或多种不同类型的随意运动障碍或感觉运动功能异常的症状，这些异常均是功能性的而非器质性病变所导致。

（1）随意运动障碍：症状包括肢体无力、步态异常、肢体姿势异常、瘫痪、癫痫发作、震颤、抽搐等。也有患者会出现发音改变或困难、吞咽异常等。

（2）感觉运动障碍：症状包括视觉、听觉、皮肤感觉等感觉的改变、减少或缺失，如感觉肢体麻木、复视等。

3. 诊断要点

（1）一种或多种随意运动或感觉功能改变的症状。

（2）现有的医学检查结果（影像学检查和神经系统检查等）与症状不相符，且症状或缺陷不能用其他医学或其他精神障碍更好地解释。

（3）上述症状或缺陷导致患者出现显著的痛苦或社会功能障碍。

4. 治疗与预后 临床上很多患者的转换症状可以自行缓解。对患者进行疾病相关的健康宣教和心理支持，让患者对自己的疾病有自知力并配合治疗则治疗效果较好。治疗方法包括催眠疗法、抗焦虑药物、放松训练、心理动力治疗等。预后不良的因素包括歇斯底里个性、童年遭受虐待和忽视、患者角色强化等。

五、做作障碍

1. 概述 做作障碍指个体故意假装、伪造、诱发或加重自己或他人疾病/患病症状，包括伪装躯体疾病、受伤或精神障碍。ICD-11中将做作障碍分为对自己的做作障碍（Factitious Disorder Imposed on Self）和对他人做作障碍（Factitious Disorder Imposed on Another）。做作障碍的患病率尚缺乏大样本流调数据。

2. 临床表现

（1）伪造患病：患病的主体既可以是患者本人，也可是他人（如老年人、子女等）。患者或被伪造患病的个体可能先前存在某种障碍或疾病，但个人故意加重现有症状、伪造或诱发其他症状。伪造的方法包括夸大、模仿及诱发等（如伪造医疗记录或实验室检查结果，自致伤害，接触传染性或有毒物质）。患者会积极寻求治疗以获得关注。

（2）伪造患病的动机：患者不是或不仅仅是为了某些个人现实获益或外部奖赏（如获得伤残津贴或逃避刑事起诉等），这与装病行为相反，装病时明显的外部奖励或激励会激发行为，通常认为患者的装病行为是为了获得患者身份并得到照顾（自虐），而伪造他人生病则是为了获得照顾者角色（虐待）。

3. 诊断要点

（1）假装、伪造或故意在自己或他人身上诱发或加重医学、心理或行为体征和症状或伤害。

（2）患者故意在人前展示自己生病、受伤或有缺陷。

（3）有证据表明患者是在没有明显外部获益的情况下开展的欺骗行为。

（4）装病的欺骗行为不能用另外一种精神障碍来解释，如妄想。

4. 治疗与预后　目前尚无充足的证据支持哪种方法对做作障碍的治疗效果较好。支持治疗或生物反馈能帮助一部分患者。对于做作性障碍的治疗，需要精神科和躯体疾病专科医生之间的团队合作。该病的病程多为间歇性反复发作，单次发作和持续性少见。

第二节　躯体症状及相关障碍患者的护理

一、护理评估

（一）一般状况评估

一般状况评估包括患者有无营养失调；大小便情况，有无便秘、尿潴留等；有无失眠、早醒、多梦等；有无自理能力受到影响及是否需要协助等。

（二）生理状况评估

生理状况评估包括如下。患者体温、脉搏、呼吸、血压等有无异常；有无器质性中枢神经系统及躯体疾病；有无感觉、听觉、视觉等异常；有无躯体活动或移动能力异常；体格检查、实验室及影像学检查结果有无异常，是否存在躯体缺陷、神经系统病变、脑部损伤及病变等；起病时间、临床表现、目前接受治疗的情况及效果等；既往健康情况，特别是精神障碍患病及治疗情况等。

（三）心理－社会状况评估

心理－社会状况评估包括如下。患者是否具有歇斯底里个性特征，是否过于敏感、多疑等；成长史，父母教养方式、家庭氛围、童年创伤和负性生活事件等，是否存在童年被忽视或虐待的经历；受教育及工作经历、婚恋经历；患者应对压力的方式、能力和社会支持系统情况等；家庭成员精神障碍患病情况、父母的性格特征等；对自我及疾病症状的认知是否正确，是否存在过度的自我意识、歪曲的信念等；躯体症状及其带来的情绪和行为对于患者家庭功能、社会功能、重要人际关系的影响及严重程度。

（四）精神状况评估

精神状况评估包括患者精神症状的性质、严重程度、频率、持续时间、诱因、加重／缓解因素、伴随症状以及症状是否固定等；对躯体症状的情绪反应；对病因、后果的判断；是否存在疑病观念甚至妄想；就医模式、对诊疗的态度、某些回避行为等。

二、常见护理诊断／问题

1. 躯体移动障碍　与肢体瘫痪、木僵等疾病症状有关。
2. 行走障碍　与肢体瘫痪等疾病症状有关。
3. 自理能力缺陷　与肢体瘫痪、失明等疾病症状有关。

4. 焦虑/恐惧　与疾病所致躯体症状、惊恐发作等有关。

5. 知识缺乏　与缺乏转换障碍疾病相关知识有关。

三、护理目标

1. 患者能够认识到躯体无法移动等症状是暂时的、功能性的和可恢复的，能够在治疗的同时有意识地进行肢体活动练习。

2. 患者能够在接受治疗的同时有意识地进行行走活动练习。

3. 患者的自理能力得到改善和恢复。

4. 患者能够认识到自己的躯体症状和疾病密切相关，焦虑和恐惧的情绪得到缓解或症状消失。

5. 患者及家属能够知晓疾病的可能原因、临床表现，能够正确应对疾病的症状。

四、护理措施

（一）基础护理

1. 饮食护理　患者疑病带来的担心、焦虑等情绪可能会影响患者的食欲，应为患者提供营养丰富的食物，满足个体的饮食习惯和喜好。对于转换症状为喉咙异物或吞咽困难的患者，可给予软质或半流质饮食，并注意定期监测患者的营养状况。

2. 睡眠护理　评估患者的睡眠型态及睡眠障碍，分析引发睡眠异常的原因，与患者一起探讨强迫症状对睡眠的影响及改善睡眠的方式，对患者进行睡眠卫生知识宣教。

（二）安全护理

1. 病房和家庭环境应宽敞、陈设简单，便于患者活动。定期检查并去除危险物品和其他不安全因素，防止意外发生。

2. 密切观察疑病观念、转换症状等对患者的影响，随时与患者沟通，倾听患者的诉说，了解患者内心的想法，特别关注患者有无自伤、自杀观念和企图，并做好相应的预防措施。

3. 对于有疑病观念的患者，要注意观察患者的过度就医行为带来的潜在健康损害，如短时间内多次做CT和MRI检查、同时服用多种药物及自行用药等问题。

4. 对他人做作障碍的患者，要注意被伪装疾病个体是否存在活动受限、服用不需要的药物等威胁患者身心安全的状况。

（三）症状护理

1. 对躯体症状障碍的患者，应解释说明症状为功能性和无害性；教会患者积极的应对策略如放松、锻炼、冥想等；对疑病障碍患者，应帮助减少患者的过度就医行为和避免医源性的损害，如不必要的检查、治疗等。

2. 对心理因素影响躯体疾病的症状，如口腔溃疡、消化性溃疡、哮喘等，应遵医嘱给予相应的改善症状的药物。

3. 对转换障碍和做作障碍的患者，应多关注患者所面临的压力，少关注其转换障碍症状、欺骗和装病行为，向患者教授一些有助于应对压力的方法，如渐进式放松、冥想等。

4. 对于有躯体移动障碍而卧床的患者，要注意预防便秘、深静脉血栓、肺部感染等并发症的发生。

（四）心理护理

1. 与患者建立基于信任的治疗性护患关系。表达对患者痛苦的共情和理解，接受患者对症状的关注、担忧。

2. 关注患者的痛苦和情绪体验，倾听患者的诉说，给患者提供情绪宣泄的机会和途径。转换障碍患者可能会出现害怕、恐慌等情绪，应及时向患者解释原因，防止患者出现过激行为反应。

3. 教会患者正确应对应激和压力的方法，如肌肉放松训练、瑜伽训练、正念训练、冥想等。

（五）健康教育

1. 向患者及家属解释可能的疾病病因和危险因素，强调坚持治疗和增强遵医行为的重要性。

2. 向家属讲解正确对待患者症状的方法，如对转换障碍的患者既不忽视也不过分关注患者的症状，对做作障碍的患者应分析并消除患者潜在的心理获益。

五、护理评价

1. 患者能否认识到躯体无法移动等症状是暂时的、功能性的和可恢复的，能否有意识地进行肢体活动练习。

2. 患者能否在接受治疗的同时有意识地进行行走活动练习。

3. 患者的自理能力是否得到改善和恢复。

4. 患者是否能够认识到自己的躯体症状和疾病密切相关，焦虑和恐惧的情绪是否得到缓解或症状消失。

5. 患者及家属是否能够知晓疾病的可能原因、临床表现，是否能够正确应对疾病的症状。

本章小结

思考题

1. 对他人做作障碍的患者护理要点有哪些?

2. 如何预防心理因素影响躯体疾病?

更多练习

（尹　娟）

第十四章　进食障碍患者的临床特点与护理

教学课件

学习目标

1. 素质目标

培养学生对进食障碍患者的同理心、尊重、关爱的态度，提高学生对于进食障碍患者的共情能力，提升学生对于进食障碍患者的专业自信。

2. 知识目标

（1）掌握：神经性厌食症、神经性贪食症的定义；进食障碍的临床表现及护理措施。

（2）熟悉：进食障碍的诊断要点。

（3）了解：进食障碍的病因、发病机制及治疗与预后。

3. 能力目标

（1）能够应用护理程序，对进食障碍患者实施生理-心理-社会的整体护理。

（2）能够分析神经性厌食症、神经性贪食症的临床特点，区分两者之间的异同点。

案例

【案例导入】

王女士，17岁，高二学生。因1年来进食量剧增而无法控制就诊。患者上高中重点班不适应，心情烦躁，压力大，无处倾诉。起初每当心情烦闷时就想吃东西，特别喜欢吃油腻的食物。差不多每天暴食两次，每次可以吃很多，又恐变胖，便再催吐或喝泻药。半年后，类似情况出现频繁，近3个月来，患者发病的时候吃不到东西就觉得心里很急，什么事都不想做，只想吃东西，有时候会出现抽搐的症状。查体：体温36.5℃，脉搏96次/分，呼吸16次/分，血压120/80mmHg。营养良好，体型正常。咽部充血较明显，余无特殊。心律齐，未闻及杂音，双肺呼吸音清，未闻及干湿啰音，神经系统检查正常。意识清晰，仪表整洁，接触合作，表情略焦虑，主动诉说病情。未引出幻觉、妄想，智力好，有部分自知力。实验室检查：血清电解质结果显示血钾偏低，碳酸氢盐升高。

【请思考】

1．该患者的初步诊断可能是什么？

2．针对该患者目前的状况，可采取哪些主要的护理措施？

【案例分析】

进食受环境、风俗、社会文化等因素的影响，是人类基本的生理需求之一。不同的人有不同的进食习惯，健康的进食行为可满足人的生理需要，保持人的身体健康。进食障碍（eating disorders，ED）是对食物、体重和体型的过度关注为主要特征的一组临床综合征，是异常的进食行为，包括神经性厌食、神经性贪食及暴食障碍等，本章主要介绍这三种进食障碍。

进食障碍多见于城市青少年和成年早期人群，以女性发病更为多见。神经性厌食的病死率约为5%，多见于初、高中青少年女性，尤以舞蹈演员、运动员较为多见，发病年龄为13～20岁。神经性贪食的发病率为1%～6%，多见于女性中学生，发病年龄为18～25岁，大多是由神经性厌食发展而来。暴食障碍多见于肥胖人群，发病年龄多为20岁左右。在减重治疗的患者中，暴食障碍的患病率为20%～30%，高于神经性贪食。男性暴食障碍的患病率为3.5%，女性暴食障碍的患病率为2%，男性患病率高于女性。

第一节　进食障碍患者的临床特点

一、神经性厌食

神经性厌食（anorexia nervosa）指患者对自身体像感知的歪曲，有意、反复、长期的节食，导致体重显著下降以为特征的一种进食障碍。

（一）病因与发病机制

本病病因尚未完全明确，可能与生物学、家庭心理、社会文化等因素有关。

1．生物学因素　神经性厌食是复杂的遗传性疾病，遗传因素是神经性厌食的重要发病原因。有临床研究发现神经性厌食的同卵双生子的同病率（55%）明显高于异卵双生子（5%）。神经递质相关研究发现神经性厌食的发生与多巴胺、去甲肾上腺素及5-羟色胺等递质异常有密切关系。神经内分泌相关研究发现神经性厌食的发生与患者基础瘦素水平较正常人群低有关。

2．家庭心理因素　家庭环境中的不良因素与神经性厌食的发病密切相关，如家长专制、溺爱、孩子缺乏独立性、家庭关系紧张，纠纷多、缺乏解决矛盾冲突的技巧等。个性特征也是神经性厌食的高危因素之一，如低自尊、完美主义、自我评价低、依赖性强、内向、敏感、刻板、强迫、易焦虑、易冲动、缺乏自信等。

3. 社会文化因素　是神经性厌食的重要发病原因，如西方“以瘦为美”文化的渗入、追求身材苗条的减肥时尚及社会阶层对形体的关注等。

（二）临床表现

1. 过度关注体型、体重，恐惧发胖　过度关注体型、体重，恐惧发胖是其核心症状。有些患者为自己制定了明显低于正常体重的标准，有些患者虽无制定标准，但要求体重不断下降。有些患者存在体象障碍，明明已经骨瘦如柴却仍认为自己太胖，或认为身体的某些部位过于肥胖，如腿太粗、臀部太大等，对苗条有病态的追求，对自己的体形要求非常严格，强烈害怕体重增加或发胖而节食，导致体重显著下降，即使他人劝说也无效，不肯进食和改善身体状况。

2. 想方设法控制体重　是其必备症状。为达到自己制订的体重标准或避免体重增加，患者常常严格控制饮食，导致长期热量摄入不足，体重明显减轻，体重指数（body mass index，BMI）＜17.5或低于标准体重15%以上。患者采用严格控制饮食（达不到正常营养需求），过度运动（活动强度多与体力极不相称），以及净化行为（进食后立即用手指刺激咽后壁进行引吐或使用大量泻药、利尿药或减肥药的方式）的方法来避免体重的增加。

3. 精神症状　是其伴发症状。除存在体象障碍的心理障碍外，约2/3的神经性厌食患者伴发一种或多种情绪障碍，以抑郁症最为常见，具体表现为情绪低落、情绪不稳等，也可出现焦虑、惊恐发作、人格障碍等。

4. 生理功能紊乱　由于长期节食，导致热量摄入不足，患者表现为脱发、第二性征发育停滞、闭经、睡眠障碍、严重的营养不良等生理功能改变，病情严重者可导致死亡。当患者体重低于正常体重的60%以下时，会导致严重营养不良、器官功能低下、水与电解质紊乱等，死亡率较高。女性患者常表现为初潮不来、月经稀少或闭经（约20%的女性患者闭经出现在体重下降之前）等，常以治疗闭经为目的而就诊。体格检查可发现脉搏迟缓、心律失常、低血压、水肿、阴毛稀疏和子宫发育不良等。男性可表现为性欲减退和痔。

（三）诊断要点

符合以下诊断标准应考虑为神经性厌食。

1. 体重指数（BMI）＜17.5或低于标准体重15%以上水平。

2. 有意减轻体重，包括拒食和以下一种或多种手段：自我引吐、导泻、服用减肥药和/或利尿药及过度运动等。

3. 精神病性的体象障碍，具体表现为强加给自己一个过低的体重限度，持续存在害怕发胖的无法抗拒的超价观念。

4. 下丘脑－垂体－性腺轴的神经内分泌障碍：女性表现为初潮不来、月经稀少或闭经，男性表现为性功能低下或兴趣丧失。

5. 病程3个月以上。

6. 可伴有间歇性发作的暴饮暴食。

（四）治疗与预后

神经性厌食的治疗一般分为两个阶段：一是挽救生命，恢复体重；二是恢复心理功能，预防复发。治疗方法包括支持治疗、心理治疗以及药物治疗等综合治疗。大多数神经性厌食患者以门诊治疗为主，如患者出现严重营养不良、电解质紊乱、器官功能低下、严重抑郁或自杀行为时应住院治疗，以避免发生意外。

1. 支持治疗　补充营养，纠正水电解质失衡，解除生命威胁；专人监护，帮助患者制订合理的饮食计划，恢复正常饮食习惯，逐渐恢复正常体重和健康；针对不同并发症对症处理。

2. 心理治疗　建议在体重开始恢复后考虑加入系统的心理治疗。主要治疗方法包括家庭治疗、认知行为治疗和心理动力性治疗等。把患者的症状放到家庭的背景中，探索家庭的互动模式，调整家庭成员的相互关系，改变不良的家庭动力模式；深入了解患者存在的心理问题，帮助患者正确认识自己的体象问题和疾病状态，纠正不良认知；利用正强化（奖励）和负强化（惩罚）的方法，充分调动患者的积极性，帮助其建立规律适量的饮食习惯，促进患者康复。

3. 药物治疗　目前尚无确切有效的药物治疗神经性厌食，与心理治疗联合应用，可取得较好的治疗效果。抗抑郁药如选择性5-羟色胺再摄取抑制剂（SSRIs）和安定类药对患者的焦虑、恐惧和易激惹等情绪有一定的疗效，间接促进了患者行为的改善；三环类抗抑郁药有镇静、改善情绪或促进食欲的作用，在治疗体重不足的患者中易引起心动过速、低血压、嗜睡、口干、便秘及尿潴留等不良反应，应避免使用。

4. 预后　约50%神经性厌食患者治疗效果较好，体重增加，躯体情况改善，社会适应能力增强；约20%患者反复发作，约25%患者迁延不愈，体重始终达不到正常；5%～10%患者死于自杀或并发症。常为慢性迁延性病程，有周期性复发和缓解，伴随有持久存在的消瘦和营养不良。

二、神经性贪食

神经性贪食（bulimia nervosa）是以反复发作的强烈进食欲望和难以控制、冲动的暴食行为，伴有惧怕发胖观念为主要特征的一种进食障碍。该病可与神经性厌食交替出现，发病年龄较神经性厌食晚。

（一）病因与发病机制

本病病因尚未完全明确，可能与生物学、心理学、家庭和社会文化等因素有关。

1. 生物学因素　神经性贪食是复杂的遗传性疾病，遗传因素是神经性贪食的重要发病原因。有临床研究发现，神经性贪食的同卵双生子的同病率（35%）明显高于异卵双生子（30%）。神经递质相关研究发现神经性贪食的发生与多巴胺、单胺类及内啡肽等神经递质代谢异常有密切关系。

2. 心理学因素　心理动力学研究表明，患者将与亲人分离的冲突带入对食物的矛盾中，常用不恰当的暴食行为缓解内心的压力；患者青春期适应不良，解决心理冲突能力较差，易产生焦虑、抑郁等情绪障碍，从而形成神经性贪食。

3. 家庭和社会文化因素　家庭环境中的不良因素与神经性贪食的发病密切相关，如家庭中的矛盾冲突、被抛弃、被忽视等；社会文化因素是神经性贪食的重要发病原因，在社会

“以瘦为美”的审美观念影响下，患者多为完美主义，对体型颇为关注，追求身材苗条的减肥时尚，逐渐形成暴食-恐惧肥胖-关注体型-诱吐-再次暴食的恶性循环。

（二）临床表现

1. 不可控制的暴食　是本病的主要特征。患者进食时时常避开他人，在公共场所则极力克制进食。暴食发作时，患者有不可抗拒的强烈进食欲望，进食量远大于一般人的平均水平；喜欢高热量的甜食和高油脂的食物，进食伴失控感，进食速度快，甚至来不及咀嚼就咽下，每次都要吃到腹部胀痛或恶心才停止；个别患者看到能吃的东西就往嘴里放，甚至是自己的呕吐物，吐完再吃。

2. 想方设法避免体重增加　患者过度关注自己的体型和体重，非常在意他人对自己身材的评价，常由于反复暴食和增加排泄而发生体重的波动，但大多限于正常范围内；患者常采用自我诱吐、导泻或过度运动等方法来抵消暴食后引起的体重增加；随着疾病的不断发展，个别患者不借助任何办法，可以随心所欲地吐出食物。

3. 生理功能紊乱　暴食与抵消行为的长时间持续，再加上泻药及利尿药的滥用，可引起一系列的并发症，如水、电解质失衡，牙齿和齿龈损坏等；少数患者可发生食管、胃黏膜损伤，胃扩张，胃破裂等；其他症状还包括头痛、唾液腺肿大、咽喉肿痛、腹痛、腹胀、月经紊乱、闭经等。

4. 心理障碍　神经性贪食患者的心理障碍较厌食患者更为突出。暴食前，患者出现较大情绪波动，如内心紧张、抑郁、易激惹等，暴食可以缓解这种紧张感，但暴食过后患者会感到更抑郁，甚至内疚、悔恨等。

（三）诊断要点

符合以下诊断标准应考虑为神经性贪食。

（1）有不可抗拒的进食欲望；难以克制的暴食行为。

（2）有采取自我诱吐、滥用泻药、利尿药、间断禁食、使用食欲抑制剂、甲状腺素制剂或过度运动等来抵消暴食的方法。

（3）患者既往多有神经性厌食发作史，对肥胖有病态的恐惧。

（四）治疗与预后

神经性贪食的主要治疗原则是控制暴食行为，纠正营养状况，建立正常进食习惯，打破恶性循环。治疗方法多采用心理治疗和药物治疗联合应用。

1. 心理治疗　可采用认知疗法、行为疗法和家庭疗法等，改变患者的认知，建立合理有计划的饮食行为；对家庭矛盾冲突的患者应注意结合家庭治疗，尤其是对于发病年龄早的病例有一定效果。

2. 药物治疗　情绪障碍明显时，可辅以药物治疗，如地西泮、锂盐、选择性5-羟色胺再摄取抑制剂或三环类抗抑郁药改善患者情绪或促进食欲；对伴有情绪障碍的患者，氟西汀治疗效果较好。

神经性贪食呈慢性病程，可迁延数年，30%患者可完全缓解，40%患者残留部分症状。在无代谢低下或电解质紊乱的并发症时，对患者生命不产生严重伤害。

三、暴食障碍

暴食障碍（binge-eating disorder）是以周期性出现的暴食行为为特征的一种进食障碍。患者在短时间内（一般在2小时以内）进食超出常人的平均水平，暴食发作时无法控制进食，暴食过后会感到痛苦，一般不会出现抵消行为如引吐、导泻、过度运动等。1992年首次报道本病，2013年DSM-5将其作为独立的疾病单元设立。

（一）病因与发病机制

本病病因尚未完全明确，可能与个体、环境等因素有关。有研究表明压力大是导致暴食行为的重要心理因素，患者通过暴食行为使大脑犒赏系统获得满足从而缓解压力；不同种族对饮食文化及胖瘦的理解影响暴食障碍的发病率；基因多态性研究发现暴食行为与多巴胺受体基因、μ阿片受体基因和人类肥胖基因（FTO）等因素相关。

（二）临床表现

1. **周期性发作的暴食行为**　暴食行为与神经性贪食行为基本一致，表现为不可控制、冲动性暴食、反复发作。暴食发作频率每周至少一次，持续几个月以上，暴食发作时，进食伴失控感，对吃什么、吃多少难以控制，进食量远超一般人的平均水平。但与神经性贪食不同的是，患者暴饮暴食后一般不会出现引吐、导泻、过度运动等抵消行为。

2. **躯体症状和心理障碍**　暴食障碍多见于肥胖人群，可表现为高血压、高脂血症、高血糖及代谢紊乱等；患者常因进食过多而伴有抑郁、内疚、悔恨等负面情绪，30%～80%的患者出现焦虑、抑郁症状。

（三）诊断要点

符合以下诊断标准应考虑为暴食障碍。

（1）暴食发作时难以克制的暴食行为；在短时间内（任意2小时内）进食超出常人的平均水平。

（2）没有饥饿感的情况下进食大量食物，常常单独进食，进食速度快，直到饱胀感，进食后感到抑郁、内疚甚至悔恨等。

（3）暴饮暴食后一般不会出现引吐、导泻、过度运动等抵消行为。

（4）在3个月内，平均每周至少出现1次暴食。

（5）排除躯体疾病和其他精神障碍所致的暴食行为。

（四）治疗与预后

暴食障碍的基本治疗原则是改善认知水平，降低暴食行为，减轻体重。治疗方法包括心理治疗、躯体治疗及药物治疗等综合治疗。心理治疗最主要的是认知行为的治疗，通过纠正负性认知，从而减少不良情绪，改变不当的进食行为，有效地控制暴食行为；针对性治疗高血压、高脂血症、高血糖及代谢紊乱等问题，以应对躯体症状；通过氟西汀、舍曲林、中枢兴奋剂（如二甲磺酸赖右旋安非他明），以及抗癫痫药（如托吡酯）能有效减少暴食行作和进食冲动。

暴食发作的频率、严重程度、冲动及是否存在其他精神疾病共病问题等是影响暴食障碍预后的因素。暴食障碍的预后与一系列的功能性后果，如社交角色适应问题、生活满意度、生活质量及躯体患病率等有关。

知识链接

进食障碍发病危险因素的研究进展

进食障碍是复杂的多因素疾病，其病因目前尚未完全阐明，可以确定涉及生物、心理、社会文化因素之间的相互影响。其中生物学因素包含基因、生物化学、特殊时期（围生期及青春期）影响、神经生物学（大脑结构及功能异常）及体型与体重等；心理学因素包含特定的气质及人格特质及认知、行为和情绪；社会文化因素包含家庭因素及社会因素（人际关系、社会文化观念及创伤性事件）。通过对进食障碍的危险因素进行研究，有助于对进食障碍患者进行早期的预防与干预，为临床工作提供更多的参考依据。

资料来源：

1. 高一鸣，陈珏.进食障碍发病危险因素的研究进展［J］.上海交通大学学报（医学版），2019，39（4）：432-435.

2. 陈珏.进食障碍诊疗新进展及其对全科医生的启示［J］.中国全科医学,2019,22(8):873-881.

第二节　进食障碍患者的护理

一、护理评估

（一）一般状况评估

一般状况评估包括患者的性别、年龄、民族、文化、职业、婚姻状况、睡眠情况、大小便情况、用药史及疾病史等。

（二）生理状况评估

生理状况评估包括患者是否有节制饮食，不可抗拒的进食欲望，难以克制的暴食行为，进食后是否有胃痛、胃胀等症状，是否采取催吐、导泻、增加活动量等抵消行为；进食量、体重及当前与近期的食谱变化；意识状态、生命体征、全身营养状况、女性患者的月经情况等。

（三）心理－社会状况评估

心理－社会状况评估包括患者病前病后性格变化特点；应对事件的心理应对方式及心理防御机制等；兴趣爱好、受教育情况、学习或工作环境及经济状况等；家庭成员的关系与互动模式，发病后的家庭关系，是否有矛盾；病前有无社会适应不良，症状出现后有无社会功能受损，如对学习、人际交往、工作产生怎样的影响等；对疾病的认识和态度，家属对患者疾病的态度；是否涉及法律问题，如偷窃等。

（四）精神状况评估

精神状况评估包括患者有无体象障碍、惧怕发胖的超价观念、强迫思维等；有无意识障碍；有无妄想、幻觉等症状；有无注意力、记忆力、智力方面的改变；是否存在敏感、挑剔、焦虑、易激惹、情绪不稳及抑郁等情绪障碍；是否有控制饮食、引吐、导泻、过度运动等控制体重的行为；是否存在自伤、自杀倾向、冲动攻击、回避等行为；自知力。

知识链接

青少年进食障碍的测量工具

依据相关研究表明，进食障碍患者在中国大陆越来越多。因此，对进食障碍患者进行正确有效的诊断是非常重要的。进食态度量表（26-Item Eating Attitudes Test，EAT-26）是被用于测量进食障碍患者频次最多，历史最悠久的自我报告测量工具之一，其临床临界值设立在20，灵敏度为100%，特异度为91%。美国相关的研究证实，该临界值的诊断准确率为90%，灵敏度为71%，特异度为94%。

中文版的EAT-26是一种可靠、有效的自我测量工具，符合中国内地背景下的临界值为14～15，中文版EAT-26可优先用于内地青少年测量是否患有进食障碍。EAT-26已被用于筛查中国香港的进食障碍患者。

资料来源：林琳，刘伟佳，吴德平.中国青少年进食障碍研究进展［J］.中国学校卫生，2020，41（5）：4.

二、常见护理诊断/问题

1. **营养失调：低于机体需要量**　与拒绝进食、存在清除行为、难以克制的暴食发作及不合作等行为有关。
2. **营养失调：高于机体需要量**　与强迫进食有关。
3. **现存或潜在的体液不足**　与限制或拒绝进食、自行引吐、导泻等有关。
4. **应对无效**　与自我发展延迟、支持不得力及对成长过程的变化缺乏心理准备等有关。
5. **体象改变**　与自我发展延迟、对自身体象不满及家庭功能不良等有关。
6. **有自杀的危险**　与进食障碍导致的抑郁、自杀等负性情绪有关。
7. **焦虑**　与焦虑、情绪不稳，缺乏对生活的控制感有关。
8. **知识缺乏**　缺乏进食障碍的相关知识。

三、护理目标

1. 患者营养状况逐步改善。
2. 患者基本恢复正常体重。
3. 患者体液不足得到纠正。

4. 患者能建立有效的应对机制处理心理压力。

5. 患者体像障碍的歪曲信念得以纠正，对自己的体重和体型有更为现实的认识。

6. 患者不出现自杀想法及行为。

7. 患者情绪平稳，焦虑症状减轻或消失。

8. 患者能正确认识神经性厌食、神经性贪食和暴食障碍。

四、护理措施

（一）基础护理

1. 饮食护理　督促并监督患者按计划进食。对有暴食症状的患者，控制每次的食物量；安排单独用餐，避免抢夺；劝其细嚼慢咽，餐后及时清理回收餐具；做好零食管理，定量定时供应，尽可能由工作人员保管，逐步建立规律饮食习惯；对于餐后呕吐和催吐的患者，由专人安排活动或餐后进行放松训练，转移注意力，减轻症状；指导患者就餐时限制液体入量，以免进餐后引起胃部不适；准确记录出入量，就餐时间以15～30分钟为宜；严密观察患者，防止患者采取引吐、导泻等抵消行为。根据患者饮食习惯、家庭饮食方式、经济状况及宗教文化等，与营养师和患者共同制订进食计划。能自理者逐渐增加摄入量，每3～5天增加837～1256J的热量，直至体重维持每周稳定增长0.5～1.0kg为宜，保证其一日三餐规律进餐。

2. 睡眠护理　去除引起进食障碍的病因，减少进食障碍对患者睡眠的影响，避免或减少疾病的发作；观察睡眠状况，重建规律、有质量的睡眠模式，指导患者合理安排作息时间，给予患者实质性的帮助；营造舒适环境，保证患者睡眠质量；定期对患者进行睡眠评估，加强健康教育，提高患者自我管理能力；心理疏导与支持，避免刺激性因素，对于个别重点人群，应专人监护，对症处理。

3. 个人卫生　进食障碍患者个人卫生的护理涉及多个方面，需要患者及家属共同努力。通过家居环境清洁、勤洗手洗澡、衣物更换、口腔护理、指甲整洁、饮食健康及垃圾处理等措施，可以有效预防感染，促进患者康复。

4. 体重监测　监测进食障碍患者体重变化，根据患者体重情况，不断修改进食量及食谱。进食障碍患者的体重恢复以每周增加0.5～1.0kg为宜，过快容易导致急性胃扩张、急性心力衰竭及水、电解质紊乱等。

（二）安全护理

1. 连续及时进行风险评估，检查周围环境，去除危险物品，防止患者因采取极端手段自伤、自残等。及时发现私藏药物的现象，处理药物滥用导致的意外事件。

2. 密切观察病情，及时警惕暴食后并发症的发生，如胃、食管黏膜损伤，胃扩张，胃破裂，误吸与窒息等。

3. 身体严重虚弱无力、营养失调的患者，应专人协助改变体位，防止晕倒或摔伤；随时发现并制止过度运动，避免骨折、肌肉拉伤、滑倒等意外发生。

4. 关注患者的情绪变化，帮助患者掌握切实可行的应对方式，严防冲动、自伤、自杀等行为的发生。

（三）症状护理

神经性厌食患者有5%～10%死于并发症或自杀，具体表现为水、电解质紊乱，血清磷水平达到最低点，应重点做好以下护理。

（1）建立正确的体象认识，向患者及家属讲解疾病知识，建立良好的护患关系，共同制订进食计划，监督并鼓励其执行。

（2）监测患者的生命体征、水肿情况、心功能、胰腺和胃肠功能变化、肌张力、神经系统体征及精神状况等。

（3）密切监测液体出入量、血电解质及血糖波动情况。

（4）注意预防和控制感染，切实做好院内感染控制工作。

（5）对于生命体征明显降低，体重指数明显低于正常，严重水和电解质紊乱、身体虚弱无力的患者，需遵医嘱连续心电监护。

（6）做好输液过程的监测，防止因输液问题诱发急性心功能不全。

（四）药物护理

帮助患者认识药物治疗的重要性，促进服药制度的执行，保证治疗的顺利实施；密切监测药物的名称、剂量、时间和用法等；用药期间应观察药物的治疗效果和不良反应，对于急危重症患者，及时发现异常并报告医生紧急处理。

（五）心理护理

多与患者接触，关心、理解并尊重患者，根据患者个性特点，合理安排患者的生活，建立良好的护患关系；鼓励患者正确表达自己的内心想法和感受，指导患者学会与他人沟通；纠正患者的体象障碍，改变患者对食物、节食、体重等的错误认知，帮助患者重建正常的进食行为模式；评估患者情绪状态，帮助患者掌握切实可行的应对策略，预防疾病复发。

（六）健康教育

鼓励患者培养自己的兴趣爱好，学会用合理的信念思考问题，帮助患者建立良好、规律的生活方式与进食行为模式，以体重维持在合理范围，基本停止抵消行为；向患者及家属讲解药物的名称、剂量、时间和用法等，告知患者服药后可能出现的不良反应；鼓励患者积极参加体育锻炼，合理安排学习和生活，保持稳定的情绪，积极向上的生活态度；尽早开展生活技能、社交技能训练，指导患者处理人际关系的技巧、培养应对生活的策略，培养独立性；动员家庭支持系统，指导患者及家属学会并发症的预防及复发的应对措施；鼓励出院患者坚持后续的心理咨询，维持和巩固治疗效果。

五、护理评价

1. 患者营养状况是否得到改善。
2. 患者体重是否恢复正常。
3. 患者是否建立了健康的饮食形态。
4. 患者能否正确使用策略来应对压力。

5. 患者是否建立正确的体象认知。
6. 患者是否出现自杀想法和行为。
7. 患者焦虑症状是否改善。
8. 患者对所患疾病能否正确认识。

本章小结

思考题

1. 比较神经性厌食症与神经性贪食症的临床表现异同点。

2. 进食障碍患者的基础护理要点有哪些？

3. 查阅文献了解进食障碍的研究现状。

更多练习

（万　薇）

第十五章　睡眠障碍患者的临床特点与护理

教学课件

学习目标

1. 素质目标

培养学生对睡眠障碍患者的同理心，提升学生对于睡眠障碍患者的尊重与关心能力，提高学生对于睡眠障碍患者的专业自信。

2. 知识目标

（1）掌握：睡眠障碍的定义、睡眠障碍患者的护理措施。

（2）熟悉：睡眠障碍常见类型的临床表现。

（3）了解：睡眠障碍的治疗和预后。

3. 能力目标

（1）能够应用护理程序，对睡眠障碍患者实施生理－心理－社会的整体护理。

（2）能够分析几种常见睡眠障碍的临床特点，区分它们之间的异同点。

案例

【案例导入】

张女士，21岁，大三学生，失眠4年。自诉在高中时由于学习压力大，心情紧张，加之性格较为内向，较少与人交往，情绪无处发泄，导致晚上入睡困难，噩梦较多，白天精神不佳，影响学习。大学后虽有缓解，但仍被失眠症状困扰。现经常出现耳鸣、健忘，容易疲劳、乏力，食欲缺乏，体质较差，容易感冒，自觉非常痛苦。患者表情自然，偶有心悸、紧张等，对自己的失眠表示担忧，无其他异常行为。精神检查未发现感知觉障碍，无思维联想和逻辑障碍，无妄想。脑电图、心电图检查均正常。SAS 9分，SDS 7分，SCL-90各因子均在正常范围。

【请思考】

1．该患者的初步诊断可能是什么？诊断依据有哪些？

2．针对该患者目前的状况，可采取哪些主要的护理措施？

【案例分析】

睡眠是一种周期性的可逆的静息现象，它与醒觉交替进行，为个体提供了恰当的生理、心理环境，使人们在夜里有良好的睡眠，在白天才能进行适当的活动。人们对睡眠时间的需求因年龄、个体差异而不同，成人平均每天睡眠6～8小时，儿童一般10小时，新生儿、婴儿16小时，老年人睡眠则明显减少。如果正常睡眠的启动和调节发生障碍，就会产生不同类型的睡眠障碍。睡眠障碍（sleeping disorders）指由各种心理社会因素引起的非器质性睡眠与觉醒障碍。引起睡眠障碍的原因可能与生理、心理、社会及环境因素等有关。在ICD-11中，将睡眠障碍独立成章，具体包括失眠障碍、嗜睡障碍、睡眠-觉醒节律障碍及异态睡眠（睡行症、睡惊症、梦魇障碍）等。

第一节　睡眠障碍患者的临床特点

一、失眠障碍

失眠障碍（insomnia disorders）是最常见的睡眠障碍，指频繁而持续的睡眠的启动和维持障碍导致睡眠质量长时间不能满足个体需要为特征的睡眠障碍。失眠障碍可以是一种单独的疾病，也可以是其他疾病的临床表现之一。据统计，成人失眠障碍的患病率为4%～50%，可发生在任何年龄，多见于女性和老年人。心理因素是引起失眠障碍的最常见因素，其次为躯体因素及环境因素等。

（一）临床表现

1．失眠症状　入睡困难和睡眠维持困难为主要的临床表现。入睡困难是患者最常见的主诉，指即使有充足的睡眠环境和机会，仍不能较快理想入睡。其次是睡眠维持困难，如睡眠表浅、经常早醒、多梦、醒后不易再睡等。部分患者就寝时感到焦虑、紧张而无法入睡，这种不良情绪造成患者感到入睡前的时间非常漫长，而入睡后的时间却很短暂。

2．觉醒症状　失眠可引起非特异性觉醒期症状，具体表现为次日日间功能损害。患者白天感到困倦、焦虑、抑郁、易激惹，醒后有全身不适或疲乏感。患者常过多地考虑如何得到充足的睡眠、个人问题及健康状况等，对自身的过分关注导致学习、工作效率下降，影响其社会功能。部分患者可有睡眠感丧失，对失眠的焦虑、恐惧心理可形成恶性循环，导致失眠症状持续存在。

（二）诊断

符合以下诊断标准应考虑为失眠障碍。

1. 失眠包括入睡困难、睡眠表浅、经常早醒、多梦、醒后不易再睡、疲乏或白天困倦思睡等。

2. 失眠且具有极度关注失眠结果的优势观念。

3. 社会功能受损，或因失眠引起显著苦恼、精神活动效率低下。

4. 至少每周发生3次，并持续1个月以上。

5. 排除精神症状或躯体疾病导致的继发性失眠。

（三）治疗与预防

1. **对因治疗**　减轻或消除引起失眠的各种因素如心理因素、躯体因素、环境因素等。

2. **心理治疗**　是治疗失眠障碍的主要方法。可以采用认知疗法来调整患者对睡眠的错误看法；采用行为疗法让患者身心放松；采用森田疗法，遵循“顺其自然，为所当为”的理念。

3. **药物治疗**　是治疗失眠障碍的辅助治疗方法。常用的催眠药主要为苯二氮䓬类，一般短期使用，避免长期用药，一般以1～2周为宜，不超过4周，症状改善后及时停药，以免形成药物依赖。

4. **替代性治疗**　放松训练疗法、生物反馈疗法、电针、中医中药治疗等有助于改善睡眠。

5. **预防**　合理安排作息时间，制订个体化计划并坚持实施，保证睡眠的质和量。

二、嗜睡障碍

嗜睡障碍（hypersomnolence disorders）指白天过度思睡或睡眠发作，醒来时过渡到清醒状态的时间延长的一种睡眠障碍。本病发病原因并非由睡眠不足、酒精、药物等因素引起，而是常与心理因素有关。本节主要介绍特发性嗜睡症和发作性睡病。

（一）特发性嗜睡症

特发性嗜睡症（hypersomnia）又称“宿醉式睡眠”，是以白天过度嗜睡、不伴随猝倒为主要特征的一种睡眠障碍。患者在不存在睡眠量不足的情况下，出现睡眠变多，或反复短暂睡眠发作，或醒来时过渡到完全觉醒状态的时间延长等。本病发病年龄多为16～21岁，女性患病率高于男性。

1. **临床表现**　特发性嗜睡症的临床表现为白天睡眠时间延长，醒来时过渡到完全觉醒状态非常困难，醒后有短暂意识模糊、呼吸、心率增快，常伴有抑郁情绪。部分患者白天睡眠发作，发作前有难以控制的困倦感，常影响学习、工作、生活和社会功能，患者常为此感到烦恼、自责，严重时出现情绪低落。本病脑电图检查为正常的睡眠脑电波。本病病因与发病机制尚不明确，可能与心理因素、躯体器质性疾病、精神障碍及家族遗传等有关。

2. **诊断**　符合以下诊断标准应考虑为特发性嗜睡症。

（1）不存在睡眠量不足。

（2）不存在睡眠中呼吸暂停或从唤醒到完全清醒的时间延长。

（3）无发作性睡病的附加症状（如入睡前幻觉、醒前幻觉、睡眠瘫痪、猝倒症等）。

（4）白天睡眠发作或睡眠过多。

（5）几乎每天发生，且超过1个月。

（6）排除酒精、药物、精神障碍、躯体疾病及睡眠不足等原因所致。

知识链接

药物或物质滥用引起的过度嗜睡

药物或物质滥用引起的过度嗜睡有多种分类，在此介绍三种。

（1）镇静药物引起的过度嗜睡：可见于巴比妥类、阿片类、抗惊厥药、抗胆碱药、抗抑郁药、抗组胺药、抗精神病药及苯二氮䓬类和非苯二氮䓬类安眠药等。

（2）药物或物质滥用引起的过度嗜睡：巴比妥类、阿片类、γ-羟丁酸、苯二氮䓬类、酒精及大麻等。

（3）兴奋性药物撤除或戒断引起的过度嗜睡：可见于因疾病而长期小量使用，或因滥用、成瘾等原因，突然中止应用兴奋性药物后会出现白天嗜睡；也可见于长期、规律饮用咖啡或其他含咖啡因食品的人，如中断饮用也可能产生。

资料来源：

1．沈渔邨．精神病学［M］．北京：人民卫生出版社，2018.

2．郝春满，李振水，王李，等．老年睡眠障碍患者营养干预专家共识［J］．中华老年多器官疾病杂志，2023，22（10）：721-728.

3. 治疗与预防

（1）对症治疗：为主要的治疗方法，针对减轻或消除引起特发性嗜睡症的各种原因，保持健康的生活方式、讲究睡眠卫生、限制躺在床上的时间等方法可帮助改善。

（2）药物治疗：哌甲酯、莫达非尼及褪黑素等可用于本病的治疗，使用时需严格控制用药剂量和服药时间，症状改善后及时停药，伴有抑郁症的患者首选抗抑郁药。

（3）其他治疗与预防：辅以支持疗法和疏导疗法，以达到治疗和预防疾病的目的；也可采用行为疗法，如白天增加其活动，尽量维持白天清醒，以减少或消除嗜睡的发作。

（二）发作性睡病

发作性睡病（narcolepsy）是以白天过度嗜睡、睡眠发作、猝倒症、睡瘫症、睡前幻觉及夜间睡眠紊乱为主要特征的一种睡眠障碍。白天发作性嗜睡、猝倒症、睡瘫症及睡前幻觉四种症状，合称为发作性睡病四联症。本病多见于儿童或青少年，发病年龄为15～35岁，无明显性别差异。

1. 临床表现 病初主要临床表现为睡眠过多，继而发展为猝倒症，到中年后病情相对稳定，少数患者可终身带病。患者白天有不可抗拒的睡眠发作，常在1～2分钟内进入睡眠状态，一般持续数分钟或十余分钟。部分患者睡眠发作前有不可抗拒的困倦感，个别患者可无发病先兆，从相对清醒状态突然陷入睡眠。本病在单调的环境中容易发病，典型病例者在任何环境（如开车、操作机器时等）都可以发病。本病是一种终身性睡眠疾病，可严重影响患者的生活质量，甚至造成意外事故而危及生命。患者常抱怨晚上失眠，可能因为白天睡眠的时间过长，干扰到晚上的睡眠，也可能因为频繁的睡前幻觉或睡眠瘫痪，导致夜间睡眠断断续续，无法一觉睡到天亮。本病病因与发病机制尚不明确，可能与遗传、环境及睡眠递质功能异常等有关。

2. 治疗与预防

（1）对症治疗：是主要的治疗方法。针对减轻或消除引起发作性睡病的各种原因，白天有计划的安排工作期间短时小睡，保持充足、有规律的夜间睡眠，限制卧床时间等方法可帮助改善。

（2）药物治疗：可适当给予中枢神经兴奋剂或抗抑郁药，从小剂量开始服药，症状改善后及时停药，注意观察药物的不良反应。

（3）健康宣教：对患者和家属进行健康宣教，让患者和家属了解疾病的性质，做好终身带病的思想准备。

（4）其他治疗与预防：减少促使疾病加重的因素，如睡眠不足、饮酒等；尽量避免参加可能发生危险的职业（如驾驶、高空或水下作业等），严防意外的发生；及时有效地干预心理症状。

三、睡眠－觉醒节律障碍

睡眠－觉醒节律障碍（sleep-wake rhythm disorders）是一种持续的或反复的睡眠中断，是内源性睡眠时钟的结构和/或外部环境不一致，和/或个体所需的学习、工作以及社会活动时间不匹配所导致的睡眠－觉醒的紊乱。本病多见于夜间工作和生活无规律的成人，发病原因可能与生活节律失常、心理社会压力过大等有关。

（一）临床表现

1. 睡眠－觉醒时相延迟型 患者的睡眠时相延迟，通常延迟超过2小时，常在凌晨2：00—6：00入睡，觉醒时间在日间10：00—13：00。患者睡眠－觉醒时间虽然延迟，但可保持24小时睡眠觉醒周期，睡眠时间、质和量正常，多见于青少年和年轻人。

2. 睡眠－觉醒时相提前型 患者的睡眠时段提前，通常提前超过2小时。典型患者在晚上6：00—8：00入睡，凌晨2：00—5：00觉醒。患者长期早睡早起，下午或傍晚精神不振或思睡，难以正常参与学习、工作或社会活动，多见于老年人。

（二）诊断

符合以下诊断标准应考虑为睡眠－觉醒节律障碍。

（1）患者的睡眠－觉醒规律与环境及大多数人所要求的节律不一致，具体表现在主要的睡眠时间段内失眠，在应该清醒的时段嗜睡。

（2）患者为此感到苦恼或社会功能障碍。

（3）几乎每天发生，至少持续1个月。

（4）排除因躯体疾病或精神障碍等导致的继发性睡眠－觉醒节律障碍。

（三）治疗

1. 睡眠卫生教育 向患者及家属讲解睡眠的规律性，帮助其认识到规律睡眠对学习、工作或社会活动的影响，提高其对规律睡眠重要性的认识。

2. 行为疗法 调整患者入睡－觉醒的时间，以恢复正常节律。例如，治疗前的入睡时间是凌晨3点，调整到晚上22点入睡，早晨6点起床，并以此不断巩固坚持下去。

3. 药物治疗 按需服用催眠药和促觉醒药物，使用时需严格控制用药剂量和服药时间，症状改善后及时停药，注意观察药物的不良反应。

四、异态睡眠

异态睡眠（parasomnia）指在入睡、睡眠期间或从睡眠中觉醒时所发生的异常行为、体验或生理事件，包括睡眠相关的异常、运动、行为、情绪、感知觉、梦境以及认知过程的异常。异态睡眠包括非快速眼动（NREM）睡眠相关异态睡眠（如睡行症、睡惊症）、快速眼动（REM）睡眠相关异态睡眠（如梦魇障碍）等。本节仅介绍其中的睡行症、睡惊症及梦魇障碍，以梦魇障碍最为多见。

（一）睡行症

睡行症（sleep walking）又称梦游症，是睡眠和觉醒同时存在的一种意识模糊状态。本病多见于儿童，好发年龄为11～12岁，无明显性别差异，但与睡眠相关的有害行为常出现在男性患者中。本病的病因尚不明确，可能与遗传、心理及神经发育等因素有关。

1. 临床表现 起始于睡眠的前1/3阶段，主要表现为患者在睡眠中尚未清醒突然起身下床，或走出家门、进食、穿衣等。发作时难以唤醒，强行唤醒可有短暂的意识模糊。睡行症时患者双目向前凝视、表情茫然，有时可自言自语，但口齿欠清，答非所问，无法交谈。一般历时数分钟或半小时，继而自行上床或就地躺下入睡，次日醒后对所有经过不能回忆。白天及夜间不发作时脑电图正常，发作时脑电图可出现高波幅慢波。睡行症发作时，患者意识水平较低，易出现安全问题。

2. 治疗与预防

（1）心理治疗：消除或减轻发病的诱发因素，对患者及家属进行睡眠卫生教育，避免高度紧张和过度疲劳；有针对性的减轻心理压力，具体方法包括松弛练习、自我催眠疗法等。

（2）对症治疗：睡行症发作期间易出现的安全问题，可通过换锁或将钥匙放在患者拿不到的地方等方法，预防发生意外伤害。

（3）药物治疗：儿童一般不需要药物治疗，成人可考虑药物治疗，可适当给予地西泮、卡马西平或抗组胺药等药物，减少疾病发作。用药时需严格控制用药剂量和服药时间，症状改善后及时停药，注意观察药物的不良反应。

（二）睡惊症

睡惊症（sleep terrors）又称夜惊症，指夜间睡眠后短时间内出现的极度恐惧和惊恐发作，伴有强烈的言语、运动和自主神经系统的高度兴奋状态。本病通常发生在睡眠的前2/3段，持续1～10分钟。本病多见于儿童，好发年龄为5～7岁，至青春期消失。本病的病因尚不明确，可能与遗传、发热、过度疲劳或睡眠不足等有关。

1. 临床表现　主要表现为在睡眠中突然惊叫、哭喊或坐起，两眼直视，双目圆睁，表情惊恐，可有心率增快（150～170次/分）、呼吸急促、出汗等症状，部分患者伴有重复性机械动作、定向力障碍，对他人的劝慰、问话毫无反应，此时若醒仅有片段回忆，次晨醒来后对所有经过完全遗忘，无梦境体验，历时1～10分钟醒来或继续入睡。

2. 治疗

（1）病因治疗：积极预防和治疗引起睡惊症的相关因素，减少睡惊症对患者学习、工作或社会活动的影响，提高其对规律睡眠重要性的认识。

（2）心理治疗：向患者及家属解释睡惊症的临床特点、发病原因，消除或减少患者的心理压力，建立规律的睡眠习惯，保证充足的睡眠。

（3）药物治疗：可使用镇静药物和抗抑郁药物，减少疾病发作。用药时需严格控制用药剂量和服药时间，症状改善后及时停药，注意观察药物的不良反应。

（三）梦魇障碍

梦魇障碍（nightmare disorders）是以反复从睡梦中惊醒、烦躁不安及醒后对梦境内容能清晰回忆等为主要临床特征的一种睡眠障碍。本病一般在睡眠后期的快速眼球运动（rapid eyes movement，REM）期发作。成人发病率5%～10%，女性多于男性；儿童发病率为20%，无明显性别差异。本病的病因尚不明确，可能与人格特征、精神疾病等有关。

1. 临床表现　本病的显著特征是反复出现高度烦躁不安的梦境，梦境体验非常真实，常导致觉醒，醒后能清晰回忆梦境内容。成人经历强暴、抢劫等应激事件后，会经常做噩梦，发生梦魇；儿童一般在白天听恐怖故事、看恐怖电影后，发生梦魇；此外，突然停用镇静催眠药、睡眠姿势不当也可诱发梦魇。梦魇发作频繁者，夜间睡眠受扰，日间功能受损，日久可引起注意力不集中、头昏、易激惹等等日间功能受损，甚至导致焦虑、抑郁。

2. 治疗　偶尔发生梦魇者不需做特殊处理，频繁发生梦魇者造成明显困扰时需治疗。

（1）对因治疗：去除引起梦魇障碍的诱因，减少梦魇障碍对患者夜间睡眠、日间功能的影响，避免或减少疾病的发作。

（2）药物治疗：哌唑嗪、可乐定、曲唑酮及利培酮等，可用于治疗梦魇障碍，如果梦魇障碍跟药物相关，应审慎停用或更换药物。

（3）心理及其他治疗：向患者及家属解释梦魇障碍的发病原因、临床特点，减少引起梦魇相关的心理因素，建立规律的睡眠习惯，保证充足的睡眠；系统脱敏治疗、暴露疗法也可用于本病的治疗。

第二节　睡眠障碍患者的护理

一、护理评估

（一）一般状况评估

一般状况评估包括患者的性别、年龄、民族、文化、职业、婚姻状况、大小便情况、用药史及疾病史等。

（二）生理状况评估

生理状况评估包括患者是否有入睡困难、早醒、再次入睡的难易及运动情况等；有无睡眠发生和失眠的临床表现；睡眠中有无异常情绪、异常行为的发生；有无合并躯体疾病，以及躯体疾病对睡眠的影响程度；营养状况、生命体征、饮食及是否需要辅助药物等；血、尿、粪常规，心电图、脑电图检查等。

（三）心理－社会状况评估

心理－社会状况评估包括患者有无酒精、咖啡因、香烟等滥用史等；有无生活事件、心理压力、心理应对方式及心理防御机制应用情况等；是否对睡眠过度关注，是否有对睡眠相关的歪曲认知等；有无抑郁、焦虑、易激惹等；兴趣爱好、学习、工作、社交能力及生活习惯等；是否遭遇负性生活事件，生活、工作环境是否改变等；有无因睡眠障碍影响学习、工作、社交能力及生活习惯等；有无人际关系改变；家庭情况、婚姻状况、子女关系、家庭支持状况及社会支持状况等。

（四）精神状况评估

精神状况评估包括患者有无幻觉、妄想等症状；有无注意力、记忆力、智力方面的改变；是否存在焦虑、抑郁、易激惹及情绪不稳等；有无入睡困难、白天困倦或觉醒困难等；是否影响日常生活行为能力，是否存在自伤行为、自杀企图等；对睡眠障碍问题的认识及对治疗的态度。

二、常见护理诊断／问题

1. **睡眠型态紊乱** 与环境改变、社会心理因素刺激、焦虑及药物不良反应等有关。
2. **疲乏** 与失眠、异态睡眠障碍等引起的身体不适有关。
3. **营养失调：低于机体需要量** 与异态睡眠障碍引起的食欲缺乏有关。
4. **焦虑** 与睡眠－觉醒障碍所致的睡眠型态紊乱有关。
5. **恐惧** 与异态睡眠障碍所致的幻觉、梦魇等有关。
6. **绝望** 与长期失眠或存在异态睡眠障碍有关。
7. **应对无效** 与长期失眠或存在异态睡眠障碍有关。
8. **有受伤的危险** 与睡眠－觉醒障碍所致的危险性行为有关，与镇静催眠药使用导致的意外有关。
9. **有自杀的危险** 与异态睡眠障碍引起的抑郁、焦虑等情绪相关。

三、护理目标

1. 患者能恢复正常睡眠型态。
2. 患者日间能保持清醒状态，感觉精力充沛。
3. 患者营养状况得以改善。

4. 患者的焦虑症状得以改善或消失。

5. 患者的恐惧症状得以改善或消失。

6. 患者树立战胜疾病的信心，身心舒适。

7. 患者能建立适宜的心理应对方式，运用有效的应对机制处理生活压力。

8. 患者睡眠质量得到改善，达到正常范围，不出现受伤状况。

9. 患者能积极主动表达内心感受，消除消极、自我伤害的想法，不出现自杀行为。

四、护理措施

（一）基础护理

1. 饮食护理　饮食要做到有规律，避免食用刺激性的食物，如浓茶、咖啡、人参及酒精等，避免使大脑细胞兴奋，要食用安神的物质，如奶制品、芝麻糊等，都具有安神定气的作用，多吃钙质丰富的食物，有助眠、安定神经的作用，如奇异果、豆浆、玉米汤等；进食富含B族维生素的食物，适当补充蔬菜、水果，促进新陈代谢，提供能量，保护神经组织细胞，对于失眠的人有安定神经、缓解失眠、焦虑的作用；控制饮水量，避免夜间起床如厕影响睡眠。

2. 睡眠护理　去除引起睡眠障碍的诱因，减少睡眠障碍对患者的影响，避免或减少疾病的发作；保持温度适宜，空气流通，病室光线柔和，创造良好的睡眠环境；保持被褥干燥、清洁，选择合适的睡眠姿势，使患者感觉舒适；鼓励白天多活动，睡前做放松练习，不做易兴奋的活动，避免声、光等刺激，养成规律的睡眠模式；保持生活规律，睡前2小时避免进行剧烈运动，睡前泡脚，每次不少于20分钟，不在床上看电视、玩手机。

3. 个人卫生　睡眠障碍患者个人卫生的护理涉及多个方面，需要患者及家属共同努力。保持卧室清洁，减少噪声和光线干扰，提供舒适的睡眠环境；修剪指甲，勤洗手勤洗澡，保持身体清洁，注重口腔卫生；做好垃圾的分类和处理，预防感染，促进患者康复。

（二）安全护理

对于嗜睡障碍及异态睡眠障碍（睡行症、睡惊症及梦魇障碍）的患者，安全护理的重点在于保证患者疾病发作时的安全，减轻或消除发病的诱发因素，减少发作次数，消除患者和家属的恐惧心理。

（1）提供安全的睡眠环境，兴奋躁动者应隔离安置，及时做好对症处理，避免影响到周围环境。

（2）定期床旁巡视患者的睡眠情况，观察睡眠中有无鼾声、呼吸暂停、说梦话、腿动、腿抽筋及行为异常等。

（3）保证夜间睡眠环境的安全，必要时可加床栏，给予保护性约束，对于睡行症患者，应做好睡前准备，如清除环境中的障碍物、藏好危险物品、门窗加锁等，严防意外发生。

（4）对于嗜睡障碍、发作性睡病的患者，避免从事驾驶、高空作业等危险性活动；对于梦魇障碍和睡惊症的患者，减少白天的劳动强度和精神刺激，保证充足的睡眠；对于儿童夜惊者应有成人守护，以防意外伤害。

（三）症状护理

1．重建规律、有质量的睡眠模式，运用行为治疗，纠正不良习惯，指导患者如何安排作息时间，给予患者实质性的帮助。

2．向患者讲解睡眠限制、睡眠刺激控制的原理，取得患者的配合，强调行为习惯对睡眠障碍治疗的重要性；教会患者应对失眠的各种措施。

3．重建睡眠与床之间积极明确的联系，晚睡早起，缩短夜间卧床时间，提高睡眠效率，帮助患者能迅速入睡。

4．观察患者的睡眠情况，如入睡方式、睡眠时间与深度，有无入睡困难、多梦、早醒、睡眠维持困难等，有无使用药物影响睡眠等。

5．对于重点人群，应对症处理，如对于觉醒不全综合征的患者，指导其规律的生活；对于睡行症的患者，避免在患者面前讨论病情的严重性，指导家属做好安全护理，以免引起焦虑和恐惧；对于睡惊症和梦魇障碍的患者，睡前避免看惊险的电影、听令人兴奋或紧张的故事；对于儿童患者，避免用恐吓威胁的方式哄其睡觉，夜惊时加强保护，严防摔伤。

（四）药物护理

1．向患者宣教药物的相关知识，嘱患者按医嘱服药，指导其识别用药后的反应，药物常见的不良反应，遵医嘱酌情调整用药剂量，缓慢停药，切忌突然停药。

2．观察用药效果，指导建立睡眠记录本，正确评价睡眠情况。当患者服用药后出现不能入睡、焦虑和紧张时，应做好心理疏导暗示，指导放松训练，必要时报告医生处理。

3．告知患者用药时不可饮酒，避免增加药物的成瘾性；对于药物不耐受、严重不良反应的患者，应及时报告医生，予以处理。

（五）心理护理

睡眠障碍患者的护理重点在于心理护理。

（1）消除诱因，建立良好的护患关系，帮助患者适应病区环境，消除其对周围环境的陌生感而导致的焦虑、紧张情绪。

（2）采用理解、倾听、陪伴等方式给予患者心理支持，鼓励其表达内心的感受，耐心了解深层次的心理问题，满足合理需求。

（3）运用支持性心理护理和认知疗法，帮助患者了解睡眠的相关知识，重塑睡眠的质量观，解除患者的心理负担，纠正恶性循环状态。

（4）纠正患者和家属对睡眠障碍的错误认知，消除其恐惧心理；教会患者客观地面对疾病，调整自己的心态，做好终身带病生活的准备；采用森田疗法，学会顺其自然的接受失眠障碍，然后把注意力放在应该做的事情上。

知识链接

失眠的认知行为疗法

失眠的认知行为疗法有很多，在此介绍三种。

1．睡眠认知干预　①向患者介绍失眠的诱因及治疗方法。②纠正患者对促进睡眠的错误认知。③记录改善失眠的正确行为，强化患者正确的睡眠认知。

2．睡眠限制疗法 ①认知训练。依据患者兴趣爱好及文化程度，进行认知训练如工娱治疗或阅读书籍，30分钟/次，至少1次/日。②有氧运动。可安排患者2～4人为1组慢走或练习太极拳，30分钟/次，至少1次/日。③观看电视节目。安排患者观看失眠障碍相关健康养生的电视节目，30分钟/次，至少1次/日。

3．刺激控制疗法 ①规定上床时间如产生困意时才能上床睡觉，避免在床上看手机、看书等。②针对入睡困难者（超过30分钟），指导其散步或做放松活动。

资料来源：

1．杨璇，常红，乔雨晨．多感官刺激联合认知行为疗法在阿尔茨海默病患者中的应用［J］．护士进修杂志，2024，22（6）：1-11.

2．魏婉婷，吕东升，隋晓杰，等．失眠障碍认知行为疗法在特殊人群中的应用［J］．中国心理卫生杂志，2023，37（10）：854-859.

（六）健康教育

1．加强睡眠知识宣教，教会患者应对失眠的处理方法；重建规律、有质量的睡眠模式，如放松疗法、暗示疗法、刺激控制训练及睡眠定量疗法等；指导患者合理安排作息时间，做好自我管理。

2．帮助患者和家属认识疾病的诱因，尽量减少发作次数；帮助患者增强解决问题的能力，从容面对各类生活的应激和挫折，降低应激事件对睡眠的不良影响。

3．对于重点人群，应对症处理，如对于睡眠不足、活动无耐力的患者，与其共同制订活动计划；对于发作频繁的患者，可遵医嘱用药以减少发作。

4．为患者提供舒适、安静的睡眠环境，营造轻松、愉快的家庭氛围，分散其对睡眠的关注力，避免引起患者焦虑、紧张的情绪。

五、护理评价

1．患者的睡眠型态是否恢复，是否达到正常范围。

2．患者日间是否保持清醒，感觉精力充沛。

3．患者营养状况是否恢复。

4．患者的焦虑症状是否改善。

5．患者的恐惧症状是否改善。

6．患者是否有战胜疾病的信心，是否感到身心舒适。

7．患者能否建立适宜的心理应对方式，运用有效的应对机制处理生活压力。

8．患者的睡眠质量有无改善，身体是否出现受到伤害。

9．患者能否消除消极、自我伤害的想法，是否出现自杀行为。

本章小结

思考题

1. 比较特发性嗜睡症与发作性睡病的临床表现异同点。

2. 简述重建睡眠模式的行为治疗技术的主要内容。

3. 简述失眠的认知行为疗法的主要内容。

更多练习

（万　薇）

第十六章　物质使用及成瘾行为所致障碍患者的临床特点与护理

教学课件

学习目标

1. 素质目标

（1）具备预防物质依赖和成瘾行为的意识，深切理解并接纳患者因物质依赖、戒断状态或成瘾行为所呈现出的各种症状。

（2）秉持尊重与关爱患者的原则，具备专业自信与实践能力，以帮助患者成功戒除毒瘾、烟瘾和酒瘾，以及控制其他成瘾行为。

2. 知识目标

（1）掌握：物质使用及成瘾行为的基本概念，全面掌握各类物质使用及成瘾行为所导致障碍的典型特征及护理关键点。

（2）熟悉：物质滥用及成瘾行为相关障碍的分类准则，以及预防策略与治疗手段，为后续实践操作奠定坚实基石。

（3）了解：物质滥用及成瘾行为相关障碍的影响因素、现状与趋势，以及预后效果，为制订合理且科学的心理及药物等方案提供依据。

3. 能力目标

（1）能够运用护理程序的专业能力，准确评估物质使用及成瘾行为患者的护理问题，确保提供有针对性的护理服务。

（2）能够有效执行护理措施，开展健康教育活动，并对其效果进行评估，以帮助患者顺利回归社会，恢复其健康水平。

案例

【案例导入】

林先生，27岁。自14岁起开始沉迷于网络游戏，游戏时间逐渐增加。近年来，他每天都花费大量时间在网络游戏上，每日游戏时间超过12小时。如果停止游戏，就会出现一系列症状，如焦虑、烦躁、失眠、心悸等，而继续进行游戏能够缓解这些症状。林先生经常整夜未眠，游戏过程中容易发脾气，导致与现实中的朋友和家人疏远。近1年来，他经常感到自己被其他玩家议论，甚至怀疑有人在游戏中对他进行恶意攻击，导致他无法正常工作。经过专业诊断，林先生被确诊为“游戏障碍”。

【请思考】

1. 根据当前情况，该患者所呈现出的主要症状包括哪些？

2. 针对该患者所存在的健康问题或潜在风险，有哪些明确的护理诊断或问题？

3. 针对该患者的心理状态，护士应采取哪些措施进行有效的干预，以缓解其焦虑、恐惧等不良情绪？

【案例分析】

第一节　物质使用及成瘾行为所致障碍患者的临床特点

根据联合国毒品与犯罪问题办公室（UNODC）发布的《2020年世界毒品报告》，物质使用及成瘾行为所致障碍（disorders due to substance use and addictive behaviors）是由精神活性物质或特定奖励或强化行为引发的精神－行为障碍。报告显示，2018年全球范围内约有2.69亿人滥用毒品，相较于2009年增长了30%，目前有3500万人正遭受毒瘾困扰。除了传统的植物类物质，新型合成毒品也层出不穷。我国自20世纪80年代以来，吸毒问题死灰复燃，已转变为毒品生产、过境与消费并存的受害国。近年来，我国在禁毒工作上加大了力度，取得了显著成效。截至2018年年底，全国吸毒人数为240.4万，其中滥用冰毒人数为135万，滥用海洛因人数为88.9万，滥用氯胺酮人数为6.3万。

一、概述

非法药物使用对全球人民身心健康、家庭幸福和社会稳定构成严重威胁。我国庞大的吸烟、饮酒人群使得健康影响更为严重。行为障碍引发社会心理或公共卫生问题已引起广泛关注。

（一）物质使用与成瘾行为所致障碍的分类

自1980年起，病理性赌博便被正式归类于DSM-3中的“冲动控制障碍”类别。在DSM-5中，赌博障碍被纳入“物质相关和成瘾障碍”章节，同时，网络成瘾中的网络游戏成瘾被视为需进一步研究的状况。

与ICD-10相比，ICD-11在依赖（成瘾）的分类方面进行了诸多调整。其中，物质使用与成瘾行为所致障碍主要涵盖两大类障碍：物质使用所致障碍（disorders due to substance use）和成瘾行为所致障碍（disorders due to addictive behavior）。

1. 物质使用障碍分类

（1）单次有害性使用：意指一次性、无计划、无规律地接触有害物质，可能引发躯体或心理方面的负面影响。

（2）物质使用障碍：长期、稳定地使用某些物质，若形成有害的使用习惯，可能引发对该物质的依赖。

（3）物质所致障碍：物质过度使用可能导致中毒、戒断或撤药反应，以及其他由物质引发的精神障碍和其他相关障碍。

2. 成瘾行为所致障碍 成瘾行为是一种与物质无关的依赖形式，其核心特征在于反复出现的、具有强迫性质的冲动行为。尽管成瘾者深知此类行为可能带来的不良后果，但仍无法自我控制，从而对生理和心理健康及社会稳定造成负面影响。从病理生理学的角度来看，成瘾行为表现出与物质依赖相似的失控、渴求、快感与耐受性及戒断症状等变化。需要强调的是，成瘾行为常常伴随着物质滥用的情况，因此两者的共病现象比较常见。主要类型包括赌博障碍和游戏障碍等。

（1）赌博障碍（gambling disorder）：又称病理性赌博（pathological gambling），是一种持续且反复出现的赌博行为模式。这种行为模式在个体生活中占据主导地位，并对社会、职业、生产和家庭价值观及责任感造成严重损害，属于一种精神障碍。

（2）游戏障碍（gaming　disorder）：该行为表现为持续且反复的游戏使用模式，导致个体在个人生活、家庭关系、社交活动、学业发展、职业规划或其他重要领域的功能受到严重损害。

（二）主要概念

1. 精神活性物质（psychoactive substance） 又称药物或成瘾物质（additive substance），本章简称物质，特指一类能够影响人类情绪、行为，改变意识状态，并具有致依赖作用的化学物质。这类物质并非人体自然产生，而是来自体外。根据药理特性，精神活性物质共分为七大类。同时需要强调的是，毒品是从社会学角度定义的概念，主要指具有强成瘾性并且在社会上被禁止使用的特定化学物质，如阿片类、可卡因、大麻、苯丙胺类兴奋剂等。

2. 依赖（dependence） 是一种症状群，源于对精神活性物质的反复使用，导致认知、行为和生理方面的异常表现。尽管使用者明知所滥用的成瘾物质对身体有害，仍然坚持使用。自我用药的结果包括耐受性增加、戒断症状和强迫性觅药行为。强迫性觅药行为表现为冲动性地使用药物，不考虑后果，显示出对自我控制的丧失。

一般而言，依赖可分为生理依赖（physical dependence）（或称躯体依赖）和心理依赖（psychological dependence）（或称精神依赖）。生理依赖是由于多次使用物质导致机体产生病理性适应状态，表现为耐受性的增加和戒断症状的出现。吗啡类、巴比妥类和酒精等物质容易引起生理依赖。心理依赖则表现为对物质的强烈渴求（craving），追求使用后带来愉悦满足的特殊感觉。容易引起心理依赖的物质包括吗啡、海洛因、可待因、哌替啶、巴比妥类、酒精、苯丙胺和大麻等。

3. 成瘾（addiction） 与依赖相近，行为失控是其主要表现。非药物成瘾或非物质相关性成瘾，是与化学物质无关的成瘾形式，特征为反复强迫行为，可能导致严重生理、心理和社会后果。成瘾者虽知后果，却无法自拔，包括赌博障碍和游戏障碍等。

4. 耐受性（tolerance） 指在使用某种物质的过程中，由于反复使用，该物质的效应逐渐减弱，导致使用者必须增加剂量才能获得预期的效果，或者即使维持原来的剂量也无法达到所期望的效果。这种现象表明个体或系统对于该物质的反应已经发生改变，需要调整使用方式或寻找替代方案来维持原有的效果。

5. 滥用（abuse） 指对物质的不适当使用方式，这一概念在ICD-11分类系统中被定义为有害使用（harmful use）。滥用通常是由于反复使用药物而导致的明显不良后果，例如无法完成重要的工作或学业，损害身心健康，甚至导致法律问题等。与依赖状态不同，滥用强调的是由药物使用造成的不良后果，且滥用者并未表现出明显的耐受性增加或戒断症状。

6. 戒断状态（withdrawal state） 指物质使用者在减少或停止使用物质后，所出现的一系列生理和心理症状。这种状态的产生是由于长期使用物质后，身体对物质产生了依赖性，突然停用会导致适应性反跳。不同物质所引起的戒断症状因其药理特性而有所不同，通常表现为与该物质原本的药理作用相反的症状。

二、病因与发病机制

物质依赖与成瘾行为在核心症状和社会心理因素方面存在明显的相似性，这种相似性表明它们的发病机制可能具有某种关联。这种关联与个体的生物学因素、心理特点及社会文化环境均有着密切的关系，是这些因素相互作用的结果。因此，我们可以认为物质依赖与成瘾行为是一个复杂的系统，需要从多个角度进行研究和治疗。

（一）遗传

在物质依赖问题中，遗传因素扮演着重要的角色。多项研究，包括家系研究、双生子研究和寄养子研究，均发现物质依赖的易感性在一定程度上由基因决定。例如，酒精依赖的遗传度在52%～63%。目前已经发现两种途径可以将这种易感性从一代传递到下一代。一是直接遗传的酒精/物质依赖易感性，另一个是通过间接方式，即将反社会人格特质传递给下一代。家系研究还发现，在物质依赖或滥用家族成员中，物质滥用、酒精滥用、反社会人格和单相抑郁的相对危险性分别是对照家系的6.7倍、3.5倍、7.6倍和5.1倍。此外，成瘾行为也表现出家族聚集性的特点，即成瘾行为者的亲属发生同类障碍的概率高于一般人群。约48%的游戏障碍特征可归因于遗传因素。

（二）生物学因素

1. 犒赏系统　在20世纪60年代之后，学者们对于成瘾物质如何影响脑部的“犒赏系统”（reward system）进行了深入的研究。他们发现，虽然如阿片、酒精、烟草、苯丙胺和可卡因等物质的药理作用各不相同，但它们最终都作用于中脑边缘的多巴胺系统，导致多巴胺的释放增加。增加的多巴胺在突触间隙中累积，当它持续刺激下一个神经元的受体时，产生了一连串强烈而短暂的刺激“高峰”。这引发了大脑的犒赏中枢发出愉悦的信号，为吸食者带来了强烈的陶醉感和欣快感。

研究进一步指出，物质依赖的发生是由于这些物质长期反复暴露，导致中枢神经系统特别是中脑边缘的多巴胺系统在细胞和分子层面上发生了适应性的改变。这种改变影响了强化机制和动机状态，并引发了耐受性、戒断症状和渴求等病理生理变化。

从神经生物学的角度来看，成瘾行为和物质依赖具有共同的生物学机制，都涉及与人类动机有关的中脑边缘多巴胺犒赏系统。这种系统能够产生快感并缓解不良情绪，增加了成瘾的可能性。现有证据显示，赌博障碍的病理生理机制涉及多个神经递质系统，如多巴胺、5-羟色胺、去甲肾上腺素和阿片系统。此外，犒赏环路和执行控制环路在游戏障碍中也起着关键作用。

2. 代谢差异　由于个体间代谢速度的差异，导致对物质的耐受性和依赖的易感性各不相同。例如，某些个体天生缺乏乙醛脱氢酶（ALDH），饮酒后体内乙醛堆积，产生醉酒反应，从而避免了个体继续饮酒，降低了形成酒精依赖的风险。

此外，脑影像学研究进一步揭示，前额叶在认知控制、行为决策和反应抑制等方面发挥关键作用。前额叶与其他相关脑区功能连接的变化，直接影响个体对成瘾行为的控制能力。

（三）心理社会因素

1. 心理因素　根据行为理论，物质确实具有正性强化作用，使他们感到兴奋和满足。同时，物质也具备负性强化作用，帮助依赖者暂时摆脱生活中的不愉快事件，减少焦虑。然而，当用药中断后，戒断症状和强烈渴求感导致的痛苦体验也是一种负性强化作用。精神分析流派则认为，成年期的行为偏差根源在于童年期的创伤。而认知行为理论进一步指出，这种行为的根本原因在于个体不良的认知。

此外，性格特征对个体的物质依赖和成瘾行为也有显著影响。吸毒者通常具备反社会性、情绪控制较差、易冲动、耐受性差、缺乏有效的防御机制及追求即刻满足等特征。嗜酒者病前则常表现为被动、依赖、自我中心、易生闷气、缺乏自尊心及有反社会倾向等。具有神经质倾向的个体更可能吸烟，而赌博障碍者往往缺乏社会规范意识、缺乏道德感与责任感等心理特点，以及具有神经质等人格特质。游戏障碍者的个性特征则包括高冲动、低自尊、低责任心及高神经质等。

2. 社会文化因素　在物质使用与成瘾行为中起到了至关重要的作用。这主要包括以下四个方面。

（1）物质的可获得性：社会文化环境决定了物质是否容易获取，这直接影响到个体的物质使用行为。

（2）文化背景与社会环境：不同的文化背景和时代对物质滥用的看法和标准各异。例如，某些文化可能对游戏障碍有不同的看法和标准。此外，社会归属感、身份认同、社会应激等因素也会影响物质使用行为。

（3）家庭因素：家庭环境对个体的物质使用行为有着显著的影响。例如，家庭矛盾、单亲家庭、家庭沟通障碍及家庭成员的不良习惯（如吸烟、饮酒、吸毒等）都可能增加个体物质使用的风险。

（4）同伴影响与压力：在未成年期，个体处于心理发育的"易感期"，容易受到同伴的影响和压力，进而导致物质依赖或成瘾行为。

三、防治原则

（一）物质使用所致障碍的防治原则

1. **脱毒治疗** 作为治疗的第一阶段，脱毒治疗是物质依赖治疗的前提，包括急性期脱毒、康复、预防复发与回归社会三个阶段。

2. **个体化治疗** 由于物质依赖者具有不同的临床特点，治疗方案需根据每位患者的特有问题和治疗需求进行选择，以帮助患者恢复正常生活。

3. **综合性治疗** 成瘾物质所引发的问题不仅限于依赖与滥用，还涉及心理、社会、职业和法律等多个方面。为提高治疗效果，需采取综合措施，包括药物治疗、心理治疗和长期康复治疗。

4. **定期评估治疗效果** 在治疗过程中，应定期对患者进行评估，并结合不定期的尿检或其他检测方法，了解成瘾物质的使用情况。根据评估结果调整治疗方案，确保治疗计划与患者的需求变化保持一致。

5. **治疗共患精神障碍** 物质依赖者常同时患有精神障碍，应对此进行诊断并采取整体治疗措施。

（二）成瘾行为所致障碍的防治原则

成瘾行为是一种复杂的精神疾病，对个人和社会造成了巨大的负担。为了有效治疗成瘾行为，我们需要综合运用药物治疗和心理治疗两种方法。

在药物治疗方面，抗抑郁药物等药物被广泛应用于成瘾行为的治疗。然而，需要明确的是，目前药物治疗成瘾行为所致障碍的证据尚不充分。抗抑郁药物在缓解成瘾症状方面可能具有一定的疗效，但其对成瘾行为的根本原因并未触及。因此，在实际治疗过程中，药物治疗应与其他治疗方法相结合，以达到更好的治疗效果。

心理治疗在成瘾行为的治疗中起着关键作用。精神动力学治疗、认知行为治疗、动机治疗和家庭治疗等方法都可以帮助患者认识和解决内心的矛盾，从而摆脱成瘾行为的困扰。精神动力学治疗侧重于探讨患者潜意识中的心理动机，帮助患者认识并解决内心深处的问题。认知行为治疗则着重于改变患者的错误思维和行为模式，以促进其心理健康。动机治疗旨在激发患者改变的动力，帮助他们积极面对生活。家庭治疗则强调家庭成员在成瘾行为治疗中的重要作用，通过改善家庭环境和关系，促进患者康复。

在治疗过程中，个体治疗和团体治疗都是有效的方式。个体治疗针对患者的个性特点和病因进行，更具针对性。团体治疗则让患者在一个安全、支持的环境中与他人分享经验，增强彼此的支持和互助。根据患者的具体情况，可以考虑将个体治疗和团体治疗相结合，以达到更好的治疗效果。

总之，针对成瘾行为的治疗，应该采取药物治疗与心理治疗相结合的综合方法。在治疗过程中，根据患者的病因和需求，选用合适的治疗方法，甚至可以考虑联合使用多种方法进行治疗。这将有助于提高治疗成功率，帮助患者彻底摆脱成瘾行为的困扰，重返美好生活。

四、临床表现

（一）阿片类物质使用所致障碍

阿片类物质（opioid）指一类对机体产生类似吗啡效应的天然或合成药物。这类物质主要分为两大类：天然的阿片碱及其半合成衍生物，如阿片、吗啡、海洛因、丁丙诺啡等；以及人工合成的阿片类物质，如哌替啶、芬太尼、美沙酮等。阿片类物质在药理作用上具有镇痛、镇静、抑制呼吸中枢、抑制咳嗽中枢、抑制胃肠蠕动、兴奋呕吐中枢、缩瞳、致欣快等多方面的效能。在临床上，阿片类物质主要用于治疗中度至重度疼痛、心源性哮喘和腹泻等症状，但其同时也具有明显的成瘾性和耐受性。如果滥用阿片类物质，很容易产生依赖，对个体健康和社会造成严重危害。

知识链接

阿片类物质的药理作用

（1）镇痛作用：阿片类物质通过与中枢神经系统的阿片受体结合，产生镇痛作用，能够有效缓解疼痛，尤其是对慢性疼痛和神经性疼痛的缓解效果较好。

（2）镇静作用：阿片类物质可以产生镇静作用，使人感到平静、放松和愉悦，减轻焦虑和紧张情绪。

（3）呼吸抑制作用：阿片类物质可以抑制呼吸中枢，降低呼吸频率和潮气量，引起呼吸减慢和呼吸深度减小。

（4）心血管系统作用：阿片类物质可以引起心血管系统的变化，如血压降低、心率减慢等。

（5）产生依赖性和成瘾性：长期使用阿片类物质会导致身体对它们产生依赖性和成瘾性，一旦停止使用会出现戒断症状，如头痛、恶心、呕吐、焦虑、失眠等不适症状。

需要注意的是，阿片类物质是一类具有潜在危害性的药物，长期使用会对身体造成严重损害，包括成瘾、药物过量、呼吸抑制和心血管疾病等。因此，应在医生的指导下合理使用阿片类物质，避免滥用和依赖。

阿片类物质使用所致障碍的临床表现如下。

1. 阿片类物质依赖　阿片类物质可以通过注射、口服或吸入等途径给药，一旦形成依赖，就会产生强烈的心理依赖、生理依赖及耐受性。心理依赖表现为对阿片类物质的强烈渴求，初期是为了追求用药后的快感，后期则是为了避免戒断反应。生理依赖则指机体内必须存在足够高浓度的阿片类物质，否则就会出现戒断反应。由于大多数阿片类物质的代谢较为迅速，依赖者必须定时用药才能维持身体的功能状态，从而导致耐受性不断增加。

阿片类物质依赖的常见临床表现包括精神症状、躯体症状和神经系统体征。精神症状包括注意力不集中、记忆力下降、情绪低落、易激惹等；躯体症状包括营养状况差、食欲缺乏、体重下降、性欲减退等；神经系统体征则可见震颤、步态不稳、言语困难等。

2. **急性中毒** 当阿片类物质的使用量超出人体承受范围时，将引发中毒症状。阿片类物质中毒的三联征表现为中枢神经系统的抑制、呼吸功能的抑制及瞳孔缩小。根据中毒程度的不同，临床表现也会有所差异。轻度中毒的症状主要包括安静、嗜睡、呼吸减缓及瞳孔缩小。然而，随着中毒程度的加深，症状将变得更加复杂。对于严重中毒的患者，由于休克和呼吸衰竭，常常会导致死亡。

3. **戒断症状** 由于使用阿片类物质的剂量、时间、途径、停药速度等因素存在差异，戒断症状的强烈程度也会有所不同。对于短效药物，如海洛因和吗啡，戒断症状通常出现在停药后的8～12小时，并在48～72小时达到高峰，持续时间为7～10天。而对于长效药物如美沙酮，戒断症状通常出现在停药后的1～3天，性质与短效药物相似，并在3～8天达到高峰，持续数周。

戒断后最初的症状包括流涕、寒战、出汗等，随后可能出现厌食、恶心、呕吐、腹泻、腹痛、瞳孔扩大、全身骨骼和肌肉酸痛及肌肉抽搐等症状。此外，心跳加速、呼吸急促、血压升高及失眠、抑郁、烦躁不安、渴求药物、嗜睡、意识模糊、谵妄等情况也可能出现。值得注意的是，在急性戒断症状消失后，仍有一段时间内可能残留部分症状，主要表现为躯体症状、焦虑情绪、心理渴求和睡眠障碍等，这些是导致复吸的重要原因之一。

4. **躯体并发症** 静脉注射阿片类物质可能引发多种严重并发症，包括营养不良、便秘和感染性疾病等。这些并发症可能包括梅毒、肝炎、肺炎、破伤风、皮肤脓肿、蜂窝织炎、败血症、血栓性静脉炎、细菌性心内膜炎、艾滋病等。对于孕妇而言，滥用阿片类物质可能导致死胎、早产和婴儿体重过低等情况，新生儿死亡率较高。

（二）兴奋剂使用所致障碍

苯丙胺类中枢兴奋剂（amphetamine-type stimulants，ATS）是一类以苯丙胺为基础的化合物，其中包括苯丙胺、甲基苯丙胺、3,4-亚甲二氧基甲基苯丙胺（MDMA）、麻黄碱、芬氟拉明、西布曲明、哌甲酯、匹莫林和伪麻黄碱等。ATS具有强烈的中枢神经兴奋作用和致欣快作用，同时还可以导致使用者觉醒度增加、支气管扩张、心率加快、血压升高、胃肠蠕动降低、口干和食欲下降等症状。在医疗上，ATS主要用于减肥、治疗儿童多动症和发作性睡病等领域。然而，非法兴奋剂如甲基苯丙胺和MDMA等被滥用于不同目的，尤其在青少年中较为常见，因此需要加强监管和预防措施。

苯丙胺类物质使用所致障碍的临床表现如下。

苯丙胺类药物滥用途径主要有口服、烟吸及静脉注射。在吸食ATS后，使用者会立刻感到体力充沛，思维活跃，能力增强，往往有如踏入仙境的感觉或者全身感受到电流般的快感。但仅数小时后，便会进入全身无力、情绪低落、疲倦、精神压抑的“苯丙胺沮丧期”。这种由正面到负面的强烈体验，使得吸毒者陷入反复使用的恶性循环，并极易形成心理依赖。值得注意的是，ATS造成的躯体依赖相对较小。

1. 急性中毒　ATS急性中毒的典型表现主要包括中枢神经系统和交感神经系统的兴奋症状。轻度中毒的患者可能出现瞳孔扩大、脉搏加速、血压上升、口渴、出汗、呼吸困难、反射亢进、震颤、头痛及兴奋躁动等症状。中度中毒的患者可能会表现出精神错乱、谵妄、幻听、幻视及被害妄想等精神症状。重度中毒的患者可能会出现心律失常、出血或凝血障碍、痉挛、循环衰竭、胸痛、高热、昏迷，甚至可能导致死亡。

2. 慢性中毒　长期大量滥用ATS可能导致多种躯体及精神症状。躯体症状可能包括体重减轻、营养不良、肌腱反射增强、运动困难和步态不稳，以及其他躯体不适的主诉。精神症状可能表现为情绪不稳、易激惹，以及毅力和记忆力的损害。严重的情况下，可能出现“苯丙胺性精神病”，其症状与偏执型精神分裂症相似，可能包括幻觉、错觉、敏感、多疑、被害妄想、偏执、自伤及伤人等，甚至个别患者可能出现躁狂样症状。

3. 戒断症状　苯丙胺类药物依赖的戒断症状通常不明显。然而，在停止使用数小时至数周后，可能会出现用药渴求、抑郁、焦虑、疲乏、失眠或睡眠增多、精神运动性迟滞、激越行为等症状。严重的情况下，可能会出现自杀观念和行为。

（三）氯胺酮使用所致障碍

氯胺酮（ketamine）是一种人工合成的分离性麻醉药，主要用于手术麻醉和麻醉诱导。经过简单的加工处理，其注射液可转化为固体氯胺酮，进一步成为所谓的“K粉”，即毒品。氯胺酮通过抑制丘脑－新皮质系统，具有选择性地阻断痛觉的作用；同时，它对大脑边缘系统有致欣快作用。最新研究显示，亚麻醉剂量的氯胺酮在抗抑郁方面具有显著效果，对难治性抑郁和自杀行为有一定的治疗作用。然而，自20世纪90年代以来，氯胺酮作为合成毒品在世界范围内流行开来，并逐渐蔓延至亚洲地区，引发了社会的广泛关注。鉴于此，我国于2004年将其列为第一类精神药品，以遏制其滥用和成瘾问题。

氯胺酮使用所致障碍的临床表现如下。

1. 急性中毒风险　氯胺酮的滥用，特别是超过70mg的摄入，可能导致急性中毒。主要症状包括精神状态改变和躯体反应。具体行为方面出现过度活跃、激动、言辞过多及冲动行为等；情绪上表现出紧张、焦虑和惊恐感，有时还伴有烦躁不安和濒死感等症状。在更严重的病例中，可能出现定向障碍、意识清晰度降低、行为紊乱、错觉、妄想和幻觉等情况，甚至可能导致昏迷。此外，躯体症状可能包括心悸、大量出汗、呼吸急促和血压升高；神经系统反应可能表现为眼球震颤、发音困难、肌肉僵硬强直、共济失调及对疼痛刺激反应降低等。严重病例中，还可能出现抽搐发作、高热、颅内出血，甚至导致呼吸循环抑制，最终导致死亡。

2. 精神病性症状　滥用者常出现的精神病性症状，主要特征为幻觉和妄想的产生、易激惹及行为紊乱。这些幻觉通常表现为生动鲜明的视幻觉和听幻觉；妄想则多为关系妄想和被害妄想。此外，行为紊乱可能表现为冲动或攻击性行为，甚至出现自伤行为。少数患者可能表现出淡漠、退缩和意志减退等症状，还可能出现感知综合障碍，如感觉身体部位变形等。

3. 认知功能损害　滥用氯胺酮可能导致学习能力的降低、执行任务的困难、注意力不集中及记忆力下降。这是由于氯胺酮的神经毒性作用。对于长期使用者，认知功能损害的持续时间可能会长达数周、数月或更长时间，而且这种损害往往是不可逆的。

4. 戒断症状 在停止使用氯胺酮后，可能会出现戒断症状。这些症状通常较为轻微，并在停药后的48小时内出现。主要症状包括烦躁不安、焦虑、精神状态差、疲乏无力、皮肤有蚁走感、睡眠障碍、心悸、出汗及震颤等。

5. 躯体并发症 长期或过度使用氯胺酮可能导致一些躯体并发症。其中，泌尿系统损害的主要症状包括排尿困难、尿频尿急、尿痛、血尿、夜尿增多及急迫性尿失禁等。另外，由于鼻吸氯胺酮粉末，还可能并发慢性鼻炎、鼻中隔穿孔和鼻出血等问题。

（四）镇静催眠、抗焦虑药物使用所致障碍

镇静催眠和抗焦虑药物在临床应用中具有广泛的治疗效果，其作用范围广泛。这些药物通过抑制中枢神经系统的活动来发挥治疗作用，因此属于处方用药。然而，如果不正确使用这些药物，可能会导致滥用或药物依赖。在临床上，镇静催眠和抗焦虑药物主要分为两大类：巴比妥类（barbiturates）和苯二氮䓬类（benzodiazepines）。这两类药物都具有相应的适应证和不良反应，应在医生的指导下使用。

巴比妥类药物是早期常用的镇静催眠药，但易导致依赖性和快速耐受性。根据半衰期长短，可分为超短效、短效、中效和长效药物。短效和中效药物如司可巴比妥和戊巴比妥，主要用于治疗失眠，但滥用风险较高。小剂量巴比妥类药物可抑制大脑皮质活动，发挥镇静催眠作用；大剂量则使感觉迟钝、活动减少，甚至导致困倦和睡眠；若达到中毒剂量，则会引起麻醉、昏迷甚至死亡。近年来，随着使用量的减少，滥用和依赖现象也有所降低。相比之下，苯二氮䓬类药物具有抗焦虑、松弛肌肉、抗癫痫和催眠等作用，且安全性较好，因此应用范围已超过巴比妥类药物。

镇静催眠、抗焦虑药物使用所致障碍的临床表现如下。

1. 急性中毒 镇静催眠药中毒的典型表现包括意识障碍和轻躁狂状态。患者可能出现躁动不安、攻击行为、情绪不稳、判断失误、注意和记忆受损、言语不清、共济失调、眼球震颤，甚至昏迷等症状。

2. 药物依赖 长期大量服用巴比妥类药物的慢性中毒者可能会出现人格改变和智力障碍。具体表现为消瘦、无力、胃肠功能不良、食欲缺乏、多汗，性功能明显低下，皮肤划痕反应阳性，常伴有药源性肝损害。

长期服用苯二氮䓬类药物可能导致耐受和依赖，表现为躯体状况变差，如消瘦、疲乏无力、面色苍白、性功能下降、焦虑不安、失眠等症状。虽然智力障碍可能不明显，但患者可能出现一定程度的人格改变。

3. 戒断症状 长期大量使用巴比妥类药物者，如果突然停药，可能会在12～24小时陆续出现厌食、乏力、焦虑、头痛、失眠、肢体粗大震颤等戒断症状。停药2～3天，戒断症状可能达到高峰，出现呕吐、心动过速、血压下降、四肢震颤加重、全身肌肉抽搐或癫痫大发作等情况。

长期使用苯二氮䓬类药物者，如果突然停药，可能会出现戒断症状，包括焦虑症状如烦躁不安、易激惹、出汗、震颤、失眠等，以及感知觉改变如感觉过敏、异常躯体感觉、异常运动觉、人格/现实解体等。严重的戒断症状较少见。

（五）酒精使用所致障碍

酒精已成为全球范围内广泛应用且影响深远的成瘾物质，其滥用和依赖已成为全球性的社会和医学问题。根据WHO的统计数据，全球约有20亿人饮酒，其中约7000万人被诊断为与饮酒相关的障碍。随着我国经济的持续发展，酒类产品的生产与消耗量也在不断增长。2015年，我国36个城市的白酒消费者比例高达22.97%，而目前我国的饮酒人数已超过5亿。

有害的酒精使用被视为慢性非传染性疾病的主要危险因素之一。根据WHO报告，饮酒与64种疾病和伤害有关，这些疾病和伤害主要集中在肿瘤、心血管系统疾病、消化系统疾病及交通伤害等方面。有害的酒精使用严重损害了个体的身心健康，给家庭和社会带来了巨大的负担。WHO 2009年的全球健康风险报告指出，有害使用酒精已成为全球疾病负担的第3位健康危险因素。在2016年，由使用酒精导致的死亡人数超过300万（占全球死亡总数的5.3%）。因此，酒精使用所引发的公共卫生问题已经变得越来越严重。

1. 酒精使用所致障碍的临床表现　在短时间内大量摄入酒精，当机体代谢酒精的速度无法及时清除时，酒精会在体内积聚并导致中毒。长期反复的大量饮酒，会对脑功能产生严重影响，并引发各种精神障碍，包括对酒精的依赖、戒断反应及精神病性症状等。这些状况如果不及时处理，可能会产生不可逆的病理改变。

（1）急性酒精中毒（alcohol intoxication）：酒精过量摄入会导致大脑抑制状态加深，可能经历从大脑皮质放松到言行轻率，再到深度醉酒、失去反应性、感觉迟钝、判断力受损、自控力下降等过程。严重中毒时，血液酒精浓度超过0.40%可能引发昏迷或呼吸、心跳抑制，危及生命。

（2）酒精依赖（alcohol dependence）：是一种持续饮酒的状态，其临床特征包括固定的饮酒模式、寻求饮酒的行为、酒精耐受性的增加、戒断症状的出现、为避免戒断症状而饮酒、对酒精的强烈渴求及多次戒酒失败等。这些特征在不同程度上反映了酒依赖者的状况，并对他们的健康和生活质量产生严重影响。

2. 戒断反应

（1）单纯性酒精戒断反应（uncomplicated alcohol withdrawal）：长期大量饮酒者断酒后，于6～12小时后开始出现手、舌或眼球震颤的现象。戒断后会出现恶心、呕吐、失眠、头痛、焦虑、情绪不稳及自主神经功能亢进的症状，如出汗、心动过速与血压升高。部分患者可能会出现短暂性幻觉或错觉。戒断反应在48～72小时达到高峰，随后逐渐减轻，4～5天后，躯体反应基本消失。

（2）震颤谵妄（alcohol withdrawal delirium）：在严重酒精依赖患者突然停止饮酒的情况下，戒断症状开始出现。随着症状的加重，患者在停饮后的3～4天内可能出现震颤谵妄。这种症状主要表现为意识模糊、定向力障碍，并伴有大量的知觉异常和幻觉，其中以恐怖性幻视最为常见。患者会表现出极不安静、情绪激动的状态，并可能出现冲动行为。此外，全身肌肉的明显震颤和发热、心跳加快等症状也是该病的特征。部分患者可能会因衰竭、高热、感染或外伤而导致死亡。震颤谵妄通常会突然发作，持续时间为2～3天，并在深而长的睡眠后恢复。恢复后，患者可能会对部分或全部经历的事情产生遗忘。

（3）酒精性癫痫（alcoholic epilepsy）：约30%的患者在戒酒期间出现癫痫样痉挛发作，发作时间多在停饮后的12～48小时。发作时，患者可能出现意识丧失、四肢抽搐、背部弓起、眼球上翻、口吐白沫等症状，持续时间不等，通常在5～15分钟后意识恢复。

3. 酒精所致神经系统损害　长期大量饮酒（一般超过5年）会引发严重的脑部器质性损害。这主要包括以下几种记忆和智力障碍。

（1）科萨科夫综合征：这是酒依赖者特有的神经系统症状，主要特征为记忆障碍、虚构和定向障碍，有时还可能出现幻觉和夜间谵妄等症状。

（2）韦尼克脑病（Wenicke encephalopathy，WE）：这是慢性酒依赖者中常见的一种代谢性脑病。通常在酒依赖的基础上，连续几天大量饮酒且未进食，导致维生素B_1缺乏而引发。其典型表现为眼球震颤、眼球不能外展，以及明显的意识障碍，并伴有定向障碍、记忆障碍和震颤谵妄等症状。通过大量补充维生素B，眼球症状可以迅速消失，但记忆障碍的恢复较为困难，部分患者可能转化为科萨科夫综合征。

（3）酒精中毒性痴呆（alcoholic dementia）：在长期大量饮酒后，会出现持续性的智力减退。这表现为短期和长期记忆障碍、理解判断及抽象思维障碍、人格改变。部分患者还会出现失认、失语、失用等症状，严重者生活不能自理。酒精中毒性痴呆通常是不可逆的，预后较差。

4. 酒精所致其他精神障碍

（1）酒精中毒性幻觉症（alcohol hallucinosis）：为酒依赖者长期饮酒后引发的幻觉症状，或在突然停饮后的48小时内出现器质性幻觉。患者在意识清晰状态下可经历生动且持续的视听幻觉。

（2）酒精中毒性妄想症（alcohol delusional disorder）：慢性酒依赖者在意识清晰状态下出现的妄想症状，如嫉妒妄想和被害妄想等。

（六）烟草使用所致障碍

烟草（tobacco）问题已上升为全球性的重大公共卫生危机。根据WHO的定义，烟草依赖实际上是一种慢性且高复发的尼古丁成瘾性疾病。据WHO的预测，2018年全球成人吸烟者总数已达13亿，而且不论在哪个收入层次的国家和人群中，烟草的使用率均呈现出稳定的下降趋势。然而，全球每年因烟草相关问题而死亡的人数高达500多万，预计到2030年，这一数字将增至1000万～1500万。

我国作为全球烟草消费大国，烟草消费量占据全球总量的1/3。据《2016年中国控烟报告》的统计，我国每天有3.16亿人吸烟，7.4亿人生活在二手烟环境中。每年因烟草相关疾病死亡的人数达到100万，这已超过因艾滋病、结核病、交通事故和自杀等导致的死亡人数总和，占据了全部死亡人数的12%。预防吸烟在所有的健康干预措施中，具有最佳的效益。

烟草使用所致障碍的临床表现如下。

1. 吸烟的躯体危害　根据大量研究证实，烟草中含有的化学物质高达4000多种，其中气相中含有近20种有害物质，粒相物中的有害物质达30余种，包括很多已被确认的一级致癌物。尼古丁是导致烟草成瘾的主要成分，其实质是尼古丁依赖。

吸烟对吸烟者的躯体健康产生严重影响，主要涉及呼吸、消化、心血管等系统疾病及各种癌症。吸烟者患肺癌的风险是非吸烟者的18倍，还可能引起口腔癌、喉癌、食管癌、胃癌、胰腺癌等多种恶性肿瘤。此外，烟雾中的焦油和其他有害物质长期刺激呼吸道，导致吸烟者易患慢性支气管炎、哮喘、肺气肿，最终发展为慢性阻塞性肺病、肺心病。烟草中的有毒物质如焦油、一氧化碳、尼古丁等还会增加吸烟者患高血压、缺血性心脏病、冠心病等心血管疾病的风险。吸烟还会增加脑出血、脑梗死和蛛网膜下腔出血的危险，并引发消化系统疾病如消化性溃疡、胃炎和食管、结肠疾病。吸烟还会导致口腔疾病，影响男性性功能，增加孕妇流产、出血和早产的风险等。

2. 烟草（尼古丁）依赖　尼古丁依赖，即烟草依赖，体现为心理和生理双重依赖。心理依赖表现为个体无法克制对烟草的强烈渴望，持续、强迫性地摄取尼古丁，追求其带来的快感和愉悦感，并抵御可能的戒断症状；生理依赖则体现为出现心率减缓、食欲增加、体重增加、皮肤温度降低等生理症状。长期摄入尼古丁可能导致机体功能衰退、记忆力减退、工作效率降低，甚至引发多种器官的综合病变。值得注意的是，尼古丁依赖具有个体差异性，部分个体可能在吸烟后的短短几天内就产生强烈的依赖。

3. 烟草戒断症状　根据科学研究，对于长期大量吸烟者（每日吸烟量超过10支），若突然戒烟，很可能会出现戒烟戒断症状。这些症状通常会在戒烟后的2小时内开始显现，并在24小时内达到最高峰。随后数日内，这些症状会逐渐减轻，但可能会持续数周。

具体症状包括对烟草的强烈渴求、情绪烦躁、易怒、焦虑、抑郁、注意力不集中、坐立不安、失眠、心率减慢、血压下降、食欲增加、身体震颤、头痛及体重增加等。

因此，对于长期大量吸烟者，建议采取科学合理的戒烟方法，以减轻戒烟过程中可能出现的各种症状。同时，寻求专业的医疗支持和心理辅导也非常必要。

（七）其他

1. 赌博障碍　赌博指以赢取金钱为目的，参与由机会决定结果的游戏或类似游戏的活动。根据其严重程度，赌博可分为两种类型：一是以娱乐、社交为目的的普通赌博；二是病理性赌博，即频繁发生的赌博行为，占据主导地位，并对个人生活、职业、财产、社会功能以及家庭价值观念与义务造成损害的一种精神障碍。在DSM-5和ICD-11中，赌博障碍被归类为常见的行为成瘾类型，表现为持续反复的赌博行为模式，包括在线（即互联网上）和线下进行。

根据国外调查数据显示，赌博障碍的发生率在0.2%～5.3%，而国内尚缺乏相关流行病学调查。大多数赌博障碍始于青少年和成年早期，赌博的动机多种多样，包括赚钱、社交需要、娱乐、寻求刺激及逃避现实等。

赌博障碍的临床表现如下。

（1）赌博障碍指个体在一段时间（至少12个月）内，表现出对赌博行为的控制能力受损，包括对赌博的起始、频率、强度、持续时间、结束及背景等方面失去控制。这种行为模式导致个体在生活其他方面的兴趣和日常活动逐渐被忽视，甚至出现负面后果，但赌博行为仍然持续或不断升级。这种行为模式给个体带来了显著的个人、家庭、社交、学业、职业及其他重要领域的损害。

（2）在认知和行为方面，赌博障碍者通常表现出冲动性，缺乏深思熟虑，且易冒险。这导致他们在自我控制、工作记忆、规划、认知灵活性和时间管理等方面存在较多问题。此外，赌博障碍与物质滥用、抑郁障碍、焦虑障碍等精神疾病的共病率较高。

因此，对于赌博障碍者，需要采取有效的干预措施，包括认知行为疗法、药物治疗及生活方式的调整等，以帮助他们恢复对赌博行为的控制，减少赌博行为对生活的影响，并改善他们的心理健康状况。

2. 游戏障碍 网络依赖或成瘾（internet addition）是一种由于过度使用网络所引发的社会功能和心理损害现象。根据2013年DSM-5的定义，网络游戏障碍（internet gaming disorder，IGD）被视为一种需要进一步研究的临床现象。在2019年的ICD-11中，游戏障碍被归类为一种精神疾病，其特征为反复且持续的游戏行为模式，包括在线（通过互联网进行）和离线两种形式。自2015年起，一些国家开始采用DSM-5中的IGD诊断标准进行代表性调查，估计IGD的患病率在0.5%～6%。而根据国内36项调查研究分析，问题性在线游戏障碍的患病率在3.5%～17%，且在青春期达到发病高峰。游戏的心理动机主要包括社交、竞争、逃避、应对、技能发展、幻想和娱乐等各个方面。

游戏障碍主要表现为患者在至少12个月的时间里，对游戏行为的控制能力受到严重损害，无法有效控制游戏的开始、频率、强度、持续时间和结束等。游戏在患者生活中的优先级不断提升，甚至超越了其他兴趣和日常活动。尽管已经出现了明显的负面后果，但患者的游戏行为仍然持续不断，甚至不断升级。这种持续反复的游戏行为模式，导致了患者在个人、家庭、社交、学业、职业或其他重要领域的功能受到显著的损害。此外，游戏障碍与心境障碍、焦虑障碍、冲动和注意缺陷多动障碍等疾病的共病率较高。

五、治疗与预后

（一）心理与社会干预

物质使用及成瘾行为带来的障碍不仅局限于生理层面，更涵盖了深层的心理和社会问题。在应对这一综合性挑战时，心理与社会的干预策略变得尤为关键。首先，心理治疗是一项重要的手段，其中认知行为疗法（CBT）致力于改变负面思维和行为，帮助个体培养更健康的应对机制。其次，心理动力学治疗则着眼于深层心理过程，探讨成瘾背后的潜在原因，促使个体更全面地认知和理解自身问题。此外，心理教育是促使康复的重要因素，通过增加对成瘾机制的了解，个体更容易接受治疗并保持积极的态度。职业辅导和培训则帮助个体重新融入社会，发展新的技能和兴趣，减少重返成瘾的风险。

总体而言，为了有效地应对物质成瘾问题，一个全面、多层次的治疗计划是必要的。这涵盖了生理、心理和社会层面的干预，以确保个体在战胜成瘾的过程中得到全方位的支持和帮助。治疗成功的关键在于持续地关怀和个体的积极合作，共同构建一个更健康、有意义的生活。

1. 认知行为疗法（CBT） 是成瘾治疗中广泛应用的心理方法，核心在于识别并改变负面的思维和行为模式。CBT强调认知与行为的关系，帮助个体识别成瘾行为的负面思维，并通过技术和策略改变这些思维和行为。CBT不仅关注症状缓解，更注重行为模式变革，旨在建立健康的心理结构。这种方法短时、目标导向，适用于成瘾问题的迅速干预和长期管理，帮助个体培养心理抗性，实现对成瘾问题的持久克服。

2. 心理动力学治疗 源自弗洛伊德精神分析理论，强调个体心理过程对行为情感的影响。治疗师与患者合作，通过分析言语、梦境等，帮助患者认识并解决潜在心理问题。针对成瘾问题，治疗关注根本原因，如心理创伤、人际关系等，鼓励个体探索内心动机，理解依赖原因，并通过认知情感转变减轻依赖。心理动力学治疗为长期干预，需长时间建立信任与合作关系。虽非成瘾问题首选方法，但治疗方案取决于个体需求、症状严重程度及治疗师判断。

3. 行为疗法　着重塑造积极行为模式，提升心理健康，对解决物质使用及成瘾行为障碍有效。心理医生与患者合作，用技术策略构建健康生活方式，减轻对物质依赖。疗法消除负面行为，识别不健康行为模式，制订改变计划。核心环节是培养替代行为，寻找健康替代原有物质使用行为。行为疗法注重奖励积极行为，设立奖励机制，巩固新行为习惯。协助患者设定可达成的目标，提供执行步骤和计划，确保逐步实现对成瘾行为的掌控。综合来看，行为疗法通过培养积极行为模式，促进康复及长期戒断，提升心理及社会健康。

4. 家庭治疗　是应对物质成瘾问题的有效心理干预，关注个体成瘾及家庭系统中的互动、沟通问题。其目标是为个体提供全面支持，融入有利康复的家庭环境。治疗首先改善家庭成员关系，深化理解，构建稳固亲密关系。接着解决潜在家庭问题，如家庭动态、沟通模式等，共同探讨压力源、争执、不良习惯，制订解决方案。家庭治疗的核心是提供支持，帮助家庭成员学习如何更好地支持康复过程。综合性家庭治疗为康复提供全面支持，改善家庭关系，处理家庭问题，构建稳固支持网络。成功与家庭成员积极参与合作密切相关，共同努力克服成瘾问题。

5. 团体心理治疗　是一种集体参与的心理治疗模式，能够在相互支持与理解的氛围中，帮助参与者共同分享和探讨各自的经验，获得心理慰藉。在处理物质使用障碍和成瘾行为方面，它具有以下优势。

（1）互相支持与理解：营造安全环境，促进团体内部凝聚力和治疗效果。

（2）减轻孤立感：提供归属感，降低羞耻感和自我指责。

（3）共同学习与技能培养：学习他者成功经验，提高应对挑战的技巧。

（4）构建社会支持网络：持续性的社会支持，应对风险与挑战。

（5）增强自我认知：通过交流和观察，了解自身问题和需求。

（6）情感表达与处理：表达内心情感，促进心理康复。

团体心理治疗能有效应对物质使用及成瘾行为所引发的心理障碍，为个体提供支持的社会环境，帮助他们建立健康的生活方式。但治疗形式与方法需因个体差异而调整。

6. 自助支持组织　自助支持组织在应对成瘾问题中起到关键作用。如戒烟组织、酒精匿名会等，为参与者提供互相支持的平台，帮助他们寻求理解、共鸣与启迪。参与此类组织可建立联系，分享挑战与胜利，减轻孤独感，增强信心。互帮互助的氛围助力克服困难。

此类组织营造开放包容环境，让参与者无须顾虑地表达内心感受。非评判性空间提供理解、同情与建议，帮助参与者全面认识成瘾问题。组织还包括经验丰富导师的支持网络，通过分享康复故事、提供指导与鼓励，成为参与者康复过程中的坚实后盾。

总之，自助支持组织为参与者提供集体智慧与相互支持的环境。参与此类组织可构建社会支持网络，从他人经验中得到启发，坚定康复信心。积极参与戒烟组织、酒精匿名会等，有助于在康复道路上取得进展。

7. 心理教育　心理教育在应对成瘾问题方面至关重要。全面成瘾教育能揭示成瘾行为的生理基础，消除误解，认识到成瘾是病理状态。心理教育关注成瘾的心理方面，理解成瘾与情绪、应对机制及心理健康的关系。此外，心理教育提供应对成瘾问题的方法和技能，激发个体对康复的理解和动力。总之，心理教育在成瘾治疗中具有关键作用，为战胜成瘾障碍提供重要支持。

8. 职业辅导和培训　职业辅导与培训在应对成瘾行为障碍方面具有重要价值。它通过协助个体发展职业技能、提升社会地位，减轻社会压力，增强戒瘾能力。首先，它为个体职业发展提供结构化框架，帮助个体掌握工作领域所需技能，建立积极的职业认同。其次，它有助于提升个体社会地位，增强竞争力，获得稳定工作岗位。此外，它使个体建立积极的人际网络，扩大社会支持，有助于适应社会环境，降低复发风险。最重要的是，它为战胜成瘾提供结构性途径，通过专业培训和职业发展，使个体过上更有意义的生活，逐步摆脱负面行为。综上所述，职业辅导与培训有助于减轻社会压力，提高地位，为个体提供持久的康复支持，协助个体克服物质使用和成瘾行为障碍。

（二）药物治疗

药物治疗在应对物质使用及成瘾行为所致障碍方面发挥着关键作用。通过运用特定药物，该治疗方法有助于缓解戒断症状、减轻对成瘾物质的渴求，从而促进康复进程。

1. 替代疗法　是一种治疗方式，通过提供替代成瘾物质的方案，协助个体逐步摆脱对原有成瘾物质的依赖。例如，尼古丁替代疗法在戒烟过程中起到缓解尼古丁依赖的作用。如苯二氮䓬类药物来替换巴比妥类药物。另外，长效巴比妥类药物（如苯巴比妥）可以作为短效巴比妥类药物的替代品，之后再逐步减少长效制剂的剂量。在阿片类物质使用成瘾的替代治疗过程中，患者首先使用替代药物来缓解戒断症状，然后逐渐减少用药量，直至完全停用。常用替代药物包括美沙酮和丁丙吗啡，具体剂量需根据患者情况而定。治疗过程中，应根据患者躯体反应逐渐减量，遵循只减不加、先快后慢、限时减完的原则。

2. 戒断药物　戒断药物被用于减轻戒断症状，降低成瘾物质的渴望。对于酒精成瘾，戒断药物如丙戊酸和苯丙胺可用于帮助个体戒断酒精。对于单纯的戒断症状，通常采用苯二氮䓬类药物进行缓解。在应用时，应确保药物剂量充足，避免缓慢加药。这样可以有效抑制戒断症状，并预防震颤、谵妄、戒断性癫痫发作。地西泮的常规剂量一般为每次10mg，每日3～4次。特别注意，首次用药时剂量可适当增大。同时，用药时间不宜过长，以避免对苯二氮䓬类药物产生依赖性。

对于苯二氮䓬类的脱瘾治疗，其方法与巴比妥类类似。可以通过逐渐减少剂量，或使用长效制剂替代短、中效制剂，然后再逐渐减少长效制剂的剂量。为了减轻戒断症状，可使用一些辅助药物，如普萘洛尔和卡马西平等。

3. 抑制药物　通过影响大脑中的神经递质系统，减少成瘾物质的欲望。例如，甲基苯丙胺（冰毒）成瘾的治疗中，可能使用抑制药物来帮助减轻渴望和戒断症状。伐尼克兰为新型非尼古丁药物，旨在降低吸烟的愉悦感、减轻对吸烟的渴求，并有效控制戒断症状，从而降低复吸的可能性，显著提高戒烟成功率。该药物有两种剂型，分别为0.5mg和1.0mg，建议在戒烟前1～2周开始服用，疗程为12周。常见的不良反应包括消化道和神经系统症状，其中恶心最为常见。由于该药物具有部分尼古丁拮抗作用，因此不推荐与尼古丁替代疗法（NRT）药物联合使用。对于烟草依赖较重的戒烟者，可乐定可作为辅助治疗选择；去甲替林则有助于提高戒烟者的情绪、减轻焦虑和改善睡眠，进一步提高戒烟效果。

4. 部分激动剂　是一类药物，可在成瘾治疗中发挥作用。例如，美沙酮用于防止阿片类物质的滥用，它通过与阿片受体结合，减轻戒断症状并降低滥用的欲望。

5. 受体拮抗剂　通过与大脑中特定受体结合，减缓或阻止成瘾物质的效应。纳洛酮是一种阿片类受体拮抗剂，用于帮助预防阿片类药物的滥用。纳曲酮是一种阿片类受体阻滞剂，可以有效降低酒依赖者对饮酒的渴求，减少酒精摄入量和复发率。尤其在与心理治疗结合使用时效果更佳。纳曲酮的每日剂量建议为25～50mg。此外，GABA受体激动剂乙酰基高牛磺酸钙也是一种相对安全、有效的抗酒精药物，能够减少戒酒后的复发。

6. **维持治疗**　是一种长期的药物治疗方法，旨在帮助个体稳定康复状态。例如维持治疗可以减轻患者对阿片类物质的依赖，降低因阿片类物质成瘾引发的疾病、死亡和违法犯罪行为，并帮助患者顺利回归社会。我国推行的美沙酮社区维持治疗，在降低毒品危害、预防艾滋病等方面发挥了重大作用，同时也为患者提供了社会心理康复治疗的机会。甲基苯丙胺（冰毒）成瘾的维持治疗可能包括使用草酮来维持个体的稳定状态。

药物治疗通常需要在专业医生的监督下进行，因为不同的成瘾问题可能需要不同的药物方案。药物治疗在整体成瘾治疗计划中的作用是减轻戒断症状，帮助个体更好地应对成瘾问题，并增加康复成功的机会。然而，它通常与其他心理、社会干预方法相结合，形成一个全面的治疗方案。

（三）预后

物质滥用及成瘾行为导致的障碍预后问题颇为复杂，其结果受多种因素影响，预后问题是一个复杂而多元的问题，需要进行综合分析和应对。

1. **早期干预与治疗**　早期干预和治疗对预后具有积极效应。阻止成瘾问题进一步发展，并更有效地控制成瘾行为，是其主要作用。

2. **治疗的全面性与适应性**　治疗的全面性和适应性对预后至关重要。综合性治疗方案，涵盖心理治疗、药物治疗、社会支持和康复计划，更能满足个体多元化需求。

3. **个人参与和动力**　个人在治疗中的投入和动力是预后的关键因素。对康复的积极态度、自我管理能力以及对康复目标的执着，都将影响成瘾问题的长期结果。

4. **心理健康状况**　共病其他心理健康问题可能影响成瘾问题的预后。同时处理成瘾和心理健康问题，如焦虑或抑郁，有助于保持康复状态。

5. **社会支持系统**　健康且支持性的社会网络对预后至关重要。良好的家庭支持、人际关系和社区支持，可提供额外支持和鼓励。

6. **生活环境和应对策略**　生活环境和个体应对策略也影响预后。一个有利于康复的环境，包括健康生活方式、积极社会互动和有意义职业，都有助于维持康复状态。

7. **复发预防计划**　有效的复发预防计划是预防成瘾问题再次发生的关键。它包括持续参与康复活动、定期监测、与治疗专业人员保持定期联系等。例如，为预防酒精滥用和相关问题，需要开展社会宣传和健康促进活动，改变公众的饮酒观念和习惯。倡导文明饮酒，提倡以饮料代替酒精，并严格禁止未成年人饮酒。同时，提倡生产和消费低度酒，打击非法酿酒和生产劣质、假酒等行为，以降低社会总酒精消费量，进一步降低酒精相关障碍的发病率。

值得注意的是，各个患者的情况各有不同，因此预后效果也会因人而异。康复过程的成功往往取决于长期坚持的努力及持续的支持。在康复过程中，核心在于制订一套全面的治疗方案，整合多种干预措施，以满足患者多样化的需求。另外，要保持康复成果的稳定，需要患者本人和社会支持系统的共同协作。

第二节　物质使用及成瘾行为所致障碍的护理

一、护理评估

（一）一般状况评估

一般状况评估包括患者的生命体征，如心率、呼吸、血压等；患者的皮肤状况，包括注射痕迹、瘢痕及皮肤完整性；是否存在营养不良或极度消瘦等；用药的种类、方式、持续时间、每次用药量及目前的用量和间隔时间等；饮酒史，需要知道饮酒量、种类及饮酒模式等；吸烟史及对尼古丁的依赖程度；赌博或游戏行为的时间和频率，以及这些行为所造成的后果；既往是否有戒毒、戒酒或戒烟的经历，以及是否曾被迫或自动就医；治疗期间用药的种类及效果，以及是否存在药物不良反应等。

（二）生理状况评估

生理状况评估包括患者是否存在感觉麻木等异常表现；是否有打呵欠、流涕、发热、肌肉疼痛、腹痛、恶心呕吐、腹泻、震颤、共济失调、睡眠障碍等；是否有感染性疾病、消化系统疾病、肝肾功能损害、心血管系统疾病、泌尿系统疾病、神经系统疾病及性病等；血液生化检测、心电图及脑电图的检查。

（三）心理-社会状况评估

心理-社会状况评估包括患者是否存在反社会倾向，内心是否感到孤独、退缩、冷酷、不合群、仇恨和缺乏爱心等；工作和学习效率是否有所下降，人际交往能力及生活自理能力是否存在减弱；是否有游戏和赌博行为及沉溺程度，是否有逃学、旷工、欺骗、偷窃等不良行为；是否存在对社会安定造成严重影响的犯罪问题；家庭功能是否健全，是否存在子女受虐待、教养不良、婚姻破裂等问题；家庭成员或亲友中是否存在药物滥用者、酒依赖者或沉溺赌博者；家庭成员及亲友对患者支持和关心状况。

（四）精神状况评估

精神状况评估包括是否存在感知觉的异常改变、思维内容的障碍以及思维过程的变化、智力与记忆的损害、注意力减退和定向力障碍；是否出现焦虑、抑郁、紧张和恐惧不安、兴奋、吵闹、易激惹或情绪不稳定、自责、悲伤和羞愧；是否存在好奇心过重、追求即刻快感或逃避现实困境；是否改变了原有的健康生活方式；是否存在持续用药行为，有无伴随盗窃、谎言、收集、藏匿及攻击等异常行为；是否表现出不稳定、易冲动；是否缺乏自信和决策能力。

二、常见护理诊断/问题

1. **急性物质戒断综合征**　与减少或停止使用特定物质或使用拮抗剂后的生理和心理反应有关。

2. **有中毒的危险**　与过量摄入精神活性物质、过高估计耐受程度、认知和情感障碍等有关。

3. 有感染的危险　与共用或重复使用注射器、皮肤消毒不严格或不消毒、溶剂未达到无菌状态，以及机体抵抗力下降等因素有关。

4. 急性意识障碍　与酒精或药物过量摄入、戒断反应等情况有关联。

5. 有他人（自我）指向性暴力的危险　可能与戒断反应、酒精或药物中毒、个人应对机制失效等因素有关。

6. 应对无效　可能表现为认知歪曲、缺乏有效的支持系统等情况。

7. 营养失调　与烟草、酒精、药物的滥用导致食欲缺乏、吸收不良，或者以酒精、药物替代正常营养摄入的食物，以及不良饮食习惯等有关。

8. 睡眠型态紊乱　与物质依赖所引发的欣快作用、行为模式异常、戒断症状等有关。

9. 自理能力缺陷　往往与躯体并发症、戒断症状等存在关联。

三、护理目标

1. 患者的戒断症状得到有效管理和控制。
2. 患者未出现中毒症状，保障生命安全。
3. 患者未出现感染情况，确保治疗过程的安全性。
4. 患者意识状态恢复至正常水平，思维清晰。
5. 患者未出现自伤或伤害他人的行为，情绪稳定。
6. 患者能够运用合适的应对策略来应对压力，其应对机制积极有效。
7. 患者营养状况得到显著改善。
8. 患者睡眠状况呈现积极改善趋势。
9. 患者自理能力正在逐步恢复正常。

四、护理措施

（一）基础护理

1. 饮食护理　针对物质依赖与成瘾行为者的饮食护理，应注重其饮食规律性的重建。由于患者大多表现出食欲缺乏、厌食等症状，尤其是在戒断反应严重时，甚至可能拒绝进食。因此，护理人员需密切观察患者每餐的进食情况。在饮食选择上，应以清淡、易消化、营养丰富的食物为主，同时鼓励患者增加饮水量。

对于存在吞咽困难慢性酒精中毒的患者，可为其提供软食，以防止噎食的风险。若患者拒绝进食或陷入昏迷状态，可以考虑采用鼻饲的方式提供食物。对于因严重呕吐而无法自行进食的患者，护理人员应协助其进食，并在必要时采用鼻饲或静脉营养支持的方法，以确保其营养需求得到满足。

2. 睡眠护理　物质依赖者在戒断后常常面临顽固性失眠的问题。如果不及时处理，患者可能会过度关注身体的不适感，进而增加复吸或产生镇静催眠药物依赖的风险。因此，在调整药物治疗的基础上，还应采取一系列措施来改善患者的睡眠状况。具体包括：指导患者建立规律的作息习惯，白天参与各种文娱活动；优化睡眠环境，保持宁静、舒适、光线适中、空气清新；睡前不宜过饿或过饱，减少大量饮水；避免剧烈运动或过度兴奋等刺激因素，放松心情并控制情绪；尝试听一些轻柔的音乐或睡前用温水洗澡、注意足部保暖等。同时，需要严密观察并记录患者的睡眠时间，以确保他们得到足够的休息。

3. 个人卫生

（1）口腔护理：务必保持患者口腔清洁、卫生，以预防口腔感染和其他相关并发症。

（2）皮肤护理：由于戒毒患者对疼痛异常敏感，护理人员在接触患者皮肤时，应尽量轻柔，避免不必要的刺激。同时，保持患者皮肤干燥、清洁，以预防压力性损伤等皮肤问题。

（3）排泄护理：需确保患者排泄通畅，及时更换床单，保持清洁、舒适的环境。

（4）心理支持：对于奇痒难忍的症状，除了药物治疗外，护理人员还应给予患者心理支持，耐心倾听患者的感受，鼓励他们坚定治疗的信心，帮助他们克服戒毒过程中的心理障碍。

（二）安全护理

需要定期进行安全检查，强化危险品管理流程，确保酒类及其他物质得到完全控制，严禁毒品和酒类进入病房区域。同时，需要密切观察患者的行为，以防他们再次接触和使用物质。许多患者在入院后可能会因为严重的戒断反应而感到生理和心理上的痛苦，因此需要密切关注他们的言谈举止，理解他们的心理状态和需求，确保他们不会提前出院或擅自离开。对于可能面临受伤风险的患者，需要提醒他们在行动时保持谨慎，并在洗澡或上下楼梯时有人陪伴。若患者表现出躁动不安的情况，可以将床垫移至地板上，并在必要时使用约束带以确保他们的安全。

（三）症状护理

1. 过量中毒护理 在病房内，备好抢救药品及器材，如纳洛酮等，确保能够迅速配合医生进行危重患者的抢救和护理工作。对于药物中毒的患者，首先要明确是何种药物导致的中毒，然后采取相应的处理措施，如洗胃或给予拮抗剂等。对于急性酒精中毒患者，在其入院后尽快使用纳洛酮，以帮助他们快速恢复意识。此外，密切监测患者的生命体征变化，确保他们的水、电解质和能量代谢保持平衡。同时，确保患者的呼吸道畅通，做好口腔护理和皮肤护理工作，以预防各种并发症的发生。

2. 戒断症状护理 在处理患者戒断反应的过程中，需要密切监测患者的生命体征和意识状态。对于可能出现的戒断反应，需要及时观察并采取相应措施。在适当的时候，根据患者的具体情况给予药物治疗。

一般来说，脱瘾者在经历流泪、流涕、打呵欠等症状后，可能会相继出现全身症状，如全身酸痛、心悸、胸闷、发热、发冷、出汗等。对这些症状进行密切观察，尽早发现并及时处理，以减轻患者的痛苦。

在戒断反应期间，患者应保持卧床休息，避免剧烈活动以减少体力消耗。站立时要缓慢，避免突然改变体位，以防止发生意外。对于酒依赖者，如果突然断酒后出现震颤、谵妄等症状，要遵医嘱对症给药，并密切观察病情变化。如果出现痉挛症状，需要有专人护理，注意保护患者的口腔和呼吸道，必要时进行吸痰、吸氧等处理。同时，应让患者保持卧床休息，确保其安全。

对于戒烟者，可能会出现体重增加的情况。应该劝告他们不要实施减肥计划，并加强他们对戒烟益处的认知。

3. **精神症状护理** 针对存在精神症状（如幻觉、妄想）的患者，护理人员应当以冷静、理性的态度进行环境介绍，给予适当的安慰和保证，以减轻患者的恐惧心理。在此过程中，应避免与患者发生争执或争论，以免加重其精神负担。

4. **兴奋躁动护理** 在面对物质依赖者时，应当意识到他们往往伴随着人格障碍，表现为情绪易激动、行为冲动，甚至违反规章制度、不服从治疗。在与他们接触的过程中，需要特别注意沟通方式，既要坚守原则，又需正确引导，避免直接冲突。对于情绪躁动或行为混乱的患者，应根据病情安排专人护理，必要时实施保护性约束，以防他们因冲动而自伤或伤人。

5. **躯体并发症护理** 物质依赖患者往往伴随多种躯体疾病，包括心血管疾病、肝功能异常等消化系统疾病、神经系统损害，以及传染性疾病等。针对心血管疾病患者，应实施严格的血压、脉搏等生理指标监测；对于肝功能异常等疾病患者，应避免食用刺激性食物，以减轻消化系统的负担；对于神经系统受损的患者，如出现手指颤抖、共济失调等症状，应加强日常照护，防止发生意外跌倒等情况；对于传染性疾病患者，需特别注意防止交叉感染的措施。

（四）药物护理

1. **严格按照用药制度** 严格执行用药制度，确保按时给药，同时密切观察患者用药后的效果及可能产生的不良反应，并特别注意患者是否存在私自藏药的行为。

2. **静脉用药情况的观察** 时刻注意调整液体滴速，并严密观察患者的心率、呼吸、血压、瞳孔和意识等指标的变化。

3. **特殊用药观察** 如服用戒酒硫，必须对患者进行特别的警示，告知其在服药期间严禁饮酒，并加强对其可能产生的不良反应的观察，如面部皮疹、过敏性皮炎、疲劳、震颤和头痛等症状。

（五）心理护理

1. **建立有效的治疗性护患关系** 护理人员必须尊重患者，保持客观公正的态度，全心全意地倾听患者的痛苦和不适，表达愿意提供支持和帮助的意愿，并为他们提供情绪上的支持。

2. **加强认知干预** 根据患者的具体情况，护理人员需要向他们提供有关物质依赖和成瘾行为问题的知识。此外，需要与患者讨论滥用物质或行为成瘾的原因，帮助他们认识危害和后果，从而促使他们主动配合戒除物质或成瘾行为。

3. **纠正不良行为** 在物质戒断期间，护理人员需要规范患者行为，对于患者的操纵行为或不合理的请求，应设定适当的限制。同时，要密切关注患者因戒断症状而出现的觅酒或觅药行为，并采取严密的防范措施。护理过程中可以使用行为契约来约束患者行为，行为目标应由护理人员和患者共同讨论并达成一致，最好以书面形式记录并由双方签字确认。

4. **运用有效的应对方式** 护理人员需要帮助患者认识到他们存在的不恰当应对问题的方式，例如，在谈论不愉快事件时选择愤怒、扔东西、酗酒、吸烟等。需要与患者一起分析、识别并运用更有效的应对方式，提高他们解决问题的能力和技巧。

5. 建立积极的自我概念 由于患者的人际关系或活动已经受到破坏，他们往往失去工作、朋友和家庭，导致自尊心较低。护理人员需要对患者进行自我肯定训练，帮助他们重新认识自己、改变对自己的负面评价，并重建自我概念。

6. 预防复吸因素 护理人员需要帮助患者认识复吸的高危因素，如先前的吸毒环境、毒友的吸引及各种负面情绪等。同时，护理人员需要协助他们采取预防复吸的适当处理方法，如学会排解自己的不良情绪、避免与先前滥用药物相关的人、地点和事物接触等。

7. 参与有益活动 护理人员应鼓励患者积极参与工娱疗法，如编织、绘画、下棋和听音乐等，这些活动有助于陶冶情操，转移对物质或成瘾行为的渴求心理。

8. 社交技能训练 针对物质依赖或成瘾行为者的人格缺陷、人际交往能力不足和技巧缺乏，护理人员需要对其进行社会交往技巧训练。这将有助于提高他们的人际互动能力和技巧，使其更容易融入社会，减少对物质、赌博或游戏的依赖性。

9. 提高家庭和社区支持 家庭成员提供的有力支持对物质依赖或成瘾行为者的康复至关重要。经验丰富的工作人员应提供家庭咨询，帮助家属了解疾病知识，强化家庭功能，以便为患者提供更好的支持。此外，可以在社区建立活动站，帮助物质戒断者学习知识和技能，促进其参与健康娱乐活动，营造无歧视的康复环境。

10. 参与自助团体 应鼓励物质依赖者积极参与康复自助团体的活动。这些自助团体，如“匿名戒毒会”（NA）和“匿名戒酒会”（AA），是由戒毒者和戒酒者自发组织的非营利性团体。它们的核心宗旨是实现互助与自助相结合，依靠集体力量解决共同问题，帮助物质滥用者和酒依赖者彻底戒毒和戒酒，并重新融入正常生活。

11. 利用过渡性安置机构 为了帮助那些有依赖问题的人们从戒断期到完全康复，许多社区设立了过渡性安置机构，例如针对酒依赖者或药物依赖者的“中途之家”。这些机构的主要目的是提供一个安全的环境，让患者在此期间能够逐渐适应社区生活。它们不仅提供住宿，还提供个体和团体咨询，以及康复指导，帮助患者重新建立自我控制和独立生活的能力。通过这些机构的专业支持和指导，患者能够更好地融入社区，并逐步恢复健康的生活方式。

（六）健康教育

1. 为确保公众的精神卫生安全，我们应加强宣传教育，着重强调精神活性物质如烟酒和成瘾药物对健康的潜在危害。尤其要提高对具有成瘾性的药物，如抗焦虑药物成瘾的警觉性。倡导文明、健康的习惯，如戒烟和适度饮酒，避免不必要的社交饮酒。同时，向物质成瘾者提供必要的资源和支持，如戒烟的网址和热线电话等，以帮助他们寻求帮助并克服成瘾问题。

2. 根据《药政管理法》相关规定，我们将切实加强药品管理和处方监管，进一步加大法律宣传和检查力度，以确保这类药物的临床使用严格符合适应证。同时，为保护未成年人的身心健康，我们将严格执行《未成年人法》，坚决遏制未成年人饮酒行为。

3. 为有效遏制对成瘾药物的非法需求，坚决打击非法种植和贩运毒品的犯罪行为，应加大执法力度，加强监管。同时，提倡生产低度酒和水果酒，以降低烈性酒的生产比重，从而减少酗酒问题。

4. 为提高大众对于物质滥用与成瘾行为的认知和防范意识，应加强心理咨询和健康教育。同时，应减少由生活事件、家庭因素或不良环境引发的相关问题。针对高危人群，需进一步加大宣传和管理的力度，以遏制物质滥用与成瘾行为的蔓延。

五、护理评价

1. 患者的戒断症状有无得到有效控制。
2. 患者有无发生中毒的情况。
3. 患者是否出现感染的情况。
4. 患者意识状态是否恢复。
5. 患者是否出现过冲动或自伤的行为。
6. 患者是否学会运用策略积极应对压力。
7. 患者的营养状况是否出现改善趋势。
8. 患者的睡眠状况有无好转。
9. 患者自理能力是否提升。

本章小结

思考题

1. 网络游戏成瘾者的个性特征与心理动机有哪些？

2. 对物质依赖患者可提供哪些心理治疗方式？

更多练习

（刘鹏洋）

第十七章　神经认知障碍及相关疾病患者的临床特点与护理

教学课件

学习目标

1. 素质目标

知晓由脑部疾病所致的神经认知及精神障碍，正确认识和理解患者出现的各类精神症状，尊重和关爱患者。

2. 知识目标

（1）掌握：神经认知障碍相关疾病的护理及典型的临床表现。

（2）熟悉：神经认知障碍及相关疾病患者的概念、主要治疗方法及护理计划。

（3）了解：神经认知障碍的病因及发病机制。

3. 能力目标

能结合临床实际案例，对神经认知障碍及相关疾病患者完善护理评估，制订护理计划，执行个性化护理措施。

案例

【案例导入】

李先生，65岁，本科文化，退休机关干部。诊断为高血压、糖尿病8余年，半年前CT检查报告结果：多发性脑梗死灶。经过系统治疗后，基本肢体活动恢复正常，生活能自理。近2个月来记忆力变差，反应迟钝，买东西忘记付钱，有时重复买同样的菜，忘记刚刚吃过的东西，多次外出时找不到回家的路，被他人送回。近1个月来，患者易激惹，不顺其意时就发脾气、摔东西。有客人来家里做客被认为是来家里偷东西，扔东西砸客人。不认识亲人，称自己妻子为妹妹，家中无法护理，送入医院治疗。近期睡眠、饮食、大小便正常。体重无明显改变。

【请思考】

该患者可能的诊断是什么？

【案例分析】

第一节　神经认知障碍患者的临床特点

一、神经认知障碍的临床表现

神经认知障碍被定义为一组获得性的认知功能缺陷，神经认知障碍不包含出生或生长发育过程中出现的认知障碍。神经认知障碍是以认知水平的下降为主要表现。常见类型如下：①谵妄。②不同亚型轻度神经认知障碍。③重度的神经认知障碍。不同原因会导致相同症状，同样的原因也会导致症状不同。根据疾病的或急或缓和发作的持续时间分为谵妄期和痴呆期。谵妄病程短，起病急，主要以妄想、幻觉、意识障碍为临床表现。痴呆病程长，起病慢，以智力及记忆力减退、人格改变为特点，多数谵妄是可逆的，但大多数的痴呆不可逆转。

该疾病根据病因及症状进行对症治疗，精神科药物在使用时要慎重，尽量避免损害到身体及脏器。

二、神经认知障碍的常见类型

（一）谵妄（delirium）

1. 病因　谵妄是急性发作的意识混乱，伴有注意力不集中，不连贯的思维、感知觉异常。谵妄发生的因素包含有两类，即易患因素和触发因素。易患因素：高龄、认知障碍、听力或视力障碍，酒精及药物依赖。触发因素：脑卒中、脑外伤、癫痫等，其他系统疾病，药物原因导致的，居住环境因素等。

2. 临床表现

（1）注意力障碍：注意力不集中，容易被无关的刺激影响，不能够准确地回答问题。

（2）意识内容障碍：定向力减弱表现在对环境上、对自身状态上，可伴有情感淡漠、嗜睡或烦躁不安、有攻击性等。

3. 诊断要点　谵妄的诊断金标准为DSM-5，培训评估量表的使用，加强医护教育，规范化诊断流程助于提高谵妄诊断率，内容包括注意障碍、意识障碍、认知障碍等。

4. 治疗　治疗主要针对触发因素，首先非药物治疗。活动抑制型谵妄的症状大多数通过非药物治疗得到改善，通常不建议使用抗精神病药物。针对情感障碍、谵妄行为造成患者极度痛苦，甚至危及社会安全、无法进行基本的检查及治疗，且非药物治疗无效时，建议使用抗精神病药物进行治疗。治疗药物推荐奥氮平、氟哌啶醇、利培酮和喹硫平。从小剂量开始，按照谵妄治疗情况及不良反应逐步加大剂量，通常治疗1～2周，无谵妄症状2天后可逐渐停药。

（二）轻度认知障碍（mild cognitive impairment）

1. 病因 轻度认知障碍是记忆和思维能力发生轻微但显著的负面变化，处于正常老化与痴呆之间的中间状态，显示为超出年龄和文化允许范围内的记忆障碍，常见原因包括创伤性脑损伤、血管疾病、睡眠不足、脑卒中、抑郁或焦虑、药物不良反应等。

2. 临床表现

（1）认知功能减退。

（2）复杂的工具性日常活动能力轻微损害。

（3）非认知性神经精神症状。包含记忆力减退、学习能力下降、重复言语，记不清时间和事件、熟人的相貌。语言功能障碍命名困难、赘述、短语重复困难，定向力障碍、物体识别障碍，无法提前制订计划、对事情的理解和反应失当、重复动作等，注意力下降可表现为坐卧不安，注意力不集中、购物转账费力，沟通交流能力差。

3. 诊断要点

（1）患者的检查报告或医生认定。

（2）存在一个或多个认知功能损害。

（3）有日常生活能力但复杂的工具性日常能力有损害。

（4）未达到痴呆标准。

4. 治疗 应对症治疗。提高认知能力，改变不良的生活习惯，早识别、早筛查、早诊断、早治疗，加强康复能力训练。

（三）遗忘综合征（amnestic syndrome）

1. 病因 酒精滥用导致硫铵（维生素B_1）缺乏是最常见的原因，其他如营养缺乏、一氧化碳中毒、单纯疱疹病毒性脑炎等也可导致。

2. 临床表现

（1）定向力障碍：对时间定向受损，无自知力。

（2）错构：由于记忆力减退，对于发生事情的先后顺序难以判断，会将事情重新排列组合并且坚信不疑。

（3）认知功能障碍：记不清近期接触的人和事。

（4）虚构：会杜撰一些事件。

（5）记忆障碍：记忆力受损，对自己说过的话或做过的事不能回忆。

（6）其他：肌肉麻痹、肌肉萎缩等。

3. 治疗 病因治疗，给予心理支持，制订康复计划来促进功能康复。

（四）痴呆（dementia）

1. 病因 痴呆综合征是由大脑病变引起的较严重的认知障碍，可致生活、学习、工作、交往能力减退，痴呆病因分为可逆性痴呆和不可逆性痴呆。可逆性痴呆包括谵妄、甲状腺疾病、肿瘤、威尼克脑病、中毒等，不可逆性痴呆包括阿尔茨海默病、血管性痴呆、传染性痴呆、帕金森病等。

2. 临床表现　注意力不集中、记忆力受损、人格改变、幻觉、妄想、躁狂、抑郁。

3. 诊断要点　首先要确立痴呆诊断，明确病因和病程，再判定痴呆的严重程度。

4. 治疗　控制症状，改善行为症状，西药及中药治疗和其他康复治疗项目。中药辨证施治，辨别虚实，提高生活质量，控制疾病发展，减少不良反应发生。改善痴呆症状的药物有多奈哌齐、利伐他明、美金刚。康复治疗包含行为疗法、认知刺激疗法等。

第二节　与神经认知障碍有关的常见脑部疾病

一、阿尔茨海默病

阿尔茨海默病（Alzheimer disease，AD）是一种常见的不可逆的神经系统变性疾病，其特点为起病隐匿，进行性发展的慢性疾病，病程通常为8～10年，病理特征为老年斑、海马椎体细胞颗粒空泡变性、神经元缺失和神经原纤维缠结。

（一）流行病学特点

阿尔茨海默病是一种常见的老年病，也是痴呆（老年期重度认知障碍）常见类型，占痴呆的50%～80%。阿尔茨海默病常见于65岁以上老年人患病率约为5%，85岁以上是20%～50%，患病率与年龄增长成正比。本病多为散发，女性多于男性。

（二）病因及发病机制

阿尔茨海默病病因和发病机制十分复杂，目前尚未明确。目前已发现以下因素参与阿尔茨海默病的发展过程。

1. 遗传因素　阿尔茨海默病具有一定的家族聚集性，家族遗传史约5%，直系亲属发病率是普通人群的4.3倍。其中，第14、19和21号染色体与阿尔茨海默病有关。

2. 神经递质障碍　阿尔茨海默病患者较大范围出现神经递质异常，包括神经肽、单胺、氨基酸类和乙酰胆碱等。其中乙酰胆碱比较明显，随着疾病进展，患者乙酰胆碱水平迅速下降，这也是目前阿尔茨海默病获得有限疗效的药物治疗基础。

3. β-淀粉酶样蛋白代谢异常　研究认为清除失衡与Aβ生成是痴呆和神经元变性发生的起始因素，可能导致炎症反应、神经元死亡和tau蛋白过度磷酸化等一系列病理过程。

4. 病理改变　病理检查发现阿尔茨海默患者的脑沟变宽、大脑皮质脑回变平、重量变小和萎缩脑室扩大。大脑皮质与海马存在过量的神经元纤维缠结，包括神经原纤维缠结的细胞大多数发现退行性变化。

（三）临床表现

本病出现慢性进行性加重、不可逆的智力减退。按照认知功能的缺失和疾病的发展病程可划分为早、中、晚三期，三期可包含交叉和重叠，并无分明界限。

1. 早期

（1）记忆力减退：记忆障碍是临床典型表现，早期表现为近期记忆力受损，远期记忆力表现为受损较轻。通常健忘、重复做相同的事情、记不住新地址、新场所、记不住日期、时间。

（2）定向力障碍：视空间定向障碍也是阿尔茨海默早期症状之一。在熟悉环境和家中迷失方向，比如找不到自己的房间、外出或散步时发生迷路、经常去的公共场所找不到卫生间，不认识回家的路。时间定向障碍表现为不知晓今天是几月几日。意识水平不受定向力损害严重程度的影响。

（3）人格改变和性格改变：表现为主动性不足、活动减少、自我中心、自私、固执、偏激、对事情漠不关心、对人缺乏热情、懒散、敏感多疑、不负责任。

（4）灾难反应：大多数患者认为自己智力缺损，却不承认出现病情变化的现象，在应激状态下产生的继发性激越。

（5）日常生活自理能力：可完全自理。

2. 中期

（1）记忆力障碍：随着病情进展，近期记忆、远期记忆同时受损。仅能记住自己的名字，却无法记住自己的家庭住址及亲友的姓名，用过的物品经常丢失。时常出现记忆减退而发生虚构、错构。无法命名常见物品。

（2）言语障碍：言语功能障碍明显表现为讲话颠三倒四，无中心内容，对同类物品的名称出现命名障碍。严重者表现为感觉性失语、失去交谈能力、刻板言语、重复言语和模仿言语。

（3）功能障碍：对检查者给出的指令无法理解和执行，出现观念运动性失常。例如患者在洗漱时，不能独立完成挤牙膏动作。吃饭时不会用筷子进食，穿衣等行为不协调。

（4）夕阳综合征：又称日落综合征，主要表现为定向障碍、白天烦躁、夜间失眠、激动、嗜睡、精神错乱、猜疑、共济失调、意外摔倒、神经系统症状。

（5）日常生活自理能力：生活可部分自理。

3. 晚期　阿尔茨海默病晚期表现为重度痴呆状态。智力衰退严重，记忆仅有片段的，甚至发生肢体僵直、缄默、锥体束征阳性，存在原始反射，如摸索、强握和吸吮等。病情有的进展相对较快，最终出现躯体并发症，如感染、营养不良和压力性损伤等衰竭死亡。日常生活自理能力不能自理，表现为大小便失禁。

（四）治疗与预防

目前无特效治疗方法，早期可干预治疗，从而延缓患者病情进展。

1. 药物治疗　主要包括两大类：胆碱酯酶抑制剂及N-甲基-D-天门冬氨酸受体拮抗剂。

（1）胆碱酯酶抑制剂：卡巴拉汀、多奈哌齐、加兰他敏、石杉碱甲等。

（2）N-甲基-D-天门冬氨酸受体拮抗剂：美金刚。

（3）对症治疗：①焦虑药物，短效药物苯二氮䓬类可针对有激越、焦虑、失眠症状者。②抗抑郁药物，可针对出现抑郁症状者。③抗精神病药物，有助于控制患者的行为紊乱、幻觉、妄想、攻击等行为，一般小剂量应用。

2. 心理社会治疗　为延长患者生命及改善生活质量，做好生活技能的康复训练。规划居住环境防止意外事件发生（如跌倒、自伤、外出不归）。

3. 一般预防　早发现、早治疗、加强健康宣教。

知识拓展

阿尔茨海默病脑健康营养干预

脑健康营养干预主要指通过饮食、补充营养素等方法来改善脑功能，预防和治疗阿尔茨海默病。该共识主要内容包括以下几个方面。

1. 饮食建议　专家建议，为了保持脑健康，应该遵循均衡的饮食原则，包括摄入足够的蛋白质、脂肪、碳水化合物、维生素、矿物质等营养成分。同时，还应该适当控制饱和脂肪酸和糖的摄入量，增加不饱和脂肪酸和纤维素的摄入量。此外，饮食中还应该增加富含维生素E、维生素B_{12}、叶酸等营养成分的食物摄入量。

2. 补充营养素　专家建议，对于存在认知能力下降等阿尔茨海默病症状的人群，可以在医生的指导下适当补充一些重要的营养素，如补充维生素E可以改善氧化应激反应，补充维生素B_{12}可以促进神经递质的合成，补充鱼油可以提供不饱和脂肪酸等。

3. 注意事项　专家强调，脑健康营养干预应该在医生的指导下进行，不能盲目跟从广告或者传言进行营养干预。同时，在进行营养干预时，应该注意个体差异，根据每个人的身体状况、饮食习惯、疾病情况等因素来制订个性化的营养干预方案。此外，专家还建议，应该注意保持健康的生活方式，如坚持适当的运动、保持良好的睡眠等。

资料来源：徐俊，石汉平. 阿尔茨海默病脑健康营养干预专家共识［J］. 中国科学（生命科学），2021，12（51）：1762–1788.

二、血管性神经认知障碍

血管性神经认知障碍指由于脑血管病变（脑梗死、脑出血、慢性脑缺血）导致至少一个认知域受损的临床综合征。分为轻度血管神经认知障碍和重度血管神经认知障碍，其中重度血管神经认知障碍也被称为血管性痴呆（vascular dementia，VD）。

（一）流行病学特点

血管性痴呆患病率仅次于阿尔茨海默病，发病率与年龄有关，男性多于女性，在70岁以上人群中患病率为0.6%～1.2%，在65岁以上老年人群中患病率为1.2%～4.2%。

（二）临床表现

血管性痴呆通常以突然起病、波动或阶梯样病程和局灶神经功能为主。临床表现很大程度上取决于脑损伤的部位。CT及MRI可见多发梗死灶。大脑中动脉受损变现为失语。大脑前动脉受损表现为缄默、淡漠，后循环受损表现为失算、失认、遗忘，高血压和糖尿病所致的小血管病变表现为信息处理速度慢、注意力不集中、步态改变、帕金森病样症状。血管性痴呆早期表现以脑衰弱综合征为主，特征为情绪不稳、头痛、眩晕、工作效率低、注意力不集中、睡眠障碍、近期记忆力下降。随着病情进展会出现明显的认知功能受损（包括注意力、执行力、言语、视空间能力、记忆、学习）与精神系列行为症状、精神运动迟缓、幻听、幻视、情感脆弱、易激惹。

研究表明血管性痴呆患者存活时间短于阿尔茨海默病患者，从诊断起平均病程5年左右。血管性痴呆患者往往死于心血管疾病或脑卒中发作。

（三）预防

预防和治疗导致血管性痴呆的危险因素可降低血管性痴呆的发病率。研究显示，综合性干预可能对脑卒中或血管性痴呆高风险人群更有效果。

1. **预防危险因素** 首先改变生活方式，戒烟、戒酒、合理膳食、控制体重、加强锻炼。

2. **防止复发** 对于易发生脑卒中患者防止复发要积极控制血压、控制血糖、降血脂和抗血小板聚集等。

（四）治疗

促进脑部血液循环、促进脑代谢和防范脑梗死。虽然目前没有特效药治疗血管性痴呆，但建议使用胆碱酯酶抑制剂、NMDA受体阻滞剂及其他药物（长春西汀、脑代谢药、银杏叶制剂、尼莫地平、丁苯酞、神经保护剂等）可能有效。

三、由创伤性脑损伤所致的神经认知障碍

由创伤性脑损伤所致的神经认知障碍（neurocognitive disorder due to traumatic brain injury）指颅脑遭受直接或间接外伤后导致颅内大脑快速移位造成脑损伤而导致的神经认知障碍。精神障碍可在外伤后较长一段时间后出现，也可在外伤后立即出现。常见的原发性创伤包括交通事故、运动高处坠落等引起的脑震荡，继发性脑损伤包括脑水肿和颅内血肿。由创伤性脑损伤所致的神经认知障碍发生率、致残率较高，高发年龄在15～25岁，男性明显多于女性。

（一）临床表现

1. **急性期精神障碍** 急性期多出现谵妄状态，表现为存在妄想、思维不连贯伴不协调的精神运动性兴奋、无明显兴奋躁动、精神萎靡、淡漠无欲、幻觉、错觉。严重者可发生意识障碍，轻者持续数秒至数十分钟，重者可发生意识丧失数小时或数月之久，然后转变为痴呆状态。

2. **慢性期精神障碍** 严重颅脑外伤可发生智力受损，典型症状为记忆力减退、反应迟钝和注意力降低；人格改变症状为焦虑、抑郁、情绪不稳和易激惹，如出现人格改变多伴有智力障碍。

（二）治疗

颅脑外伤急性阶段的主要治疗由神经外科处理。急性期过后，应积极处理由外伤所致谵

安症状。对于其他精神科症状给予苯二氮䓬类、抗精神病药物治疗。病情稳定后可进行综合治疗：

1. **药物治疗**　脑活素、神经生长因子、胆碱能药物能改善记忆能力和语言的流畅性，毒扁豆碱、多奈哌齐对认知损害和情绪有效，促进脑功能恢复。颅脑外伤后癫痫者应当积极控制癫痫发作，对症使用抗癫痫药物。

2. **康复训练**　根据患者具体的认知功能受损情况，进行有针对性的专项康复训练。主要包括执行功能、记忆力、注意力训练、使用计算机辅助和虚拟现实的认知训练。

3. 高压氧治疗。

4. **物理治疗**　使用经颅直流电刺激。

四、颅内感染所致的神经认知及精神障碍——麻痹性痴呆

（一）病因与发病机制

由梅毒螺旋体侵入脑组织后产生慢性炎性反应，早期可引起神经梅毒症状，随着疾病进展，可能出现痴呆或轻度神经认知功能障碍，晚期可发展为麻痹性痴呆（general paresis of insane，GPI）。

（二）临床表现

1. **精神症状**

（1）早期：表现为性格改变、焦虑不安、易激惹、注意力不集中、睡眠障碍、兴奋、记忆减退、易疲劳等。思维迟钝，智力下降，常被忽视或误诊为焦虑抑郁等精神疾病。

（2）进展期：以日趋严重的智力减退及人格改变为主，常表现为知觉、注意、记忆力、计算力、思维等智力活动的衰退，性格改变、行为异常、举止粗鲁、道德感及羞耻感下降，可有情绪易激惹、幻觉妄想或强制性哭笑等。

（3）晚期：痴呆表现加重，意向倒错、情感淡漠、本能活动亢进和异常的情感反应。

2. **躯体症状**　神经系统症状和体征常发生在疾病中、晚期。通常表现的神经体征如吐字不清、单调脱节、视神经萎缩、阿罗瞳孔、唇、舌、脸、手指震颤和书写障碍，锥体束征和感觉性共济失调；易出现大小便失禁、便秘、尿潴留和癫痫样发作等情况。

（三）诊断要点

颅内感染诊断困难，脑脊液培养阳性率低，需要结合临床表现、影像学检查及血常规、脑脊液常规等指标综合判定。

（四）治疗

治疗原则首先对因、对症和支持治疗。对因治疗是选择抗生素治疗神经梅毒，但治疗剂量需确保脑脊液中达到有效治疗浓度。精神病药物、情绪稳定剂和抗抑郁药可作为辅助药物用于对症治疗。

五、颅内肿瘤所致的神经认知及精神障碍

（一）病因与发病机制

精神障碍表现与发生率同脑肿瘤部位、性质、年龄等因素有关。颅内肿瘤所致精神障碍的机制与肿瘤引起的颅内高压有关，精神症状包括情感症状、神经认知障碍和精神病性症状。

（二）临床表现

1. 常见精神症状 与肿瘤的生长部位、肿瘤的大小、性质、生长速度及个体素质、局灶性神经系统症状或精神症状等多种因素的综合作用有关。

（1）神经认知障碍：颅内肿瘤所致的精神症状中最常见的是神经认知障碍。轻者可出现近记忆减退、反应迟钝、思维不连贯、集中注意力困难、定向障碍、注意范围缩窄及嗜睡，随病情逐渐加重可发生意识障碍甚至昏迷，意识障碍早期会出现反复性，间断会有意识较前清醒期。神经认知障碍可表现为全面痴呆。思维贫乏。定向障碍。记忆力严重减退。计算力、理解能力和判断力下降。当肿瘤体积较大时可引起严重的颅内压增高，导致精神运动迟缓、嗜睡、木僵和昏迷等神经精神障碍。

（2）情感障碍：早期可出现易激惹。病情进展到中期会发生欣快、焦虑或抑郁。后期则以情感淡漠为主，表现为对周围事物不关心，缺乏主动性、对家人冷漠。

（3）人格改变：与病前性格判若两人，表现为消极、主观被动、无羞耻感、低级意向增加、行为幼稚及违背常理的行为。

（4）其他：脑肿瘤的任何阶段均可出现各种精神异常状态，临床如类偏执性精神病、类精神分裂症和类双相障碍。

2. 局限性症状 精神症状多见于颞叶、额叶、胼胝体等部位肿瘤，程度严重，并出现时间早，次为脑干、顶叶和三脑室及。多发性肿瘤、双侧大脑多见于较单侧脑、单个肿瘤，多见幕上肿瘤较幕下肿瘤。不同部位颅内肿瘤的精神症状常有不同特点。

（三）治疗原则

如果确诊是颅内肿瘤，主要的综合性治疗采取手术、化疗、放疗等。针对焦虑、抑郁等症状，可以进行抗焦虑、抗抑郁治疗，对精神症状，可进行抗精神病药物治疗。如果是患者对肿瘤的心理反应还应考虑心理治疗的介入。

六、癫痫性神经认知及精神障碍

（一）病因与发病机制

癫痫性神经认知及精神障碍的病因与发病机制目前尚不能完全明确。大脑的器质性或者结构性病变是造成癫痫的病因，也可以是癫痫性精神障碍的病因。

（二）临床表现

1. 发作前精神障碍 发作前精神障碍表现为先兆和/或前驱症状。先兆通常在癫痫发作前时间较短，一般不超过1分钟且是一种部分发作。因不同部位的神经元异常放电，患者

发作会有不同的表现，但同一位患者每次发作前的先兆却往往相同。前兆可表现为幻觉、错觉、其他特殊感觉等。癫痫发作前会出现前驱症状，时间较长，持续数小时至数天。前驱症状表现为不自觉地眨眼睛、耸肩膀、身体前倾、弯腰、眩晕、烦躁不安、腹部不适、肌肉麻木、手指颤动、紧张、情绪不稳、失眠、焦虑等，癫痫发作症状将随之终止。

2. 发作时精神障碍

（1）自动症（epileptic automatisms）：指发作时或发作刚结束时出现的意识不清状态，此时患者在无意识中完成简单或复杂的动作和行为。自动症发作前常有先兆，如头晕、耸肩、身体前倾、流涎、躯体感觉异常等。发作时突然不自主地反复咀嚼舐唇、目光呆滞、反复解系纽扣和牵拉衣角等行为，缺乏目的性、动作笨拙，少数能完成较复杂的技术性工作。发病期间发生的事情在发作后会完全遗忘。

（2）神游症（fugue）：比自动症少见，神游症又称梦游症，多见白天和晨起后突然发作，患者无目的外出漫游，持续数小时或一天，常突然清醒，对发作中的经历遗忘或部分遗忘。

（3）朦胧状态（twilight state）：是癫痫患者最常见的发作性精神障碍。可发生复杂的非理性行为，发作突然，发作时意识不清，定向力不完整，感知力差，甚至有伤人、毁物等冲动行为，也可表现情感淡漠等异常行为。发作结束时意识突然清醒，事后完全遗忘。

3. 发作后精神障碍　可出现自动症、朦胧状态，或有短暂的偏执、感知觉障碍如幻觉等症状。

4. 发作间期精神障碍

（1）癫痫性人格障碍：明显偏离正常且根深蒂固的行为方式，具有适应不良的性质，整个人格异常。主要特点：①思维缓慢、缺乏创造性、思维转换困难，病理性赘述等。②情感易激惹、情感高涨、暴怒、报复心强、争强好斗、有攻击力而不能自制。还存在记忆力障碍、智力障碍、学习能力障碍等问题。由于癫痫性人格障碍与精神分裂症存在部分交叉重叠，所以需要与精神分裂症进行鉴别诊断。

（2）精神分裂症样状态：约有半数的患者存在轻度或短暂的意识障碍；可有一过性情感淡漠或易激惹等症状，但多数情况下情感反应是协调的；幻觉形象生动鲜明，多有恐怖、威胁性质，常有幻听、幻视并存现象或伴有冲动攻击行为；妄想内容以关系、被害、嫉妒为主，常单调、刻板或带有迷信色彩。常见病理性赘述、思维僵滞；部分患者有记忆障碍和智力缺陷；接触方面较精神分裂症好，患者对癫痫病史多能叙述，自知力恢复快；多数患者出现精神症状时，癫痫已减少或停止发作；部分患者有癫痫性精神障碍的家族史，病前为癫痫性格（自我中心、固执、易激惹）者也不少见；其精神病程和住院时间均比精神分裂症短，很少出现精神衰退。

（3）癫痫性痴呆：表现为缓慢进行性发作的智力减退，合并有特殊的人格改变，即在情感、思维、行为等方面都具有癫痫患者的黏滞性和刻板性特点。患者可表现为重复言语、思维迟缓、思维贫乏、病理性赘述等。同时，患者的理解、计算、记忆、分析综合等能力也明显减退。产生机制不明，可能与遗传、发病年龄及发作频率有关。抗癫痫治疗及改善脑功能药物可能有效，预后不佳。晚期患者变得表情呆板、情感淡漠、行为笨拙、消瘦虚弱、生活完全不能自理。

（三）诊断要点

主要依据患者的病史、临床症状、脑电图检查等。

（1）突然性、间歇性发作，伴意识障碍、全身或局限性抽搐。

（2）发作不分场合，可有自伤、尿失禁、瞳孔散大、对光反射消失。

（3）CT或其他辅助检查可明确继发性癫痫病因。一般脑电图检查对癫痫诊断具有特征性。

（四）治疗

癫痫精神症状发作时，在医生指导下使用抗癫痫的药物进行治疗，如卡马西平、苯妥英钠、氯硝西泮等，应根据癫痫的类型选择合适的药物。仍无法控制疾病者，可以通过手术的方式切除癫痫的致病灶。生活中应减少对大脑的刺激，避免抽烟、喝酒，不要喝有兴奋性作用的饮料，还应避免熬夜，需要保持情绪稳定。

（五）病程与预后

癫痫主要分为原发性和继发性癫痫，积极治疗癫痫病原发病。及时就医，坚持服药，一般是可以治愈的。

1. 原发性癫痫 有一些原发性癫痫，具有一定的遗传背景，大多在幼儿期和少年期起病，此类患者需要长期口服药物控制癫痫发作，一部分患者经过规范化治疗可以治愈。

2. 继发性癫痫 继发性癫痫发作大多是由于患者本身其他疾病导致的。如果患者是继发性癫痫，如颅内肿瘤引起的癫痫，患者的癫痫可以在肿瘤切除后彻底治疗。

七、躯体感染所致的神经认知及精神障碍

（一）病因与发病机制

由各种病毒、细菌、真菌、寄生虫、螺旋体等作为病原体造成中枢神经系统以外的全身感染进一步继发产生的神经认知及精神障碍。

（二）临床表现

1. 流行性感冒所致神经认知及精神障碍 一般感冒所致的精神障碍只是暂时的，早期患者主观感受到头晕、头痛、乏力、失眠，以前额为主的头胀、注意力不能集中、健忘、对声光刺激特别的敏感、全身的肌肉关节酸痛、容易感到疲劳、精神萎靡、焦虑及多梦等，并且有多汗、心悸等自主神经功能失调的症状。在持续高热时可以出现意识障碍或谵妄状态，如有些患者还能看到河水泛滥，感觉到身体有流动性液体等。恢复期患者可遗留睡眠问题和抑郁焦虑等症状。

2. 肺炎所致神经认知及精神障碍 多在持续高热时，以意识障碍最为多见。轻者呈嗜睡状态，重者会陷入昏迷，多数谵妄状态思维不连贯、兴奋、躁动不安、定向障碍及错觉和幻觉等，意识障碍多在数天内随肺炎控制而好转。少数患者随着体温下降可出现紧张、坐立不安或兴奋、话多、表情欣快、失眠、记忆力减退等症状。

3. 伤寒所致神经认知及精神障碍 在伤寒及其高热的情况下，患者出现谵妄状态，可持续到恢复期，多在发热后表现为情感淡漠、反应迟钝。可有片段的关系妄想、被害妄想

等，与幻觉有一定联系持续时间较长时，易误诊为精神分裂症。多发生在谵妄前或躯体疾病好转期。表现类似轻躁狂，但思维奔逸症状不突出，持续时间短暂。

4. 病毒性肝炎所致神经认知及精神障碍 在疾病过程中可能出现脑衰弱综合征，也有可能出现情感障碍，表现为焦虑或者抑郁、自我评价低，甚至会出现自伤和自杀的观念或行为；在病情严重时，可出现意识障碍，多数患者表现为嗜睡、谵妄或者昏迷状态。

（三）治疗原则

躯体疾病所致的神经认知及精神障碍可依据原发病的诊断，有证据显示精神障碍系该躯体疾病导致。治疗原则以病因治疗、精神症状处理及精神治疗为主。

八、内分泌障碍所致神经认知障碍

（一）病因与发病机制

内分泌疾病所致神经认知障碍及精神障碍指内分泌腺或内分泌组织本身的分泌结构和/或功能异常时发生的综合征。还包括激素受体异常，激素来源异常和由于物质或激素代谢失常引起的生理紊乱所发生的综合征。

（二）分类

1. 肾上腺功能异常所致神经认知及精神障碍。
2. 甲状腺功能障碍所致神经认知及精神障碍。
3. 性激素异常所致神经认知及精神障碍。
4. 糖尿病所致神经认知及精神障碍。

（三）临床表现

1. 肾上腺功能异常所致神经认知及精神障碍 库欣综合征常伴有认知障碍，包括记忆减退、注意力不集中。部分患者可出现幻觉、妄想。使用类固醇治疗2周内可出现躁狂样表现或精神病性症状，此症状因类固醇剂量的增加而加重。当突然停止使用类固醇时，则可能出现情绪不稳、抑郁、记忆损害、谵妄等。肾上腺素功能减退所致的精神障碍，多在病初会有性格改变，如情感不稳定、易激惹或哭泣、消极等。急性肾上腺皮质功能减退症常威胁生命，可表现为谵妄、木僵或昏迷。慢性肾上腺皮质功能减退的症状隐匿，与抑郁症症状相似。如表现为情绪低落、易疲劳、性欲乏力、食欲缺乏、体重减轻、情感淡漠、性欲减退，还有注意和记忆障碍、意志行为减退，甚至有人格改变等。需要注意的是，意识障碍可有谵妄、错乱或昏迷状态，多在肾上腺危象发作时出现。

2. 甲状腺功能障碍所致神经认知及精神障碍 如果是比较轻的患者，可以有记忆力、注意力、理解力、计算力的减退、嗜睡的症状一般比较突出，反应比较迟钝。重者可以表现为痴呆、木僵、昏睡等变化是非常有特征性的。甲状腺功能亢进所致神经认知及精神障碍是由于甲状腺激素分泌过多所致。女性比男性多见，好发于20～30岁的女性。甲亢所致精神障碍的患者缺乏典型的愉悦心境，包括话多、失眠、易激惹、烦躁等。与躁狂发作的表现有类似之处，既往有误诊者。在甲状腺危象时，可出现精神病性症状如幻觉和被害妄想等。淡漠型甲状腺功能亢进较少见，多发生于中、老年人。患者表现为情感淡漠、迟滞性抑郁、体重减轻、食欲缺乏，注意力不集中和记忆力下降，类似痴呆。当患者的甲状腺功能正常时，抑郁和焦虑症状常不需要治疗即可消失。精神症状持续者应给予精神药物治疗。

3. 性激素异常所致神经认知及精神障碍 性激素异常所致神经认知及精神障碍一般指女性在月经、妊娠、分娩、绝经等情况下性激素平衡失调，如在月经前期出现的易激惹、情绪不稳、抑郁、焦虑、睡眠障碍等症状；妊娠期出现的焦虑、抑郁、睡眠障碍和脑衰弱综合征等；围绝经期出现抑郁、焦虑、偏执和脑衰弱综合征等。

4. 糖尿病所致神经认知及精神障碍 糖尿病所致神经认知及精神障碍一般存在睡眠障碍、焦虑、抑郁等。还常有轻度认知障碍，引发记忆力减退、注意力不集中等认知功能障碍。如酮症酸中毒和高渗性昏迷的早期可出现急性认知损害，出现行为紊乱，病情加重后表现为意识障碍，包括谵妄。

（四）治疗原则

治疗原发病，从而改善神经认知障碍。对于功能亢进性疾病可以手术切除导致功能亢进的肿瘤或增生组织，也可使用放射治疗破坏内分泌肿瘤或增生组织来减少激素的分泌。功能减退性疾病最常见的治疗方法为外源激素的替代治疗或补充治疗，直接补充激素也可产生一定的效果，内分泌腺或者组织移植对于功能减退性疾病效果较好，应注意替代治疗需要符合内分泌腺激素分泌的节律。

第三节　神经认知障碍及相关疾病患者的护理

一、护理评估

（一）一般状况评估

一般状况评估包括生命体征是否正常；进食情况、营养状况；睡眠情况，如是否有早醒、醒后难以入睡、入睡困难等。

（二）生理状况评估

生理状况评估包括意识清晰度、意识内容、意识范围、定向力及意识障碍；意识障碍发作时表现有无规律及疾病的发展趋势；观察肌力、肌张力是否正常；是否有偏瘫、震颤、病理性反射等；原发疾病情况及自理能力等。

（三）心理-社会状况评估

心理-社会状况评估包括患者病前兴趣爱好、生活、学习、个性特征、工作能力如何等；有无存在家庭之间或社会角色相处不良，人际交往关系如何；患者家庭成员、居住环境、家庭之间照护方式及家庭成员了解程度等；患者个人收入、家庭经济收入、对生活及医疗费用支出的态度。

（四）精神状况评估

精神状况评估包括有无错觉及幻觉、注意狭窄、注意固定、注意涣散、理解力、判断力、计算力；言谈的速度和力量、形式、逻辑及言谈的内容、语言、声调、面部表情、有无意志行为减退，是否有异常行为、人格改变等。

二、常见护理诊断/问题

1. **营养失调：低于机体需要量** 与生活自理能力差导致营养摄入不足有关。
2. **有受伤的危险** 与精神症状、意识障碍、神经系统症状有关。
3. **有外走的危险** 与妄想、幻觉、意识障碍有关。
4. **卫生/进食/穿着/排泄缺陷** 与意识障碍、原发疾病、精神症状、躯体疾病有关。
5. **自我认同紊乱** 与躯体疾病导致的功能或外部改变有关。
6. **睡眠型态紊乱** 与情绪不适、精神紧张、恐惧有关。
7. **健康维护能力下降** 与疾病导致的感知受损、相关知识缺乏、沟通障碍有关。

三、护理目标

1. 患者生理需求基本满足、摄入足够的营养和水、电解质保证平衡。
2. 患者没有受到伤害，能够掌握预防受伤方法和知识。
3. 患者没有外走行为，能够做到防范外走。
4. 患者生活自理能力逐渐提升改善。
5. 患者能够接受疾病导致的功能、外貌改变，努力配合治疗与护理。
6. 患者睡眠状态改变，恢复正常睡眠型态。
7. 患者健康维护能力和信心获得提高，促进健康或维持资源。

四、护理措施

（一）基础护理

1. **饮食护理** 根据患者病情变化，保证患者水分、营养和电解质的平衡。应给予高营养、易消化的食物。生活自理能力差的患者，护理人员应给予耐心地喂饭。颅内感染伴高热患者要保证充足的饮水量。意识障碍或吞咽功能障碍的患者，可通过静脉输液或鼻饲给予补充营养。精神障碍伴有癫痫的患者应避免进食过饱，防止诱发癫痫发作。

2. **睡眠护理** 针对患者睡眠情况，为患者提供一个安静、舒适的睡眠环境。帮助患者做好睡前准备，消除失眠诱因，正确面对心理因素。必要时遵医嘱给予镇静催眠药。对于睡眠规律颠倒的患者，日间应让患者适当运动，建议少睡眠。

3. **个人卫生** 对于患者可能出现尿潴留、便秘等情况，应协助患者多饮水、多活动、多吃水果和粗纤维食物，必要时按医嘱给予口服缓泻药或灌肠。有尿潴留的患者按医嘱给予导尿。患者排泄后观察排泄情况，包括次数、量、形态等，并做好记录。长期卧床患者，帮助患者适应床上排泄，定时给予排便容器，养成规律排大小便习惯。患者受精神症状和躯体疾病的影响，个人卫生的自理能力减退或消失，应定时督促或协助患者个人卫生的料理，包括修饰、更衣、洗漱、沐浴等，做好患者皮肤护理，保持床单位的整洁，防止压力性损伤的发生，避免引发感染，导致病情加重。痴呆的护理根据患者不同自理能力，维持现有日常生活能力，帮助患者养成基本的生活习惯，提供不同程度的照护，如完全照护、部分照护。

（二）安全护理

观察病情变化，做好巡视工作，检查危险因素，防止患者出现自伤、自杀行为，避免冲动行为发生的可能性。重点患者安置于重症监护室，专人护理。提供舒适的治疗环境，病室环境应安静，温湿度及光线适宜，避免噪声、强光线的刺激，同时病房要做到无危险物品与障碍物。对严重抑郁、焦虑，特别是有自伤自杀企图或行为的患者重点关注，不离视线内看护，防止自伤自杀发生。对于兴奋状态或有冲动行为的患者，避免语言刺激，给予鼓励，帮助其调整情绪，防止暴力行为发生。有意识障碍的患者，应防止患者跌倒、坠床或存在幻觉、妄想下出现暴力行为，应给予加床档或保护性约束等。

（三）症状护理

1. **定向力障碍的护理**　通过增加患者现实定向感进行训练，病室内设置日历和时钟，必要时用分页日期的日历、大指针的时钟有助于患者对时间的认识，明显的标志认识常用的生活物品，及时纠正或提醒其准确的人、地点、时间的理念，鼓励患者阅读书籍或看电视节目，使患者提高对新事物的兴趣。

2. **意识障碍的护理**　患者在护理人员视线范围内，防止意外发生，晨、晚间做好口腔护理，定时翻身叩背，防止发生坠积性肺炎和压力性损伤。对精神不受控制的患者应限制活动范围，遵医嘱给予药物治疗，加强保护，以免发生意外。重点观察生命体征及瞳孔变化。

3. **谵妄的护理**　患者谵妄状态，意识改变，伴有鲜明、生动、恐怖性的幻觉、妄想，防止其发生意外，应专人不离视线内看护，加强防范，如病室内的设施要简单、在床上要加床档、控制患者的活动范围，患者情绪激动、恐惧，产生冲动或逃避的行为，如暴力、跳楼、自伤等危险行为，给予陪伴患者，耐心地给予安慰，帮助其稳定情绪。必要时遵医嘱给予镇静剂协助患者安静下来。

4. **痴呆的护理**　患者来到陌生环境或做不熟悉的事情就会变得激动不安，护理人员要有耐心给予患者解释，避免意外发生。参加活动时，如患者拒绝，不要强求其参加，给患者充分的考虑时间，以免患者焦虑不安或行为失控。

5. **对症护理**　神经认知障碍患者出现恶心、呕吐、头痛、高热及昏迷等躯体症状（参照内科护理学相关内容）。

（四）药物护理

向患者家属详细介绍药物治疗的相关知识，指导患者家属督促患者定时按剂量服药，不可自行减药或停药，否则会发生严重的不良反应或使病情加重、复发。抗精神病药常有抗胆碱作用，使膀胱括约肌收缩增强，导致小便困难，及时解除尿潴留，避免造成患者烦躁不安，加重病情。

（五）心理护理

1. 与患者沟通要有足够的耐心，交流时语言简单易懂，态度温和，积极主动地关心患者健康，减轻患者的焦虑和抑郁。

2. 与患者建立良好的护患关系，以实际行动关爱、支持和鼓励患者，给予患者心理支持并鼓励其家属多陪伴患者。

3．增加社会支持，开展难度适宜的社会功能训练，提高患者对社会环境和家庭的适应能力，更好地接纳患者并帮助患者适应社会生活。

4．鼓励患者适当参加集体活动，转移对疾病的注意力，感受集体活动的快感和释放不愉快情绪。

（六）健康教育

1．疾病知识　向患者及其家属宣教本病的症状和表现，可以帮助及早发现和诊断病情，尽早采取治疗措施，使患者的精神症状尽快地改善，积极地治疗原发疾病。

2．病情观察　告知家属患者有精神症状，如意识模糊、兴奋为主时，可能导致自伤、伤人等冲动行为的发生，尽快到医院接受治疗。在疾病的早期，患者主要以记忆力减退、智力减退和人格改变为主，应照顾好患者的日常生活，提高认知障碍患者的生活质量。患者家属要给予足够的关注、关爱，并帮助患者维持良好的生活习惯。

3．配合治疗　指导家属及时了解疾病，帮助患者进一步恢复生活功能和社会功能，积极预防各种脑部或躯体疾病的发生。

4．康复训练　生活节奏规律，保证充足的睡眠和休息，合理饮食，进行适当的运动等，有助于患者身心健康和康复，缓解患者精神压力和焦虑情绪，减少冲突和误解，更加及时发现病情的变化。

五、护理评价

1．患者是否满足基本生理需求、能否摄入足够的营养、保证水和电解质的平衡。
2．患者有无发生外伤，是否掌握预防受伤方法和知识。
3．患者有无外走的发生。
4．患者的生活自理能力是否有提升。
5．患者能否接受疾病所导致的功能、外貌改变，是否积极配合治疗与护理。
6．患者睡眠有无得到改善，是否恢复正常睡眠型态。
7．患者有无维护健康的能力和信心，能否促进健康或维持资源。

本章小结

思考题

1．简述血管性痴呆患者的临床表现。

2．简述癫痫性神经认知及精神障碍的病程与预后。

更多练习

（曲立新）

第十八章　人格障碍患者的临床特点与护理

教学课件

学习目标

1. 素质目标

（1）以尊重、接受的态度对待人格障碍患者，理解患者很难做到改变自己以适应他人。

（2）理解人格障碍可能会造成患者本人或给他人带来不适及安全隐患。

2. 知识目标

（1）掌握：人格障碍的概念与护理要点。

（2）熟悉：常见人格障碍的主要临床表现。

（3）了解：人格障碍的类型、病因与发病机制。

3. 能力目标

（1）能够应对人格障碍患者突然发生的攻击性行为。

（2）能够为人格障碍患者及家属提供适当的心理护理和健康教育支持。

案例

【案例导入】

王女士，28岁，职场白领。王女士是一个安静和内向的人，她经常对社交场合感到不适和焦虑。她对他人的评价和批评非常敏感，害怕被拒绝或被冷落。因此，她经常回避社交活动，拒绝与他人建立新的关系。一天，王女士收到一个朋友的邀请参加一个聚会。虽然她对与朋友见面感到高兴，但她同时也感到紧张和不安。她开始担心自己在聚会上会遭到他人的批评或嘲笑。她开始犹豫是否接受邀请。在聚会的当天，王女士感到十分紧张，她不断思考自己可能面临的尴尬和困境。当她到达聚会现场时，她发现自己很难参与到大家的对话中去。她感到自己的话题和兴趣似乎总是与他人不同，她害怕自己会被认为是不合群的、无趣的或怪异的。

【请思考】

1．该患者的人格表现有何异常？

2．该患者存在哪些护理问题？护士给予的护理措施有哪些？

【案例分析】

人格（personality）即个性，是由人格倾向性和人格心理特征两个方面构成，体现在个人固定的行为模式和日常与人相处的习惯方式，是全部心理特征的综合。人格的形成受先天生理因素和后天环境因素影响。每个个体的人格具有独特性，一旦形成，往往具有持久稳定性，难以轻易改变。

人格障碍（personality disorder）是一种常见的行为障碍，指在没有认知过程障碍或智力缺陷的情况下，其内心体验和行为与个人所处的文化背景明显不协调。患者长期以来以不适应的方式对待周围的人和事物，导致个人和/或他人承受痛苦，对个人和社会产生负面影响。

在全球范围内，人格障碍流行病学研究的报道并不多，目前国外报道人格障碍患病率为2.8%～13.0%。人格障碍具有性别差异，如反社会和强迫型人格障碍以男性患者更为常见，而边缘型、依赖型和表演型人格障碍以女性患者较为多见。人格障碍与精神疾病的发生有一定联系，如精神分裂症患者在病前常有分裂型人格表现，偏执性人格容易发展成为偏执性精神障碍。

第一节　人格障碍患者的临床特点

一、病因与发病机制

人格障碍的病因与发病机制目前尚未完全阐明，一般认为是在生物学因素的基础上，受到心理社会环境不良因素的影响而形成的。

（一）生物学因素

1. **遗传因素**　研究表明人格障碍有遗传基础。人格障碍患者亲属中人格障碍的发生率较高，即其一级亲属的患病率明显高于非亲属；双生子的研究和遗传度研究发现，同卵双生子的人格障碍同病率高达67%，异卵双生子人格障碍的同病率是31%，双生子总体的人格障碍遗传度为0.60；且研究发现有遗传基础的寄养子在成年后与正常非亲属相比，仍有较高的人格障碍发病率。

2. **神经生化因素**　现有研究表明，在5-HT失调的人格障碍患者一级亲属中，催乳素对5-HT吸收/释放抑制反应降低，并且一级亲属中患有人格障碍的危险升高。边缘型人格障碍和反社会型人格障碍的冲动攻击性的阈值降低可能与杏仁核过度反应及大脑前额叶皮质抑制冲动能力降低相关。而分裂样人格障碍的认知缺陷可能与前额叶皮质的多巴胺及去甲肾上腺素活性降低有关。

3. 病理生理因素 50%人格障碍者的脑电图发现慢波，与儿童的脑电图相似，中年以后情况会有所改善，因此有学者认为人格障碍是由于大脑发育成熟延迟，使得在冲动控制和社会意识方面成熟延迟。大脑发育的不成熟可能与孕期及出生后发生的中毒、感染、营养不良等有关。

（二）心理社会因素

童年的生活经历对个体人格的形成具有十分重要的作用，重大精神刺激或生活挫折都会对其产生不利影响。如父母离异、从小缺乏父爱的孩子成年后往往表现出性格上的胆小、畏缩，母爱的缺失可能是反社会性人格的重要成因。教养方式不当也是人格发育障碍的重要因素。父母教育态度的不一致，使小孩生活在矛盾之中；父母酗酒、吸毒、偷窃、淫乱或本身有精神疾病或人格障碍或犯罪记录对儿童都起到了不良的“示范”作用；家庭对儿童提出过高的要求，造成对学习的逆反心理；达不到父母的期望值，儿童始终生活在阴影之中。

（三）环境因素

不良的生活环境、结交具有品行障碍的“朋友”，处于大多数成员具有恶习的社交圈子，对人格障碍的形成往往起到重要作用。受大量淫秽、凶杀等内容的小说、游戏及影视文化的影响，青少年往往法律观念淡薄，加之认识批判能力低，行为自制能力差，情绪波动性大，容易通过观察、模仿或受教唆等而习得不良行为，甚至出现越轨行为。此外，社会上存在的不正之风、拜金主义等不合理的社会现象、扭曲的价值观念对人格障碍形成的消极作用不可忽视。

二、常见临床类型及表现

为了研究和临床实践的方便，通常把人格障碍分为若干类型。DSM-5将人格障碍分为三组：A组有偏执型、分裂样和分裂型人格障碍，此组人格障碍以行为古怪、异常为共同特征；B组有反社会型、边缘型、表演型、自恋型人格障碍，此组人格障碍以戏剧化、情绪化为共同特征；C组有回避型、依赖型和强迫型人格障碍，以焦虑或恐惧行为为共同特征。

（一）A组

1. 偏执型人格障碍 偏执型人格障碍（paranoid personality disorder）以明显猜疑和偏执为特征。多见于男性患者，类似名称有狂信型人格（fanatic personality），诡辩型人格（querulant personality）。

这类人表现固执，敏感多疑，过分警觉，心胸狭隘，好嫉妒；自我评价过高，体验到自己过分重要，倾向把自己的错误推诿给客观情况，拒绝接受批评，对挫折和失败过分敏感。如受到质疑则出现争论、诡辩，甚至冲动攻击和好斗；常有某些超价观念和不安全感，不愉快，缺乏幽默感；此类人经常处于戒备和紧张状态之中，寻找怀疑偏见的根据，对他人的中性或善意的动作，歪曲而采取敌意和藐视，对事态的前后关系缺乏正确评价；容易发生病理性嫉妒。易发生偏执狂或偏执型精神分裂症。

2. 分裂型人格障碍 分裂型人格障碍（schizoid personality disorder）以古怪离奇和冷漠离群为特征。一般在童年早期开始长期存在。

其主要表现为退缩，孤独，沉默，隐匿，不爱交往；情绪缺乏和冷漠，不仅自己不能体验欢乐对人也缺乏温暖，爱好不多；过分敏感而且害羞，胆怯、怪癖，对表扬和批评均反应不良；未丧失认识现实的能力，但常表现孤立行为，趋向白日梦和内省性隐蔽；活动能力差，缺乏进取性。对人际关系采取不介入的态度；缺乏性兴趣；缺乏亲密和知心朋友。

（二）B组

1. 反社会型人格障碍（antisocial personality disorder） 是人格障碍中对社会影响最为严重的类型。多见于男性。此类人格障碍的特征是高度的攻击性。

这类人易冲动，对挫折的耐受力极低，容易冲动，易发生破坏、袭击和强奸等行为，因而造成失业、婚姻问题和违法犯罪行为等。对危险情境的焦虑水平相较常人低，习惯于去冒险和寻求刺激，不习惯于稳定的生活。冷酷无情，患者总是以自我为中心，对他人的苦楚无动于衷，漠视自己的行为给他人造成的不便，做了坏事毫无内疚感。难于维持正常人际关系，患者没有兴趣建立和维持长期的和睦关系，但有时为了达到自身的目的，在需要的时候也会表现出礼节和克制，但一旦目的达成，又会恢复其傲慢无礼的特质。

2. 边缘型人格障碍（borderline personality disorder） 其主要临床特征在于人际交往、自身形象、情绪和行为的不稳定。

在人际关系中，经常在极端亲密和极端对立关系之间剧烈变换，很难维持稳定的人际社交关系，通常状态下人际关系紧张。自我形象紊乱，患者对于自身的认知、看法和评价混乱，甚至对职业、性别取向模糊，自尊下降，常伴有持续的空虚感。极其不稳定的情绪，他们经常害怕被遗弃，有持续的空虚感，对情绪控制和挫折的承受力较差。上一刻还表现为兴高采烈，而下一刻则变为气愤难平。冲动性行为，为了缓解焦虑，他们经常会表现出冲动性的行为，且不计后果，如赌博酗酒、挥霍钱财、药物滥用和自伤行为等。75%以上的边缘型人格障碍患者都曾出现过自伤或自杀意向。

3. 表演型人格障碍（histrionic personality disorder） 又称寻求注意型人格障碍（attention-seeking personality disorder）或癔症型人格障碍（hysterical personality disorder），是以情绪不稳定和以夸张的行为吸引注意为主要特征的一类人格障碍。一般认为，女性较为多见，随年龄增长可逐渐改善。

患者容易受自身暗示或他人与环境的影响，或把想象当成现实。情绪表达戏剧化，行为夸张，既不真实，也不深刻，特别喜欢得到他人的关注和夸奖。为避免被拒绝，常采用不同的方式去操纵支配他人，如哭诉、发脾气、说谎欺骗、献殷勤或自杀行为等。总是以自我为中心，人际关系浅，夸大和别人之间的友谊，相信其他人都喜欢他。由于不现实地去看待他人，很难与他人维持满意和稳定的关系。

（三）C组

1. 强迫型人格障碍（obsessive compulsive personality disorder） 以追求完美和严格要求为特征。约70%的强迫症患者病前都会有强迫型人格障碍。

此类人的特征为惰性、犹豫不决，好怀疑和按部就班。他们以十全十美的高标准要求自己，常表现为对任何事物都要求过严、过高，循规蹈矩，拘泥细节，按部就班，不容改变。因做事不完美而产生的过度焦虑。若不按照要求做就感到不安，甚至重做。在避免犯错的过程中，可能会优柔寡断，从而不能正常地与人交往。患者极其想控制环境，迫使自己和他人严格去遵守规范和要求，日常生活中缺乏灵活性，让他们看起来严厉、固执甚至专横。每当事情不符合患者的预期时，患者会表现强烈的愤怒不满情绪，给自身和他人带来很大压力。

2. 回避型人格障碍（avoidant personality disorder） 以强烈的社交焦虑、社交回避和对他人观点的敏感为特征。

患者经常认为自己能力不行，产生自卑感，在日常生活中容易瞻前顾后。过于关心事情的消极方面，不能客观地去看待周围情境及其相互作用，对人际关系中的批评或拒绝都过度敏感，经常处于对人际关系的焦虑与恐惧当中，总会不断回忆那些批评的场景。

在社交场合总是沉默寡言，经常避免去参加社交活动，更愿意选择那些不需要交际活动的工作。虽然也会渴望得到亲密关系，但由于过分焦虑担心使得不易与他人建立长久的社交关系。

3. 依赖型人格障碍（dependent personality disorder） 是以在行为上对他人的过分依赖为主要特征。

过分依赖和顺从，由于自己感到很无能和无助，习惯让他人为自己做决定，就算是穿衣着装也不习惯于自己去做出决定，因而过分地去依赖他人。同时因害怕与依赖对象分离，经常担心因为自身的不足使得对方抛弃自己，为了维持这段关系，总是尽自己最大的努力去获得他人的认可，从而造成过度顺从及甘愿受虐。患者会很在意依赖对象的评判或批评，常常轻视自身具备的能力，因自我怀疑而感到痛苦，强烈需要得到他人的安慰和支持。他们也可能出现身心方面的不适，如疲惫、紧张、焦虑抑郁等症状。

三、诊断要点

人格障碍诊断的变迁，反映出对人格障碍临床诊断的认知和发展轨迹。早在1952年，美国精神病学会出版的DSM-1，标志着人格障碍诊断有了正式的开端；1968年出版的DSM-2补充了人格障碍的起病时间。1980年DSM-3的出版标志着人格障碍诊断进入了后期阶段。DSM-3提供一个系统的框架来理解人格障碍，代表了人格障碍诊断和分类的重大进展；此后出版的DSM-4及其修订版DSM-4-TR，均沿用了DSM-3的多轴诊断策略、类别诊断标准。2013年出版的DSM-5，继续沿用人格障碍诊断标准。

人格障碍主要根据其病史来进行诊断。此外，临床访谈、诊断量表、自评问卷等是非常有效的辅助诊断手段。目前在国际上常用的人格障碍诊断量表主要有SCID-2和人格诊断问卷（personality diagnostic questionnaire，PDQ），自评问卷为DSM-5人格量表（personality inventory for DSM-5，PID-5）。

（一）病程

开始于少年、青少年期或成年早期，没有明确的起病时间，人格障碍不具备疾病发生发展的一般过程。

（二）病因

非广泛性大脑损伤或病变及其他精神方面障碍所直接引起的，人格障碍通常没有明显的神经系统形态学病理改变。

（三）行为模式

人格显著地偏离了其所在的文化环境应有的范畴，因而形成与众不同的行为模式。这种异常的行为模式并不局限于精神疾病的发作期，且与个人及社会的多种场合也不相适应。

（四）临床表现

人格障碍主要表现在情感和行为的异常，个性上有情绪不稳定、自制力较差、与人合作能力和自我超越能力不足等特征，但其在意识状态、智力方面均无明显缺陷，而且一般没有幻觉和妄想，可与精神病性障碍相鉴别。

（五）社会功能

人格障碍患者能应付一般的日常和生活，能理解自己行为带来的后果，也可以在一定程度上理解社会对其行为做出的评价，会感到痛苦，或导致其社交关系、职业和其他重要功能受到损害。但不会为自己适应不良性行为感到焦虑，一般没有接受治疗的愿望。

四、治疗与预后

（一）药物治疗

药物治疗对于人格障碍患者没有明显作用，主要用于对症处理，一般不主张长期常规使用。针对情绪不稳定者可小剂量使用抗精神病药物；焦虑障碍患者可给予少量苯二氮䓬类药物或其他抗焦虑药物；针对冲动和攻击行为可酌情使用心境稳定剂，但药物远期治疗效果难以肯定，且在治疗过程中需要注意药物滥用问题。用药时严格执行医嘱，做好用药指导，用药后密切观察患者的用药效果、不良反应或服药依从性。

（二）心理治疗

人格障碍患者在人际交往中，经常不易控制自己的情绪，反应也欠缺理性，与他人难以建立起信任的关系，因此在建立治疗性护患关系过程中应该有充足的耐心和完备的计划，通过护士的全面接纳和以诚相待，让其在治疗性护患关系中感受到健康的人际关系。随着患者对护士信任感的逐渐增加，护士可根据患者在沟通表达和人际交往能力过程中的表现，针对性地去教授一些沟通和人际交往的技巧，指导患者以一种自身和他人都满意的方式去参加各种活动。如果患者在参加活动中感到有压力时，护士可以启发患者去反思自己的负面情绪和不理性过激行为带来的后果，努力帮助患者学会停一停，让其想想有没有更合理的方式进行表达，或者有什么可以求助的人。当患者的做法可取时，护士应及时给予其肯定。

知识拓展

具身认知视角下辩证行为疗法干预边缘型人格障碍：基于VR技术的应用

边缘型人格障碍（BPD）是一种严重的轴Ⅱ类精神疾病，具有自我-他人表征紊乱、情绪失调及行为冲动等典型具身认知特征。从具身认知视角看，BPD患者的内感受性缺陷、外感受性敏感及疼痛耐受等问题是诱发BPD患者与世界接触与互动异常的重要原因。辩证行为疗法（DBT）开展以正念为核心的技能训练，通过改变患者固化线性思维模式，学会辩证理解和处理对现实问题接纳与改变的关系来达到治疗目的，然而当前仍缺乏DBT改善BPD患者的自尊、社会认知等社会功能的直接证据。同时，传统DBT对BPD患者不良信念的干预尚有不足。虚拟现实技术（VR）作为一种具身化技术，具有和脑相似的功能机制——具身模拟，可以通过设计有针对性的虚拟环境来改变人的身体体验。因此，可以借助VR技术，通过创造矫正性环境，改变患者异常身体体验，进而改善其BPD症状。

总之，将VR技术与DBT相结合，为BPD的治疗开辟了新途径，不仅增强了疗法的有效性和患者的参与度，也为信息科技与心理咨询的融合提供了实例，展示了未来心理健康服务的发展方向。通过进一步研究和发展，这种结合方式有望更深入地解决BPD的核心问题，促进患者的心理健康恢复。

资料来源：凌辉，孟凡斐，汪植英，等.具身认知视角下辩证行为疗法干预边缘型人格障碍：基于VR技术的应用［J］.中国临床心理学杂志，2021，29（6）：1307-1311.

（三）预后及预防

由于治疗效果有限，人格障碍的预后欠佳，预防显得极其重要。应强调儿童的早期教育，努力为孩子创造和谐稳定友爱的家庭环境，尽可能地为其提供良好的生活、学习和人际交往环境；远离精神的创伤，当出现负面情绪或行为问题时，应及时给予关心并加以矫正，必要时寻找专业人士的帮助。

第二节　常见人格障碍患者的护理

一、护理评估

（一）一般状况评估

一般状况评估包括患者的生命体征、意识状态、进食睡眠和自理能力情况是否正常。是否有颅脑的病变，如感染、颅脑外伤、占位性病变和血管病变等。现病史、既往史、家族史、外伤史及用药史等。

（二）生理状况评估

人格障碍是以心理问题和行为问题为主，较少发生生理症状的改变，与其他疾病同时出现时，也可能会出现生理症状的改变。

（三）心理-社会状况评估

心理-社会状况评估包括患者的行为和生活方式与现实状况是否有所差异；是否疏离人群；能否从经历中吸取经验和教训；是否与朋友亲戚关系筋疲力尽；是否感到被抛弃；是否表现过分的做作和夸张的行为举止搅乱社会关系。

（四）精神状况评估

精神状况评估包括患者是否在童年时期出现敏感多疑、语言过于刻薄，青春期是否表现出猜疑、过分警觉、偏执甚至冲动攻击和好斗；在15岁前是否具有明显的行为活动的异常；是否在幼年期要求过高，按部就班而感觉到焦虑；是否在幼年期过分情感用事，夸大言行寻求他人注意；是否在幼年期过分敏感自卑，拒绝与他人建立关系；是否在幼年期对他人非常依赖怕被抛弃和过分地需要他人的保护。

二、常见护理诊断/问题

1. 焦虑/恐惧　与自尊低下和过度紧张，病情反复发作有关。
2. 有对他人（自己）施行暴力行为的危险　与妄想、性格不稳定、自知力缺乏有关。
3. 自我认同紊乱　与自信心的缺乏有关。
4. 社会交往障碍　与缺乏人际沟通技巧、不能正确地认识自我和对他人评价有关。
5. 应对无效　与心理调节能力不足，难以适应社会生活有关。
6. 卫生/穿着自理缺陷　与意识障碍、原发疾病、精神症状、躯体疾病有关。

三、护理目标

1. 患者能识别、描述自身不良情绪，学会情绪调节技巧。
2. 患者能正确识别、管理自身异常症状，不发生冲动伤人及自伤行为。
3. 患者能建立积极自我形象，学会自我接纳。
4. 患者家庭及社会支持提高，社会功能得到有效改善。
5. 患者心理韧性增加，能采取有效的应对策略。
6. 患者能在协助下完成日常自理活动，并能逐渐独立生活和工作。

四、护理措施

（一）基础护理

1. 饮食护理　人格障碍患者的饮食护理应注重营养均衡与饮食习惯的规律性，通过提供富含必需营养素的饮食来促进其整体健康和情绪稳定。应提供富含蛋白质、健康脂肪、复合碳水化合物、维生素及矿物质的食物，同时避免过度刺激性的饮品和食物，以减少情绪波动。针对个体差异和特定行为模式，采取灵活而耐心的饮食管理策略，有助于改善患者的生活质量和配合其心理治疗进程。

2. 睡眠护理 人格障碍患者的睡眠护理是康复过程中的重要环节，建立稳定的睡眠卫生习惯可有效改善其睡眠质量和日间功能。应创造一个安静、舒适、有利于睡眠的环境，限制咖啡因和电子设备使用，尤其是在睡前。鼓励进行放松活动如深呼吸或冥想减轻入睡前的焦虑和紧张情绪。个性化评估患者的睡眠障碍类型，必要时引入专业指导或短期的睡眠辅助措施。

3. 个人卫生 人格障碍患者的个人卫生护理着重于培养和维持日常清洁习惯，对提升自我形象、减少社交障碍及预防身体健康问题至关重要。鼓励并协助患者制定基本的个人卫生例行程序，如定期洗澡、刷牙、更换衣物和保持居住环境的整洁。必要时可进行个体化干预，如提供易于使用的卫生用品，或是安排专业的护理人员辅助。

（二）安全护理

与人格障碍患者接触时，需具备高度敏锐的安全警觉性，关注其情绪波动和行为模式的变化，一旦察觉异常状况，应迅速依据实际情况采取相应的干预措施。确保治疗环境保持安静与安全，提供宽敞的活动区域以降低外界刺激，并且要彻底排除潜在危险物品。同时，要密切关注患者在人际交往过程中的行为表现及其内心体验，依据患者的个体化需求，适时满足其合理诉求。

（三）症状护理

1. 暴力行为的护理 人格障碍患者中，暴力行为的发生往往与他们感到自身需求得不到满足或尊严受损密切相关，这种情况下，他们可能会表现出针对人或物的言语及行为攻击。对此，护士应引导他们学会通过言语方式抒发内心感受，而非诉诸攻击行为。加强对于此类患者的密切观察和护理，面对可能暴露出暴力行为的情况，护士应保持镇定，防止进一步激化患者；同时，迅速评估周边环境与相关人员状态，并及时通知其他工作人员到场，共同做好应对准备，以便迅速控制可能发生的暴力行为。

2. 冲动自伤行为的护理 护士需评估患者以往自伤史，包括情境、方式、频次、严重度及自伤前后心理状态。在非发作期间，指导患者学习如何有效排解愤怒情绪，当患者感到焦虑加剧时，应教导其向工作人员及时表达，采用言语等积极方式进行情绪释放，避免自伤或其他消极行为。对于患者遵循约定不自伤的行为，应及时肯定并予以鼓励。若患者出现自伤行为，护士首要任务是及时开展救护，在确保病情稳定后，深入了解引发自伤的心理动机和感受。在此过程中，护士应保持冷静，避免批评责备，为保证患者安全，可实施一对一的严密监测与照护。

3. 多疑的护理 患者常用攻击或找借口掩饰自己多疑的感受，护士应时刻留意自己的情绪，切忌反驳或嘲笑其做法，也要慎用幽默，因为患者可能对幽默性语言产生误会，而应认真聆听并同理表达其感受，显示对患者的尊重。

4. 操纵行为的护理 护士应提前预见患者的操纵行为，有效设定限制，帮助患者识别操纵行为，让患者知道其他人是独立的个体，不是自己的延伸。患者通常会拒绝配合控制自己的行为，要与其签订行为契约，让患者对其行为负责，让他知道还有其他行为可以选择。

同时将契约内容告知其他人员，保持与患者沟通的一致性。

5. 愤怒的护理 在接触患者时发现患者表现激越不安，有愤怒的言语时，需要注意暴力风险和防范，同时帮助患者正确地表达情感和控制冲动行为。

（四）药物护理

药物治疗对于人格障碍患者主要用于对症处理，由于部分患者可能因疾病认知不足或药物不良反应而擅自停药，导致症状控制困难，甚至许多患者会借助滥用物质来应对压力，这可能导致医嘱药物与滥用物质相互作用，增加意外风险。因此，护士应密切关注患者服药情况及是否存在滥用物质的现象，严密监测其意识状态、生命体征和活动功能等方面的变化。

（五）心理护理

人格障碍患者常在人际交往中情绪失控，缺乏理性反应，难以建立信任关系，故构建治疗性护患关系需要极大耐心与精心规划。护士应以真诚的态度引导患者以恰当方式参与各类活动。当患者在活动中感到压力时，护士可引导其反思冲动情绪和不合理反应的负面效应，寻求更合理的表达方式或求助对象。对于患者做出的积极改变，护士应及时表扬和鼓励。

（六）健康教育

1. 疾病知识指导 向患者和家属提供有关人格障碍的相关知识，帮助患者及家属理解疾病的性质、症状、影响及可能的成因。

2. 情绪与行为管理 教授患者情绪识别与调节技巧，如正念练习、情绪释放策略，以及适当的冲动控制方法，以减少负面情绪和冲动行为的发生。提高患者的沟通、协商和冲突解决能力，促进健康人际关系的建立。

3. 自我意识培养 鼓励患者进行自我反思，理解自己行为模式背后的原因，提升自我监控和自我指导能力。

4. 日常生活管理 教育患者时间管理、目标设定和日常生活规划技巧，增强独立生活能力。强调心理治疗和/或药物治疗的重要性，提升患者治疗的主动参与度和依从性。

5. 家庭与社会支持 增强家庭成员对疾病的了解，促进家庭内部的有效沟通，同时链接社区资源，扩展患者的社会支持网络。

五、护理评价

1. 患者症状是否有所改善，能否有效控制自身情绪。
2. 患者精神状态波动时，能否采取适当措施防止冲动伤害行为的发生。
3. 患者对自我形象的看法是否变得积极，自我接纳度是否提高。
4. 患者人际关系、社会功能是否得到有效提升。
5. 患者适应性是否提高，能否灵活运用多种策略应对日常生活。
6. 患者的自理能力是否得到改善，能否独立生活和工作。

本章小结

思考题

1．人格障碍患者的共同特点有哪些？

2．对于偏执型人格障碍患者，护士应如何进行护理？

更多练习

（张　磊）

第十九章　精神障碍的预防与康复

教学课件

学习目标

1. 素质目标

（1）培养同理心和沟通能力，能够帮助患者回归家庭及社会。

（2）尊重精神障碍患者，并主动为他们提供服务。

2. 知识目标

（1）掌握：精神障碍患者的康复原则及方法。

（2）熟悉：社区精神障碍患者的康复目的及护理特点。

（3）了解：延续护理在精神障碍患者护理中的应用。

3. 能力目标

（1）能运用所学的康复技能，对精神障碍患者提供各种康复训练。

（2）能在社区康复工作体系的基础上，有效开展社区精神卫生预防。

（3）能为精神障碍患者提供家庭护理。

案例

【案例导入】

李先生，30岁，高中文化，汉族，已婚。主诉：凭空闻声，疑心被害6年余，伴有自杀行为、睡眠差。现病史：患者于23岁时开始无故发脾气，对家属、同事态度冷淡，不爱打招呼，生活中从勤快逐步变得懒散，不注重个人仪表，注意力不能集中，对工作缺乏热情，常常无故迟到，不遵守劳动纪律，有时候会有不明原因的焦虑、抑郁，家人未引起重视。本次因病情反复再次入院，现已住院1个月余，无阳性症状，但生活依然懒散，自我管理能力差，患者家属要求参加院内康复活动，从而有所改善。

【请思考】

1. 李先生首先应该进行什么康复训练？
2. 如何对李先生进行此项康复训练？

【案例分析】

第一节　精神障碍的预防

一、概述

预防精神病学实际上是临床精神病学领域的进一步拓展和关键组成。随着现代生活节奏的不断加速，社会变迁、家庭构成的转变、支持体系的调整及竞争压力的增加，精神障碍的发病率也在持续上升。因此，精神障碍的预防措施越来越受到全球各国和各地医学专家的高度关注。精神卫生服务已经从仅仅针对精神障碍的治疗，演变为一个涵盖预防、治疗及康复的全方位服务体系。

二、精神障碍的分级预防

（一）一级预防

即病因预防，这是最为主动和积极的预防手段。为了预防或降低精神障碍的出现，需要消除或降低其病因和致病因子。尽管如此，目前很多精神障碍的具体原因尚未被明确，这使得针对精神障碍的初级预防变得尤为困难。

（二）二级预防

关键在于对精神障碍进行早期的识别、诊断和治疗，并努力确保疾病在得到缓解后有一个良好的治疗预期，以避免疾病的再次发作。在精神障碍的预防和治疗工作中，二级预防是一个至关重要的步骤，它对许多精神障碍的病程、转归和预后都有着显著的影响。

（三）三级预防

关键在于加强对精神残疾者的康复培训，尽可能地帮助他们恢复社会功能，降低功能性残疾的风险，提升他们的生活品质，减少精神疾病的再次发作，并且把这项工作深度融入基层的卫生保健体系中。

第二节　精神障碍的康复

一、精神康复概述

在现代医学理论中，康复被定义为身体、心理、社交及职业能力的全面恢复。精神康复作为康复医学的一个子领域，代表了康复医学在精神健康领域的实际应用。根据美国精神康复协会的定义，精神康复的核心目标是恢复和完善社区的整合，旨在提升那些因各种精神障碍严重影响其有意义生活的精神疾病患者的生活品质。精神康复代表了合作性、人本主义和个性化的服务理念，它是基于证据的健康护理和为人类提供服务的核心部分。这些建议的服务旨在辅助个体提升他们的技术能力，获取所需资源，进而帮助他们在日常生活、职业、教育和社会生活中取得成就和满足。

知识拓展

精神康复的由来

20世纪80年代，美国波士顿大学精神病康复中心的Anthony博士和他的团队致力于发展一套结合心理学、职业治疗、康复咨询等不同的学术知识，另外，再加上测试和科学实证的过程，结果他们成功地研发出一门新的技术——精神康复，并在美国国内进行了大量的人员培训。加州大学洛杉矶分校的Liberman博士和他的团队对精神康复的发展也是功不可没的，尤其是在编制康复训练程式和具体培训康复人才的内容方面。此外，新罕布什尔州达特默斯精神病研究中心的Drake博士和他的队伍在推动以循证为基础的临床实践方面做出了巨大的贡献。

资料来源：陆林，沈渔邨.精神病学[M].8版.北京：人民卫生出版社，2018.

二、精神康复体系

随着生物—心理—社会医学模型的深入应用，精神康复体系也得到了持续的完善。特别是自20世纪90年代开始，社区精神康复体系的构建进一步阐释了精神康复全程的核心理念，同时精神康复的基本原则也得到了进一步的完善。全程的康复、功能的恢复、全方位的康复、重新融入社会、全方位的覆盖已经变成了专业发展的普遍共识。根据康复活动的执行地点的差异，精神康复可以被划分为医院内部的康复和社区内的康复。在最近的几年中，随着康复领域的持续进步和康复实践经验的逐渐积累，家庭在整个康复过程中的角色日益受到关注，因此，“医院—社区—家庭”的综合康复策略应运而生。

“医院—社区—家庭”的综合干预策略主张以患者为核心，根据他们的具体病情和康复需求，组建由精神科医生、精神科护士、职业治疗师、心理治疗师和社会工作者组成的跨学科团队。这个团队与患者及其家属建立了紧密的互动关系，旨在为他们提供全程、便利、高质量和温暖的医疗康复服务。对于精神障碍的患者，除了在急性阶段进行住院治疗外，他们的大部分时间都是在社区中度过的，而家庭成为他们的主要支撑系统，也是最理想的康复地点。WHO推崇的“医院—社区—家庭”综合干预策略是一种高度协同的社区保健方式，旨在最大限度地调动家庭成员的积极性，并增强他们的监护技能，成功地将院内和院外的康复治疗融为一体，为精神障碍的患者在一个更为开放的环境中提供了更经济、更持久的康复援助。

三、精神障碍康复的基本原则与内容

（一）基本原则

1. **功能训练** 精神康复主要关注由疾病导致的功能改变，并致力于恢复人体的正常功能。因此，它高度重视功能的评估，并采用各种方式进行功能训练，包括身体活动、心理锻炼、语言沟通、日常生活习惯、职业活动及社交活动等。因此，功能性训练被视为一种精神恢复的途径和方法。

2. **全面康复** 指生理、心理、社会活动及职业方面实现全面的、整体的康复，又称整体康复或综合康复，包括医疗康复、教育康复、职业康复和社会康复等，是精神康复的准则和方针。

3. **重返社会** 精神康复旨在通过提高功能和改进环境条件，帮助精神障碍患者成为能够独立生活、实现自我价值的个体，使他们能够重新融入社会并承担起自己的职责，从而更好地融入社会。简而言之，重新融入社会是精神康复的主要目标和方向。

（二）基本内容

1. **生活技能康复训练**

（1）日常生活技能训练：涵盖了个人的卫生习惯、居住环境的清洁、睡眠质量、饮食习惯及大小便等日常生活的处理情况。目标是迅速恢复患者的日常生活自理能力，并为其未来的社会功能训练奠定坚实的基础。尽管严重衰退的人往往效果不佳，但大部分的生活技能培训在2～3周都有了显著的提升。然而，这样的训练需要持续不断的努力，一旦放松下来，就能迅速恢复到先前的状态。培训的内容涵盖了指导患者在梳头、洗脸、刷牙、漱口、洗手、洗澡和修剪指甲等方面保持良好的个人卫生习惯；根据气温的波动和不同的场合，选择合适的服装；尽自己所能地做一些工作，如整理床铺、打扫房间、烹饪食物；培养健康的日常生活习惯，如早晨起床、良好的睡眠和规律的进食；掌握如何有效地使用公共设备，如搭乘各种交通工具、ATM机之类的设备；需要熟练掌握一些基础的社交礼节，如问候和道歉等。

（2）休闲娱乐活动训练：不仅能够丰富患者的日常生活，还能转移他们的病态思维，稳定他们的情绪状态。同时，通过集体活动，可以扩大患者的社交接触范围，提高他们的社交能力，从而促进他们的身心健康，让他们对生活充满信心和希望。患者可以根据自己的实际状况选择合适的活动，如阅读书籍、报纸、玩棋牌游戏、跳舞、歌唱、体操、各种球类运动和户外活动等。集体训练是主要的训练方式，可以选择的活动场所包括病房、医院内部、医院外部、公园、超市或郊区等。

2. **药物自我处置技能训练** 与慢性疾病相似，许多精神障碍，特别是严重的精神障碍，都需要持续的长期治疗，而通过药物治疗可以显著减少其反复发作的频率。药物自我处理技能的培训旨在协助慢性精神障碍的患者更加主动和自信地使用精神治疗药物。训练的主要目的是帮助患者深入了解药物维持治疗的相关知识，使他们能够自主管理和正确使用药物，学习如何识别常见的药物不良反应，并学会进行简单的自我管理，从而增强他们持续服药的意愿，这有助于显著减少疾病的复发率，并进一步提高他们的生活品质。训练内容包括四个技能部分。

（1）掌握与精神药物相关的知识，并特别强调让患者明白药物能为他们带来哪些益处。

（2）掌握正确的自我用药方式并对其进行评估，主要目的是帮助患者正确地管理他们的药物，并对药物治疗的效果进行评价。

（3）能够对药物产生的不良反应进行识别和处理。

（4）与医务人员探讨药物的治疗问题。

3. **社会交往技能训练**　它涵盖了如何着装得当、言谈举止恰当、如何合理地传达自己的情感、维持恰当的社交距离，以及在各种情境下采取适当的行动等方面。培训课程涵盖了四大核心技能：聆听、积极地表达情感、提出需求及表达不满的情感；对话技巧（启动并保持对话）、持有独立观点的技巧（拒绝）、处理冲突的方法（达成妥协和协议）、专业技巧（面试技巧）、保持身体健康的方法（如何看门诊）及与朋友约会的技巧（邀请技巧）等。

4. **学习行为技能训练**　即教育疗法，其核心目标是培训患者如何处理和应对各种具体问题的能力。对于学习行为技能的培训，可以采纳两种策略：首先，是各种教育性的活动，如疾病、卫生、科普和时事教育等，这些活动旨在通过系统化的教育手段，提升患者的知识水平，并激发他们对新事物的兴趣和学习习惯；其次，定期组织学习班，根据患者的具体情况来选择教学内容，如对于智力受损的患者，可以教授一些基础的识字、算术、绘画和手工艺等技能。

5. **认知功能训练**　随着疾病的进展和复发次数的增多，精神障碍患者的认知功能可能会受到不同程度的影响，这进一步可能导致他们在学习上的能力减弱。训练的核心目标是协助患者提升他们的学习能力和认知功能。常用的训练方法包括记忆力提升、定向力训练、计算力训练、思维综合能力训练、益智类活动训练及手工作业训练等。

6. **职业技能康复训练**　其主要目的是协助患者制订计划和设想，提供职业咨询和培训，优化工作环境，并解决与就业有关的各种问题。通过进行职业技能的康复训练，可以有效地恢复或显著提升患者的职业技能，从而实现他们重新融入社会和重新开始工作的目标。根据患者的职业特性、兴趣和当前状况，选择合适的职业技能培训课程。

训练的内容包括：简单作业训练、工艺制作训练和职业性劳动训练等。简单的作业训练技术要求不高，形式比较简单，工序也比较简单，品种和内容适合大部分精神障碍患者，通常包括粘贴信封、整理文件、物品分类、装箱（袋）等；工艺制作训练，也被称为“工艺疗法”，是一种培训患者进行手工艺术操作的方法，这通常涵盖了多种编织技艺、工艺美术品的创作、串珠艺术、陶艺创作及服装剪裁等多个方面；职业性的劳动培训通常是在患者开始工作之前或在庇护性和过渡性机构中进行的，其训练内容应尽量与患者回归社区后所需的职业技能保持一致。在实际操作过程中，由于条件的限制，也可以选择相对相似的工种或进行替代性的活动。

四、精神障碍康复护理的特点

（一）强调自我护理

自我护理指在患者的病情允许的前提下，通过护理人员的指导、鼓励、帮助和训练，最大限度地发挥剩余和潜在的功能，以实现功能代偿、功能补偿和功能替代，最终使患者能够部分或全部照顾自己，为更好地适应社会创造积极的条件。

（二）功能评估和功能训练

在精神科康复护理的整个流程中都要持续进行。为了确保康复治疗的目标、计划的制定、措施的持续调整和效果的确认，对精神障碍患者进行功能、康复过程和效果的评估是至关重要的。

（三）注重团队协作和配合

精神科的康复护理是精神康复治疗团队中不可或缺的一部分，它全权负责治疗方案的执行和日常生活活动的管理，同时也需要了解各种康复治疗的时间表，并掌握患者在接受治疗后的各种反应。医护人员有能力实时获取相关信息，并与康复治疗团队成员进行即时沟通，以便及时更新康复方案，并共同进行针对患者的康复训练和指导，从而使康复过程更为高效和迅速。

（四）高度重视心理康复

在精神障碍的护理工作中，心理护理是一个核心焦点。精神科的康复护理需要激发患者的主观积极性，构建一个积极参与的康复模型，并进一步强调自我护理的重要性。因此，心理护理在整个康复护理过程中起着至关重要的作用。

（五）加强健康教育和指导

精神康复的相关知识已经深入到家庭成员中，而生活指导也已经延伸至家庭环境。通过对康复知识和技能的详细讲解和指导，旨在将康复护理的相关技术传达给患者及其家属，从而帮助患者提升家庭成员对康复的认知水平，增强对患者的环境支持，并激励他们将功能训练的内容更好地融入日常生活当中。在患者即将出院之前，应该给予他们加强自信和与社区相关技能的指导，以增强他们的自我健康管理技巧及对家庭和社会环境的适应性。

第三节　精神障碍患者的院内康复

一、概述

院内康复体系的建立是为了满足精神障碍患者在疾病初期或复发阶段需要接受住院治疗的需求。经过多年的研究和探索，国内外关于精神障碍的院内康复已经发展出了若干成熟的方法和模式。

二、精神障碍患者康复训练程序

（一）全面评估患者

1. 症状评估　患者在入院后的24小时之内，将由病房的主管医生对其健康状况进行全面评估。基于评估的反馈，可以决定患者是否有资格进行康复训练。如果患者的病情变得非常严重，无法进行康复训练，那么主要的治疗方法将是药物治疗。负责的医生每周都会对患者的病情进行评估，一旦他们满足了康复训练的标准，就会进行全面的评估和康复训练。

2. 躯体状况评估 可以使用《躯体健康状况评估表》，依据患者的血压、血脂、体重指数（BMI）、躯体疾病等具体情况填写相应的信息。

3. 生活自理能力评估 使用的工具为《日常生活能力量表》（ADL），根据患者的具体生活自理情况给出对应分值。

4. 社会功能评估 主要使用的评估工具为Hall和Baker的康复评估量表和《社会适应功能评估量表》，评估周期为1个月和3个月，为确保评估标准的统一性，评估人员应相对固定，依据患者的实际社交情况给出对应的分值。

5. 对疾病认知的评估 评估患者的服药态度，有无自知力，是否愿意接受服药训练及精神医学知识掌握程度等，根据患者实际的认知情况给出对应的分值。

6. 有以下情况的患者，可暂缓参加康复活动

（1）有严重的自杀风险者：这其中涵盖了自杀的观点，并在过去的4周里有过自杀的经历、情感的深度低落和对未来的悲观态度等。

（2）有冲动风险者：表现出较高水平的兴奋、冲动和破坏物品的行为，症状种类繁多，并且这些行为受到症状的影响，同时情绪也容易被激怒。

（3）有外走风险者：对住院治疗持有强烈反感、自知之明不足，并有外迁意图或行为的患者。

（4）有严重躯体疾病者：年老体弱、行动受限，有比较严重的心脑血管疾病或显著的药物不良反应。

（二）制订与实施康复计划

1. 汇总评估结果 所有的评估者都会把他们的评估结果呈现出来，并分别表达自己的观点和发现的问题。最后，需要确定患者应当参与的康复训练内容。

2. 与患者协商康复训练计划 首先，需要根据全面的评估结果，向患者明确指出当前存在的问题和为他们安排的康复训练的具体内容。这包括康复训练的具体内容、其带来的益处及康复训练的具体要求。这样可以帮助患者更好地了解自己的喜好、优势和兴趣的优先级，并明确他们可以获得的支持和可能面临的挑战，从而帮助他们制订合适的康复计划。患者有机会表达他们的观点和需求，并共同讨论康复训练的基础方案。

无论是在选择康复目标、进行康复开发，还是在实施康复策略时，患者都应该积极地参与到精神康复的每一个步骤中。所设定的目标，如果没有真正从康复对象的视角来考虑，那么即使有再好的意图，也不能激励他们完成康复计划。因此，应当与患者共同追求一个康复目标，这不仅是一个选择性的过程，还能增强患者对成功完成康复计划的满足感。

3. 确定康复计划 康复计划描述了康复对象在日常生活中所需掌握的各种技能和目标。它涵盖了患者所选择的生活环境、功能和资源的评估，以及实现康复目标的最优策略。同时，该计划还应列举在功能和康复评估过程中发现的关键技术和资源的不足，以确保从诊断到实施的整个康复过程都是连贯的。

4. 实施 康复干预措施指的是获取必要的技能、行为和资源的战略，所选择的康复手段和方法需要是具体的、客观的、可度量的，并且要包括时间的描述。基于康复训练方案，共同设定并实施了特定的干预措施，以确保达到预定的康复目标。康复干预主要聚焦于技能的培养以及对支持或资源的拓展。在执行康复活动时，应确保在所有训练阶段都有详细的康复活动记录，这些记录可以通过表格或文字形式呈现，涵盖了患者在整个活动中的主要表现。同时，要确保这些记录被妥善保存，并与患者的评估数据和康复方案一同存储。

（三）康复疗效评估

定期评估康复进程是康复活动中不可或缺的一环，目的是确认短期内的目标是否逐渐趋近于全面康复的目标。当患者和工作人员共同确定康复的方向是一致时，他们可以对康复的进展表示肯定，并有可能讨论制定新的康复目标。若康复的步伐过于缓慢或未能达到预先设定的目标，应该进行深入的研究，以明确可能导致进展缓慢的各种因素。

原则上康复训练的进度评估是每周进行一次，并且每月都会对整个康复方案进行深入的探讨，以保证对康复计划进行持续的跟踪和必要的修订。

三、常见精神康复训练项目实施

（一）自我管理训练

通过一系列的训练，如个人自理、家务管理、财务管理、疾病自我监控、药物自我处理和放松训练（如冥想、正念呼吸觉知练习、肌肉放松），可以从日常生活的基础能力开始逐步过渡，从而预防功能缺陷的发生，并有效地提高患者的生活质量。

➡【示例】 洗衣

1. 用物 洗衣盆、洗衣粉、污渍衣物、清水、晾衣架。

2. 操作步骤

（1）对患者的洗衣能力进行评估（通过让患者口头描述洗衣所需的物品和整个洗涤流程，以了解其对此事项的了解程度），并向患者详细解释洗衣活动的目标和重要性，以获得患者的积极配合。

（2）与患者商议并确定训练的计划，备好所需用物。

（3）讲解、演示洗衣操作过程或播放讲解视频：①查看衣服的标签，不能水洗的衣物送干洗店，用适量的温水使洗衣粉充分溶解。②将衣服浸泡在洗衣粉水内20～30分钟，深色和浅色的衣服分开浸泡洗涤，内衣与外衣分开浸泡洗涤，不太脏的衣服与特别脏的衣服分开洗，小件衣服与大件厚重衣服分开洗。③洗涤，重点搓易脏的部分，如领口、袖口、前襟、裤脚等。④晾晒，衣服洗好后应马上晾晒，衣服要展开抻平晾晒，多数的衣服都可以用衣架晾晒，易变形的衣物可将其装入网兜内烘干或平摊自然晾干。⑤叠衣服方法，衣服晾晒干燥后即可以叠好收入衣柜中，叠衣服其实没有具体的规则，只要将衣服平整折叠起来，分类码放即可。演示叠衬衣的方法：扣上所有的纽扣，将衬衣正面向下平铺在床上，拎起右袖管，将右侧部分按领口宽度向左侧折叠，袖管部分从肩膀处开始折叠。左侧部分同上。将衬衣底部拎起，按底线与领口重叠的规则折叠。

（4）为了鼓励患者独立完成练习，鼓励他们进行模仿，并在必要的情况下提供指导。

（5）注意事项：强调“三个适量”，即洗衣粉适量、衣服适量、洗涤时间适当。

【示例】 肌肉放松法

肌肉松弛的关键步骤是：首先感到紧张，然后再放松，当你真正感受到紧张时，再深入体验放松带来的益处。在进行肌肉放松的过程中，需要特别注意，在收紧肌肉的情况下，每一次的收缩时间仅为大约5秒，而真正的放松则需要15～20秒，这样可以更好地感受到肌肉在收紧和放松时的状态。在进行某一部位的操作时，尽量让其他部位处于放松状态。为了完成下一个部位，每个部分都需要连续进行两次操作。整个练习过程需要15～20分钟的时间，为了有效地掌握这一方法，你必须每天进行1～2次的练习，需要2～3周的时间，这样才能逐渐感到放松。

1. **面部肌肉** 闭上双眼，转动眼球；紧皱眉头，就像生气时一样；皱起鼻子和脸颊部肌肉；咬紧牙关。

2. **颈部肌肉** 将头用力下弯，使下颌抵住胸部。

3. **臂部肌肉** 双手平放，掌心向上，握紧拳头；抬起双臂向外伸直，用力收紧。

4. **肩部肌肉** 肩部尽量提到耳下。

5. **背部肌肉** 向后用力弯曲背部，努力使胸部和腹部凸出，成桥状。

6. **胸部肌肉** 双肩向前并拢，紧张胸部四周肌肉。

7. **腹部肌肉** 高抬双腿以紧张腹部四周的肌肉。

8. **臀部肌肉** 将双腿伸直平放于地，用力向下压两只小腿和足跟；将臀部用力夹紧，努力提高骨盆的位置。

9. **大腿肌肉** 绷紧双腿，使双脚后跟离开地面。

（二）工作及生产性活动训练

通过参与工作和生产性活动的培训，可以协助患者找到并维持合适的职业，进而帮助他们重新融入社会，并找到自己在社会中的定位。

简单的作业培训被视为就业行为培训的基础环节，并已在我国的许多精神医院中得到实施。该方法的工作流程简洁，对技术的要求不高，其品种和内容适合绝大部分患者，其优势在于可以经常在大范围内进行，但其不足之处在于不能明确强调职业和技能的需求。根据简单作业项目的具体内容，它们可以被划分为两个主要类别。

1. **室内作业** 依据患者的个人喜好、兴趣和特长，他们可以选择从事如缝纫、编织毛衣、洗衣、烹饪和粘贴纸盒等工作。

2. **日常生活技术性作业** 如进行衣物和被褥的拆解、选择菜品、清洗蔬菜、床铺的整理、被子的叠放、室内卫生的清扫及餐具的清洗等活动。

【示例】 户外清洁

1. **用物** 扫帚、簸箕、盆、水、垃圾袋、工作服、手套等物品。

2. **操作步骤**

（1）在进行洒水操作时，首先应使用盆来接水，确保地面完全湿润，并注意保持适当的湿度。

（2）使用扫帚进行清扫，范围从道路的一端延伸至另一端。

（3）将废物用簸箕放入垃圾袋中。

（4）再一次仔细检查是否存在清扫不彻底的地方。

【示例】 零售服务

1. 用物 小商店、各式日用物品，售卖机。

2. 操作步骤

（1）操作前准备：①练习如何使用售卖机来销售商品，并通过扫描二维码来收款。②对于进货的流程有深入的了解，并在需要的时候迅速补充所需货物。

（2）操作中：①热情地欢迎顾客进行购物，并对顾客提出的任何问题都会给予回应。②对顾客挑选的商品进行条码扫描，并通过扫描二维码来收款。③再一次向到访的顾客表示衷心的感激。

（3）操作后：①对柜台进行整理，确保所有物品都被整齐和干净地放置。②进行记账和记账操作。

（三）文体训练

通过体操、舞蹈、下棋、绘画、手工制作、球类比赛、唱歌等训练，培养精神障碍患者积极参加群体活动，提高对生活的兴趣，释放情绪，促进身心健康，同时丰富患者的住院生活，稳定情绪。

【示例】 体能运动

1. 组织者 由一名康复治疗师和一名助手（另一名护士或者医生）组织患者完成本项活动。

2. 组织形式 以小组的形式进行，在具体参加人员的条件等方面，治疗师需要和医生一起协商评定。

3. 活动场所 以体育馆和室外篮球场为主，必要的理论知识讲解可以在康复训练室进行。

4. 注意事项

（1）课前告知患者下一节课程内容，让患者预习相关知识。

（2）如果参加小组的女性患者及年纪较大的患者较多，通常情况下他们会对比较温和的运动如羽毛球、乒乓球、跳绳等更感兴趣，而对足球、篮球等剧烈的运动相对没兴趣，而年轻的男性患者有时候会相反。这时候也应该适当地调整内容的侧重度。

【示例】 手工制作

1. 课前准备

（1）工具与材料准备：准备制作所需的各种手工工具和材料，如剪刀、胶水、彩纸、颜料等。同时，还需准备一些示范作品或图样，以供参考。

（2）教室布置：为了营造良好的手工制作氛围，需在教室内布置一些与手工制作相关的装饰物，如手工制作的海报、挂图等。

（3）分组：为了提高教学效率，可以根据实际情况，将患者分成若干小组，以便于患者之间的交流与合作。

2. 教学引入

（1）导入新课：治疗师可以通过提问或展示一些与本节课内容相关的物品，引导患者进入新课，询问患者“手工制作对于你目前有何重要意义？”患者进入新课后，询问患者：“你们知道这个物品是怎么做出来的吗？”或展示一些手工作品，让患者感受到手工制作的魅力。

（2）讲解示范：需要对手工制作的基本技巧和步骤进行讲解和示范，让患者了解制作的方法和要点。同时，还需强调手工制作的安全事项，确保在操作过程中患者不会受伤。

3. 患者操作

（1）模仿：根据示范和讲解，尝试模仿制作手工作品。在模仿的过程中，患者可以逐渐掌握手工制作的技巧和方法。

（2）自主创作：在掌握了一定的手工制作技巧后，鼓励患者发挥自己的想象力，自主创作手工作品，这样可以培养其创造力和动手能力。

（3）互相帮助：在操作过程中，患者间可以互相帮助和学习共同进步，同时也要巡视、指导、帮助学生解决操作中遇到的问题。

4. 作品展示与评价

（1）作品展示：患者完成手工作品后，可以在课堂上展示自己的作品、与小组成员分享自己的创作成果。这可以增强患者的自信心和表达能力。

（2）评价与反馈：治疗师对患者的作品进行评价和反馈，肯定患者的优点和进步，同时指出不足之处，提出改进意见。这可以帮助患者进一步提高自己的手工制作水平。同时也可以激发积极性和动力，使他们更加愿意投入手工制作的活动中。

（3）奖惩措施：可以根据患者的表现和作品质量，采取一些奖惩措施，多鼓励患者更加认真地对待手工制作的学习，如可以评选出最佳作品等。

【示例】绘画作业

1. 设置 选择一个光线充足、安静且温暖的房间或教室作为治疗场所。提供合适的桌子及椅子以供使用。需要准备绘画材料，如水粉笔、彩笔、油画棒或蜡笔，以及相应的画纸。确保有足够的人数参与，包括治疗师、正在接受治疗的个体（参与者）及观察员。每次治疗通常设定为40分钟。

2. 具体步骤

（1）让所有参与者相互熟悉，并建立信任的关系。

（2）由治疗师介绍本次的绘画主题及其相关的规则。

（3）参与者将进行大约30分钟的绘画活动。

（4）在绘画完成后，参与者可以自由地表达他们对画作的感觉和联想。其他观察员也可以交流他们对于画作的感受和理解。

（5）根据上述步骤，依次对每个参与者的作品进行讨论和分享。

3. 注意事项 确保场地的安全性，提供一个安全、保护和支持性的环境。注意观察患者在绘画过程中的行为和非语言信息。讨论的重点应放在整个绘画过程中的感受上，而不是对作品的直接评价或诊断。这些步骤旨在创造一个安全、支持性的环境，帮助参与者通过绘画来表达自己的情感和想法。

（四）社交训练

1. 目的　通过社交训练，来改善患者的社交技能缺陷，提高他们的生活质量。

2. 操作步骤

（1）明确学习目标：通过与患者的沟通交流，明确学习目标。如特殊情况下，患者不能表达出自己为什么要学习此项技能，工作人员可以直接告知患者。

（2）技能步骤：将步骤打印并张贴在房间里固定的位置。

（3）进行角色扮演：小组两名工作人员，一人演示技能，另一人做搭档。角色扮演之前，工作人员告知患者演示内容，患者需观察工作人员都运用了哪些步骤。工作人员角色扮演结束后，立即和患者一起回顾该技能的每一个步骤。

（4）请患者进行角色扮演：患者的第一次角色扮演练习，要用工作人员演示过的同一个场景，通常先选择合作性较强并且技能水平比较高的患者开始进行角色扮演。

（5）给予肯定的反馈：进行角色扮演后，先由工作人员给予肯定的反馈。

（6）给予纠正的反馈：纠正反馈应该是简短的、非批评性的、中肯的，越是针对具体的行为越好。

（7）安排其他患者进行角色扮演并做出反馈。

（8）布置课下作业并在下一次训练的开始进行复习。

（9）分享作业：每次训练开始的时候先分享上次的作业。

3. 课程设置　具体的社交技能训练课程旨在训练患者的基本技能。工作人员首先需要熟悉理论基础部分的内容并熟练掌握，然后把这些理论应用此部分的授课过程中。课程的具体持续时间可以据实际情况而定。

（五）心理康复

1. 认知训练

（1）目的：通过认知训练，改善患者的认知功能。

（2）用物：康复训练室、桌椅、多媒体播放设备、录像资料或幻灯片、黑板、纸张、笔、训练手册和资料等。

（3）操作方法：①训练注意力，通过朗读文字、视觉跟踪、删除一段文字中的某个汉字或一串数字中的某个数字等方法帮助患者集中注意力，时间最好为每次20分钟。②训练定向力，引导患者说出所在地点、今天的日期、闭眼叙述房内物体摆设、区分方向等。③训练记忆力，向患者读出一串字母或数字，要求其复述；朗读文章后要求患者总结主要人物和事件；晚上说出白天发生的事；使用旧物品与照片引导患者深入回忆。④训练协调力，通过折纸、套圈、滚筒、拧螺丝帽、捡豆子等小游戏训练患者的肢体配合能力与手眼协调能力。⑤训练逻辑思维，依次向患者说出若干个词语，要求其说出其中不属于同一类的词，并补充另一次类别相同的词；将任意两个词语连成一句话或一段话；讲一个小故事等。⑥训练语言能力，鼓励患者朗读故事、报纸并复述；向患者展示几个词语或一幅有趣的图片，鼓励其自编故事。⑦训练计算力，由易到难为患者出计算题，或者玩拼图、比大小等游戏。⑧训练感知能力，在患者的患侧放置物品，观察是否能产生刺激。若患者有失忆症，则采用实物、图片加以训练，帮助其恢复记忆。

2. 情绪管理

（1）目的：通过情绪训练，改善患者的情绪状态。

（2）用物：康复训练室、桌椅、多媒体播放设备、录像资料或幻灯片、黑板、纸张、笔、训练手册和资料等。

（3）操作步骤：①体察自己的情绪，也就是时时提醒自己注意：我的情绪是什么？学着体察自己的情绪，是情绪管理的第一步。②适当表达自己的情绪，如何适当表达情绪，需要用心地体会、揣摩，更重要的是要确实用在生活中。③以适宜的方式疏解情绪，从几个角度去选择适合自己且能有效疏解情绪的方式，就能做好情绪管理。患者情绪自我管理的方法：心理暗示法、注意力转移法、适度宣泄法、自我安慰法、交往调节法、情绪升华法。

知识拓展

合理情绪疗法

合理情绪疗法的基本理论是ABC理论，在ABC理论模式中，A指诱发性事件；B指个体在遇到诱发事件之后相应而生的信念，即他对这一事件的看法、解释和评价；C指特定情景下，个体的情绪及行为结果。通常人们认为，人的情绪及行为反应是直接由诱发性事件A引起的，即A引起了C。ABC理论指出，诱发性事件A只是引起情绪及行为反应的间接原因，而人们对诱发性事件所持的看法、解释和评价B才是引起人的情绪及行为反应的更直接的原因。人们的情绪及行为反应与人们对事物的想法、看法有关。在这些想法和看法背后，有着人们对一类事物的共同看法，这就是信念。合理的信念会引起人们对事物的适当的、适度的情绪反应；而不合理的信念则相反，会导致不适当的情绪和行为反应。当人们坚持某些不合理的信念，长期处于不良的情绪状态之中时，最终将会导致情绪障碍的产生。

资料来源：崔勇，许冬梅.精神障碍康复与护理［M］.北京：中国医药科技出版社，2018.

3. 压力管理

（1）目的：通过压力管理，能够认识到自己存在的压力及压力与健康的关系，学习应对生活中压力的方法，化解压力。

（2）用物：康复训练室、桌椅、多媒体播放设备、录像资料或幻灯片、黑板、纸张、笔、训练手册和资料等。

（3）操作步骤：①主要采取团体训练、观看视频、讨论、讲解等方式，了解负性思维对情绪和行为的影响。②通过示范让患者学习肌肉放松、呼吸放松、精神放松的技术；通过讨论，学习理性思维模式，改变负性思维。③通过练习，学习问题解决的方法（如结构式解决问题的方法：指导患者和家庭成员找出问题所在；列出针对这一问题的可能的解决方法；对各种方法可能产生的不同效果进行评估；患者和家庭成员从可能的解决方法中找出一种被认为可行的最好办法；按此方法做出计划并付诸行动；对实施结果进行回顾并表彰参与者的努力）。④学习休闲娱乐的技巧（如了解患者的兴趣爱好；怎样得到休闲娱乐的信息；制订参与休闲娱乐的计划；分享参与后的感受）。

知识拓展

心理防御机制

心理防御机制指个体面临挫折或冲突的紧张情境时，在其内部心理活动中具有的自觉或不自觉地解脱烦恼，减轻内心不安，以恢复心理平衡与稳定的一种适应性倾向。

心理防御机制主要包括五种机制：逃避机制（压抑、否定、退行、潜抑），自编机制（反向、合理化、仪式抵消、隔离、理想化、分裂），攻击机制（转移、投射），代替机制（幻想、补偿），建设机制（认同、升华）。

心理防御机制的意义：积极的意义在于能够使主体在遭受困难与挫折后减轻或免除精神压力，恢复心理平衡，甚至激发主体的主观能动性，激励主体以顽强的毅力克服困难，战胜挫折；消极的意义在于使主体可能因压力的缓解而自足，或出现退缩甚至恐惧而导致心理疾病。

资料来源：许冬梅，马莉.精神卫生专科护理［M］.北京：人民卫生出版社，2017.

第四节 精神障碍患者的社区康复与护理

一、精神障碍患者的社区康复

（一）概述

在社区卫生领域，社区精神康复被视为核心任务之一，应为社区内的精神障碍患者提供持续的服务支持。因此，在社区的精神卫生服务中，需要确保服务的“个性化、整体性和长期性”。换句话说，对于社区内的精神障碍患者，其康复工作应依据每位患者的独特性来制定适当的康复方案和手段；对于整个社区中的精神障碍患者，应该有一个全面的管理策略，并动员和协调相关部门的资源，以进行有效的宏观管理；无论是为个人提供的服务方案，还是针对整个社区的康复计划，都应当是长远和可持续的，而不是短视的，尽管工作可以是阶段性的。

（二）精神障碍社区康复的工作体系

1. 精神卫生工作联席会议 定期组织会议，主要负责策划、调整并推进社区的预防、管理以及康复活动。

2. 单位或社区保健机构 依赖于社区医院（医疗站）和城乡管理机构，为其管辖范围内的居民提供心理健康服务。具体来说，是由基层工作人员，特别是那些经过短期专业培训的人员，转变为精神科的医务人员，负责进行精神障碍的康复治疗工作。他们所从事的工作不仅为精神障碍患者提供了持续的综合康复服务，同时也为精神障碍的早期识别、早期诊断、早期治疗和就近治疗提供了有力的保障。

3. 工疗站和福利工场 是一个由民政部门与卫生部门或社会非政府组织共同合作创建的机构，其主要任务是为那些没有工作或暂时无法重返社会的患者提供安置。在工疗站和福利工厂内，患者有机会一边接受治疗，一边进行他们能力范围内的生产性劳动和自救活动，这样不仅能有效地减轻家庭和社会的经济压力，还能解决社区管理上的问题。多年实践证明，这是一种极为有效的心理康复手段。

4. 精神病专科医院 精神病专科医院不仅负责精神障碍的医疗康复，还在社区康复过程中起到了不可或缺的作用。除了提供门诊、急诊、咨询和会诊服务外，还负责对下属的精神卫生服务机构进行指导和人员培训。

5. 综合医院精神卫生相关科室 提供各种服务，包括门诊、急诊、住院、会诊与联络、心理咨询与治疗、患者及其家属的健康教育，以及对下属的专业培训等。

6. 其他机构 指职能及工作范围介于上述专业机构之间，起到补充作用。主要分为以下单位和服务方式。

（1）群众性看护小组：这是一个面向大众、具有社会属性的支援体系，是一个自助性质的机构。这个团队主要是由社区委员会的员工、基层的医疗工作者、邻里及他们的家属所组成，其职能包括：①定时进行病情的回访、观测及详细记录。②确保患者能够按照规定的时间和剂量准确地服用药物。③关注患者的情感状态和日常生活，协助他们克服现实中的难题。④致力于增强患者自主解决问题的技能。⑤为家属提供指导，确保他们为患者提供适当的护理。⑥及时识别出疾病进展的早期迹象，并与医疗团队建立联系。⑦致力于向附近的居民进行宣传和教育，确保患者能够获得社会的理解与支持。⑧在照顾患病期间的患者时，应尽可能减少患者可能带来的自我伤害和对社会的潜在危害。

（2）日间医院和夜间医院：被视为社会回归的“过渡点”，意味着在专门的治疗设施中设置白天和夜晚的病房。在日间医疗机构中，患者在夜晚有机会回到家中，而在白天，他们可以继续进行治疗和康复的培训，并对所遇到的难题进行心理辅导和深入讨论，为他们提供及时的专业指导；夜间医院主要是为那些家庭无法提供照护或没有家庭，但患者的病情已经稳定的患者设计的。这样，患者可以在白天正常工作和生活，而在夜晚返回医院，不仅可以得到正规的医疗服务，还能及时处理他们可能遇到的社会和心理问题。

（3）长期看护所：即国内的“精神病康复站”。该收容所针对的是那些可能给社会带来伤害或长期、社会功能显著下降，但其疾病状况仍未得到有效管理的患者。

（4）中途宿舍：该康复居所位于社区内，主要服务对象是社会功能恢复状况较好的患者。这些患者完全依赖自我管理和自我约束，但同时也有一套完善的登记和管理制度，要求每个人都必须遵守。它代表了一种社会回归的过渡方式。

（5）家庭联谊会（家属资源中心）：是一个由社区患者的家属主动组成的集体。该活动采取的方式是定期请来专业人士，为患者和他们的家庭成员讲解与精神障碍有关的专业知识。为各个家庭成员提供了一个平台，使他们可以分享关于护理和康复训练的经验，或者在家庭间互相帮助。

（6）家庭教育：是一种有效的精神障碍防治康复手段，有助于减少家庭成员由于缺少疾病相关知识而产生的高度情感表达，缓解家庭成员的罪恶感，减轻他们的心理压力，并提升患者家属在照顾患者方面的能力。

（7）同伴支持：是一种较为新颖，以促进患者功能康复为主要目的的服务方法，指由具有相同生活环境、经历、文化和社会地位、具有共同关心话题的一些人，在相互尊重的基础上，一起进行情感交流、信息分享和支持反馈等的一种服务方法。在国外开展已有几十年，WHO认定其为有效、可推广使用的服务措施。

二、精神障碍患者的社区康复护理

（一）目的

1. **预防精神残疾的发生** 对于早期识别出的精神疾病患者，应提供及时、合适、全面的治疗和康复方案，以追求最优的治疗效果，并努力实现患者的治愈或病情缓解。对于那些正处于精神疾病缓解阶段的患者，应实施稳固的治疗方案，以预防病情复发和避免精神残疾的出现。

2. **减轻精神残疾的程度** 鉴于有一小部分精神疾病的患者治疗起来相当困难，努力避免这些患者出现精神退化的情况。对于那些已经出现精神障碍的人，提供有针对性的康复方案，努力逐渐增强他们的日常生活自理能力，从而降低他们的残疾水平，进一步减少家庭和社会的经济压力。

3. **提高精神残疾者社会适应能力** 康复事业的最终追求是增强精神障碍者在社会中的适应性，使他们能够更好地融入社会。因此，增强患者的社会适应性始终被视为社区康复的核心目标，只有这样，才能降低对社会的负面效应，并提升患者的生活品质。

4. **恢复精神残疾者的生活和劳动能力** 通过社区康复手段，充分发挥患者保留的各种能力，使其有代偿性的生活和工作，从而增强患者独立生活的能力和信心。

（二）原则

1. **早期性、连续性和终身性** 指从患者生病的那一刻开始，或在确定其精神或智力障碍时，就开始进行恢复性的护理。连续性是由于社会功能和智力水平的提升速度较慢，治疗和护理时间较长，因此，需要持续不断地进行康复护理。此外，还涵盖了患者从医院返回社区后的康复护理的连续性。终身性康复护理主要是针对那些无法恢复到病前社会功能和智力水平的患者，提供终身的补偿性护理。

2. **渐进性、全面性、综合性** 渐进性康复护理指从简单到复杂，从简单到复杂，从少量到丰富，以及在紧急情况下优先进行的有组织、有序的逐步护理方法。全面性康复护理涵盖了服务对象在身心健康和身心疾病方面的具体需求。综合性康复护理结合了多个学科的理论知识和护理技巧，旨在设计和执行涵盖医学、心理学、教育学和家庭领域的康复护理方案。

3. **主动性** 从替代护理到促进护理，再到自我护理，主动性促使患者逐步自主地完成各种活动。

4. 多种角色融于一体 教育者、照顾者和治疗者的多重角色完美地结合在一起，为社区的服务对象和他们的照顾者提供康复健康教育、康复训练指导及康复咨询等多种护理服务。

（三）基本内容

布兰克尔茨（Blankertz）在1994年提出精神康复应遵循的原则，参考其原则，根据社区康复的特点适当调整，归纳如下。

（1）专业人员不要对患者失去希望。

（2）所有患者都应被尊重。

（3）鼓励患者发展自我决策的能力。

（4）运用多元化方式发展和组织精神康复服务。

（5）着重发展患者实际生活的能力。

（6）采取措施维持患者病情及功能稳定。

（7）帮助和支持患者不断学习，满足各种社会需要。

（8）注意患者的优势及价值。

由于精神疾病患者在社会中受歧视的现象依然普遍存在，对社区康复专业人员来说，如何将这些原则用于实际工作会面临较大的挑战。

（四）精神障碍患者社区康复的个案管理模式

1. 服务人群 精神疾病和心理障碍的患者（如精神分裂症、心境障碍、人格障碍、精神发育迟滞、情绪障碍、器质性精神障碍、应急相关障碍、童年和青少年期心理发育障碍等）。

2. 个案管理模式分类

（1）基本的康复技能训练：社交技巧训练、独立生活能力训练、自我照顾训练、疾病自我管理训练、心理康复训练、职业技能训练。

（2）职业康复：包括传统的辅助就业（庇护性就业）和综合性支持性就业（ISE）。庇护性就业目前在全国社区是常见的普遍的一种职业康复模式，职业康复可以有效地帮助精神病患者提高对生活的期望，增加患者的责任感。

（3）对有外出公开就业需求的个案，可引入新的支持性就业模式——综合性支持性就业（ISE）。它以快速就业为目标，没有遵循传统的辅助就业要求——循序渐进、按部就班。它将职业康复整合到精神卫生服务体系中，尊重个案的职业动机和求职喜好，全面系统评估个案相关的工作信息，以便针对性给予支持性服务。

3. 个案管理模式内容

（1）建立与患者和他们的照顾者之间的关系：通过与患者建立信任和明确各自的角色，可以有效地促进患者的康复进程。

（2）对患者和他们的照顾者进行服务需求评估：通过一个专业的团队对患者和他们的家庭进行需求和风险评估，以了解他们的需求和期望。

（3）制订治疗和康复方案：组织跨领域的个案研讨会，全面考虑个案的治疗和服务需求，明确治疗目标并拟定适当的行动计划。

（4）将个案与相关的服务机构（包括协调和联系）建立联系：与各种服务供应商，如医务人员、全职医疗工作者、医疗社工、学校社工和家庭服务社工等，进行密切的合作、调整和沟通。

（5）为患者和他们的照顾者提供适当的援助，包括但不限于心理辅导、情感支持，以及对家庭照顾者进行必要的支持和培训。

（6）对治疗和康复计划的实施进行监控和评价：周期性地与多个专业团队进行交流，检查每个案例的服务进展，并定期评估服务的效果。根据当前的进展情况，制订新的服务方案或终止特定案例。

第五节　精神障碍患者的家庭康复与护理

一、概述

家庭康复指的是当患者展现出明显的精神或心理问题时，基于家庭的方式为他们提供适当的药物治疗和精心设计的家庭教育，这是一种应对短期危机的干预策略。家庭康复不仅有助于改善精神病患者的封闭式管理方式和补充社区精神卫生服务的不足，还有助于改善家庭成员之间的关系。家庭干预通过教育、指导和培训患者及其家庭成员，为患者提供了全方位的康复机会，从而帮助他们更好地融入社会。

家庭护理是一个以家庭系统为基础，将家庭视为一个有机整体，并在特定环境下进行心理治疗和护理的综合过程。具体实施方式是通过改变家庭内部的沟通和互动模式，以护理人员为核心，直接进行实施和指导，协助患者的家庭成员进行患者护理，从而帮助患者更好地适应生活空间。对于精神障碍患者的家庭护理，其核心目的是为社区中的精神疾病患者提供全方位和持续的护理服务。这不仅可以帮助患者缓解从医院返回家庭后的适应困难，还可以巩固治疗成果，预防疾病的再次发作，从而提高他们的社会功能和生活品质，这对于预防和降低疾病的复发具有至关重要的作用。

二、护理评估

（一）对患者的评估

1．精神健康评估

（1）精神疾病诊治的经过，目前存在哪些症状、该症状对患者造成哪些影响，如何应对、效果如何。

（2）对所患精神疾病的认识程度、能否按时门诊复查。

（3）对治疗的认识程度、能否按时服药，对药物的认识程度（药名、剂量、性状、服药时间），服药后出现哪些药物不良反应，持续时间、强度、发生的频率，不良反应对患者的影响有哪些、如何应对的、效果如何。

（4）既往发生过什么样的危险行为、原因是什么、造成什么样的后果，现在发生的概率有多少，有无涉及司法的问题。

2. 躯体健康评估

（1）既往是否确诊过某种躯体疾病、目前治疗情况。

（2）饮食是否合理，目前的体重指数（身高、体重）。

（3）是否能定期体检。

3. 日常生活技能评估

（1）日常个人生活的料理是独立进行、需人提醒、督促还是不能完成。

（2）患者在家庭的角色关系与功能，能否承担一些力所能及的家务劳动，是否具有家庭责任感。

（3）能否合理安排作息时间。

（4）经济的来源是什么，是否有工作收入，经济自主管理的能力。

（5）有什么兴趣爱好，有何特长。

（6）应对压力的技能，心理调适能力及人际交往能力，能否与他人进行有效沟通，能否主动发起交谈，是否喜欢和他人在一起，还是宁愿独处，与朋友的关系和接触的频度，是否需要他人的帮助来维持人际关系，与家庭成员接触的频度（父母、子女、兄弟姐妹）。

（二）对家庭的评估

1. 评估家庭整体功能 是否能够满足患者在生活、成长、安全及其他生理、心理和社会方面的基本需求。

2. 评估家庭背景 家庭结构、家庭成员之间的人际关系互动方式。

3. 评估家庭经济状况 有无固定的家庭收入。

4. 评估家庭居住情况 是否独居。

5. 评估家庭成员对精神疾病的观念和态度 是关爱、过度保护还是排斥、拒绝、放弃，家庭对患者期望值。

6. 评估家庭成员文化背景及知识水平 精神疾病知识及技能掌握的程度，对患者病情的观察和判断能力，能否向医务人员提供丰富、可靠的资料。

7. 评估家庭成员精神健康水平 是否有焦虑、抑郁、神经衰弱、人格障碍、物质依赖等。

8. 评估家庭目前所遭遇的压力问题 其来源是什么、该问题对患者和家庭的影响有哪些、为解决该问题曾经使用过的方法、效果如何。

9. 评估家庭有无社会支持系统 包括朋友、经济资助、宗教参与和社区资助等。

三、护理目标

1. 通过护理人员的直接介入和家庭的专业指导，为患者创造一个满足其康复需求的居住环境和和谐的家庭情感环境。

2. 家庭成员有能力帮助患者规划日常的康复方案，并有能力将其付诸实践；患者和他们的家庭成员都能了解与疾病相关的信息，并能识别出疾病复发的迹象，从而更有效地预防疾病的再次发作。

3. 根据患者的具体状况，家庭可以安排对其身心健康有益的各种活动和家务劳动，从而帮助患者重新获得独立生活的能力，并缓解其精神上的衰退。

4. 在家庭环境中，患者逐渐恢复了自我护理的能力，这包括能够完成治疗方案，并最终恢复到正常的家庭角色和功能。

5. 患者可以与社会维持积极的互动，并逐渐恢复到正常的社会功能。

四、护理措施

（一）日常生活的护理

1. 个人卫生的料理　护理人员应指导或督促患者保持良好的个人卫生习惯，同时提醒家庭成员避免过度照料，并确保患者能够自主完成任务，以防止其社会功能进一步退化。加大对患者的培训和教育力度，帮助他们逐渐掌握独立管理和生活的技能。为了培养患者的健康生活方式，使用一些简单的行为加强方法，如给予奖励或给予适当的处罚。

2. 饮食的护理　护理人员应指导患者和其家庭根据患者的体重状况，持续地调整他们的饮食习惯和摄食量。应注意饮食卫生，养成良好的饮食习惯，避免偏食和挑食，注重营养的搭配，保持每天进食适量蔬菜和水果。不要随意给患者进补，如人参、鹿茸，不给予患者易引起兴奋的物质如咖啡、烟、酒等。同时。在进食过程中应注意安全，劝慰患者缓慢进食，谨防噎食窒息。

3. 睡眠的护理　护理人员负责指导家庭为患者营造一个优质的睡眠氛围，以减少强烈阳光和噪声的不良影响；指导患者和家庭合理安排休息时间，按时起床，减少白天卧床的时间，尽量参加一些力所能及的劳动和社会活动；睡前禁浓茶、咖啡和各种有刺激的食物；不要参加能引起情绪剧烈变化的各种活动，如看情节紧张的电视、电影、小说等；对于入睡困难的患者可在睡前听一些带有放松训练指导语的音乐，必要时到专科医院就诊。

4. 居室的布置　为了确保患者的居住环境安全、简洁且干净，避免放置容易受损的家居物品和装饰品，并确保室内温度和湿度都维持在合适的范围内。减少患者独居，尽量与家人同住。对于可能造成自伤或伤人的危险品，如各种刀具、绳索、铁锤、钳子、热水瓶、各种药品等应妥善保管，住在较高楼层的建议加装护栏。

（二）用药护理

持续的药物治疗是预防精神疾病复发的关键措施之一。然而，由于部分家庭成员对此缺乏充分的医学知识，他们认为一旦疾病得到治愈，就没有继续治疗的必要，因此选择了自行停止药物治疗。部分患者家属虽然知道维持服药的重要性，但认为服用抗精神病药物后患者外表灵活性差，容易被社会歧视，随意擅自让患者停服抗精神病药物。还有的家属因患者服药后出现药物不良反应，如静坐不能、四肢痉挛、吞咽困难或心率增快、减慢，导致心理不适而拒服药，家属因缺乏应对经验和知识，一时因心疼患者而同意其停服抗精神病药物治疗等。护理人员应指导家属和患者了解维持服药的重要性，药物不良反应识别与处理；教会家庭成员如何督促患者按时服药，并做好服药记录，对不合作的患者，要亲自督促患者服药；指导家属如何妥善保管药品，防止药物潮解失效，特别要防止患者一次性大量吞服药物，造成不良后果；护理人员每次访视过程中注意观察药物疗效及不良反应，并做相应处理，严重的药物反应要及时报告医生或陪同患者及时到医院诊治。

（三）心理护理

精神疾病患者的内在感受和能力都会发生变化，因此在接受系统治疗后回到家中可能会出现不适应的情况。护理人员应带动家庭成员对患者给予同情、关心和帮助，恢复或认可患者病前所处家庭地位，帮助患者完成因个人需要或因履行家庭成员角色行为所做的事情。同时帮助患者和家属正确认识精神疾病及社会对精神疾病的一些错误认识，降低羞耻感。加强对患者的心理疏导、心理支持，改变患者一些不正确的认知思维模式，指导患者正确处理与自己有关的社会矛盾和生活事件，学习有效的心理应激机制来减少应激。为患者适应环境、维持治疗、巩固疗效、预防疾病复发及提高生活技能和社会功能等方面提供良好的心理环境，避免各种有害的刺激对患者的不良影响。

在进行家庭心理照护时，唤起患者的积极主观态度是至关重要的一步。通过健康教育，使患者认识到个人于现阶段在治疗、护理、技能练习中应做的努力是自己的责任，应较实际地认识存在哪些困难并有哪些优势，制定一个符合实际的康复目标。这些均涉及护理人员及患者对个人身心健康状态、生活自理、从事学习或工作负荷、人际交往能力等方面的评估。患者做这些事是在护理人员指导下进行的，为自己康复或回归社会打下基础。只有让患者体会到有护理人员和家庭成员的支持，才能增加其克服困难的勇气，坚定战胜疾病的信心。值得注意的是，护理人员在充分注重患者心理的同时，也应注意缓解家庭成员在照料患者过程中的焦虑情绪和心理压力。

（四）特殊症状的护理

对某些患有精神障碍的人而言，有症状的日常生活可能成为一种普遍的情况。面对这些患者的不正常行为，医护人员和他们的家属不应采取嘲讽、嘲笑或歧视的方式来对待他们，而应该展现出宽容和接纳的态度，以维护患者的尊严和权利。虽然居家生活的精神障碍患者精神症状比较轻，但是依然会对患者的生活造成显著影响，并且如果病情波动，甚至可能会出现严重的危害自身及他人安全的行为。社区护理人员必须对居家照顾者就某些特殊精神症状如兴奋躁动、幻觉、妄想、自杀、自知力缺乏等提供相关的健康教育及指导。

（五）病情观察

1. 了解患者对疾病的认识情况 拥有完全的自我认知能力（对自己的疾病有深入的了解）被视为疾病恢复的关键指标，那些意识到自己患病的患者，在治疗上的依从性通常较高。对突然不承认有病，不愿坚持门诊随访和服药的患者应考虑到复发的可能。

2. 睡眠的情况 睡眠质量与疾病进展之间存在着紧密的关联，这往往为疾病的改善或进一步恶化提供了有价值的线索。因此，如果患者突然改变了之前的生活方式，如过度或不足的睡眠，或者睡眠的节奏发生了变化，那么这可能是疾病复发的早期迹象。

3. 情绪状况 如果患者的情绪变得比平时更加烦躁、焦虑和易怒；或情绪又表现紧张不安，好像有什么重要的事即将发生等时，要分析原因。如无明显原因的情绪变化，可能是复发的迹象。

4. 生活、工作、学习情况 如果在日常生活和工作中从积极态度转变为消极态度，做事缺乏连贯性、效率降低，或者变得懒惰、独自一人、不注重个人卫生、不遵守纪律、与家人疏远，以及社交兴趣减退，这些都可能是疾病再次发作的前兆。

5. 精神症状复现 如果患者再次出现敏感和多疑的症状；或又重提过去病中所说的事情；或出现一过性的幻觉、妄想；或偶尔表现自语、自笑；或言谈举止异常等情况时应立即到精神病专科就诊。

6. 躯体不适 如果患者描述有头晕、头痛、注意力分散、记忆力下降或其他身体不适的症状，应该仔细判断这是不是真正的身体问题，或者是药物的不良反应，或者是疾病复发的前兆。

当患者展现上述的某一或某几种症状时，应当保持高度警觉，评估是否有旧病再次发作，并制定合适的治疗方案。在这种情况下，家属应当给予患者更多的关心和安慰，主动与他们进行对话，以便更深入地了解患者的心理状态和可能出现的不正常感觉，进而识别是否存在更为严重的症状。最关键的是要及时地陪同患者前往专科医院接受治疗，以便能够确诊并在早期得到适当的治疗。如果患者对就医表示不满或否认自己的疾病，家属可以以合适的方式阐述原因，强调就医的重要性，或者寻求专业医生的上门咨询。

（六）健康教育

通过多种途径，为患者和他们的家庭成员提供有助于疾病恢复的知识，帮助他们解决对疾病的疑虑和误解，从而使他们从被动接受治疗转变为主动参与治疗。

五、护理评价

1. 患者的家庭所提供的居住环境非常适应患者的具体病情。
2. 家庭成员与医疗团队合作，共同为患者设计康复方案，并确保其得到执行。
3. 如果患者的疾病并未再次发作，或者其家庭成员在早期就能识别出复发的迹象，并对其进行迅速和适当的干预。
4. 患者服药依从性良好，没有发生明显的药物不良反应或者家庭成员掌握了安全用药的要点，并及时发现和恰当处理了药物的不良反应。
5. 患者生活逐渐规律，病情相对稳定，家庭和社会功能逐渐得到恢复。

第六节 精神障碍患者的延续护理

一、概述

目前，精神疾病的确切发病原因还没有一个明确的结论。这种疾病不仅具有高度的复发和致残特性，而且患者在治疗过程中的依从性通常也是相对较低的。特别是对于那些病情稳定并已出院的患者，由于缺少专业的护理监督和指导，再加上精神疾病患者对疾病的认知和自控能力较弱，这使得患者更容易按照医嘱行事，从而导致病情反复发作。这不仅严重影响了患者的生活质量和身心健康，还增加了患者家庭成员的心理和经济负担。因此，在患者出院之后，提供持续的护理服务对于他们的疾病预后和社会能力的恢复是至关重要的。此外，患者在出院后需要进行较长时间的治疗，这就要求医院的各个部门必须相互协作和联系。因此，延续性护理在精神科护理中的应用变得越来越广泛。延续性护理不仅可以为精神科患者提供科学和有效的持续治疗，还能确保精神科知识与其他学科的有机结合，这表明该护理模式在精神疾病治疗原则上具有一致性。

二、发展背景

2003年美国老年学会对延续性护理的定义：通过一系列的行动设计以确保患者在不同的健康照护场所（如从医院到家庭）及同一健康照护场所（如医院的不同科室）受到不同水平的协调性与延续性的照护。通常指从医院到家庭的延伸，包括经由医院制订的出院计划、转诊、患者回归家庭或社区后的持续性随访与指导。

20世纪40年代，延续性护理的理念最早在美国联合委员会的研究报告中提出，该研究首次提出对患者的治疗及护理应从医院到家庭和社区的转移理念。80年代开始，随着人口数量的不断增加，医院资源又比较有限，特别是受住院病床数的限制，患者住院天数受到限制，患者出院后由于自我和家庭护理不妥，造成病况逆转、压力性损伤、再入院率高等不良情况，以美国为首的西方发达国家逐渐意识到延续性护理工作的重要性，随之开始研究并制定详细的评估报告及护理方案并获得较好的治疗效果，深受患者的欢迎。

近年来，受国外护理工作的启发及国内护理延续性需求的要求，国内护理工作研究者开始对延续性护理开展研究。我国香港地区护理延续性发展起步最早，也是我国目前开展护理延续性最为广泛的地区之一，如糖尿病、慢性肾病、慢性阻塞性肺病等多种慢性病的延续性护理研究，已取得较好的研究成果和实践效果。

三、“互联网＋护理服务”在精神科中的应用

“互联网＋护理服务”充分利用互联网技术，以“线上申请、线下服务”的模式为主，将医院的优质护理服务和关心关爱带到患者身边，将护理服务延伸到社区与家庭。

1. **远程咨询和诊断**　通过互联网平台，可以进行远程咨询和诊断，方便患者在家中获得专业的医疗护理建议。

2. **药物管理和监测**　利用互联网技术，患者可以方便地与医护人员沟通，进行药物管理和监测，如提醒患者按时服药、提供药物使用指导等。

3. **心理治疗和咨询**　通过视频会议或在线聊天等方式，可以为患者提供心理治疗和咨询服务，帮助患者缓解心理压力、改善情绪状态。

4. **康复训练和指导**　借助互联网平台，患者可以接受康复训练和指导，如认知行为疗法、放松训练等，促进病情的康复。

5. **健康教育和支持**　利用互联网资源，为患者提供精神健康教育资料、社区支持和互助小组等，帮助患者更好地了解和应对自己的疾病。

6. **紧急援助和危机干预**　在紧急情况下，患者可以通过互联网平台及时获得专业的援助和危机干预，避免病情恶化。

7. **开展专科护理门诊**　专科护理门诊的起源可以追溯到国外，主要分为两种类型：一种是基于医院的合作型护理门诊，由多名护理专家和相关学科的医学专家组成，即由护士主导的医护合作型门诊，如神经内科门诊、慢病门诊等；另一种是由护士单独设立的专业护理门诊，如外周中心静脉导管（PICC）门诊等。在研究进入精神专科医院就诊的人群时，发现

由于大多数人对心理健康的忽视，导致他们对心理健康问题的关注不足，对于心理咨询和其他精神卫生方面的知识了解也相当有限。另外，在长期从事精神科工作的过程中，观察到精神障碍患者和他们的照料者对疾病的了解非常有限，这导致他们在疾病的发生、进展、治疗和出院等各个阶段都面临着巨大的挑战，迫切需要有经验的专家来协助。对于患者和照护者来说，他们所需的不仅仅是医生开出的处方，还包括健康知识和日常护理技能的指导，以及如何疏泄负面情绪。这些都是精神专科护理门诊能够发挥重要作用的方面。

本章小结

思考题

1. 什么情况下患者需要暂缓院内康复训练？

2. 精神障碍社区康复的目的是什么？

更多练习

（高淑敏）

第二十章　精神障碍患者的中医辨证论治与施护

教学课件

学习目标

1. 素质目标

（1）培养中医思维、中医临床护理认知。

（2）树立中医传统文化自信，培养良好职业素养与价值观。

2. 知识目标

（1）掌握：临床常见精神障碍的中医辨证分型及其相关药物治疗。

（2）熟悉：中医情志护理疗法、中医音乐疗法、中医运动疗法、针灸疗法及中医健康、用药指导在临床精神障碍治护过程中的应用。

（3）了解：针灸疗法及中医健康、用药指导在精神障碍治护过程中的应用。

3. 能力目标

能够正确运用本章所学知识，指导临床辨证施护。

案例

【案例导入】

《范进中举》中主人公范进是一名穷书生，因参加科考20多次而不中，备受街坊四邻及老丈人胡屠户嘲笑、讥讽，终于范进在54岁时考取举人，但中举后因过度狂喜而致痰涌迷心，神志不清，后因胡屠户说“你并不曾中，这报录的话都是哄你”，吓得他将痰吐出恢复神志。

【请思考】

为什么范进会因过度喜悦而神志不清，后来又因恐吓而病愈？

【案例分析】

中医对精神疾病的认识早在2000多年前就已开始，并且在其后的发展过程中逐步形成了涵盖精神疾病病因、症状、分型、诊断与治疗等的完整体系。在中医学中，精神疾病属于“情志病”的范畴，包括癫、狂、郁症、百合病等多种病症，发病机制包含学说众多，治疗法则包括理气解郁法、清热泻火法、涤痰开窍法、养血安神法等，治疗方法包括各种中药方剂治疗、中医情志治疗、中医运动治疗等。

精神疾病的中医诊断和辨证论治立足症状分析。历代中医典籍中描述了大量的精神疾病相关的症状，其所用术语与现代精神病学的症状学术语虽有差别，但亦可对其进行分析对应，方便大家理解认知。如中医“妄见妄闻”即现代精神障碍中幻视、幻听等幻觉；“错语”指神志恍惚、言语错乱等，相当于现代精神病学的思维形式障碍。“狂言”则表现为言语增多伴夸大妄想，可见于精神分裂症躁狂症；“善悲”即现代精神病学的“情绪低落”；“神昏”即神志昏乱，“谵语”即神志不清，胡言乱语，“郑声”则表现为神志昏沉，语言重复不相接续皆属于现代精神病学中“意识障碍”的范畴；中医中素有“五迟”“五软”皆指小儿精神及躯体发育迟滞；“循衣摸床”为神志昏迷者以手抚物的典型表现，多见于各种热性病所致的意识障碍、谵妄状态等。故本章基于上述症状现将临床常见精神障碍的中医辨证分型与药物治疗进行简述。

第一节　常见精神障碍的中医辨证分型与药物治疗

一、郁病

（一）概述

《内经》中有载五气之郁，阐述了情志致郁，至《丹溪心法·六郁》中将郁证作为专篇论述，指出“人身诸病，多生于郁。”明代《医学正传》首次将“郁证”作为病证名称。自明之后，郁证进一步研究发展，清代叶天士在《临床指南案·郁》中提出“郁证全在病者能移情易性”，诸上理论对后世郁病及其相关研究具有重要指导意义。其病因主要包括情志失调，如七情过极，持久刺激而致病。或因体质因素，如久病体弱复加情志刺激，日久必气血不足，累及多脏致病。病位主要在肝，可及心、肾、脾，以气郁为主要病机。

（二）辨证分型与用药治疗

1. 肝气郁结

证候表现：情绪抑郁，精神不宁，胁肋胸部胀痛满闷，痛无定处，不思饮食，大便不调，妇女多伴月经不调，行经腹痛或乳房胀痛。苔薄腻，脉弦。

治护原则：疏肝理气，解郁畅中。

代表方：柴胡疏肝散。常用药物为柴胡、枳壳、川芎、香附、郁金、合欢皮、青皮、陈皮、苏梗、芍药、甘草等。

2. 气郁化火

证候表现：性情易怒急躁，胸胁胀痛，口干苦，或目赤头痛耳鸣，或吞酸嘈杂，大便秘结。舌红，苔黄，脉弦数。

治护原则：清肝泻火，和胃解郁。

代表方：丹栀逍遥散合左金丸。常用药物为柴胡、当归、茯苓、薄荷、白芍、白术、牡丹皮、栀子、生甘草、生姜等。

3. 痰气郁结

证候表现：精神抑郁，胁肋胸部胀满，咽中如有异物梗塞，吞咯不出。苔白腻，脉弦滑。

治护原则：开郁行气，散结化痰。

代表方：半夏厚朴汤。常用药物为半夏、厚朴、生姜、茯苓、紫苏等。

4. 心神失养

证候表现：心神不宁，精神恍惚，易惊多疑，善哭悲忧，喜怒无常。舌淡苔薄白，脉弦。

治护原则：缓急甘润，安神养心

代表方：甘麦大枣汤。常用药物为甘草、小麦、大枣等。

5. 心脾两虚

证候表现：善疑多思，胆怯心悸，头晕神疲，纳呆失眠，面色不华。舌淡苔薄白，脉细。

治护原则：养心健脾，补益气血。

代表方：归脾汤。常用药物为党参、茯苓、甘草、黄芪、白术、当归、远志、龙眼肉、酸枣仁、木香、神曲等。

6. 阴虚火旺

证候表现：心悸眩晕少寐，易怒心烦，腰酸遗精，月经不调。舌质红，脉弦细而数。

治护原则：镇心安神，清热滋阴。

代表方：滋水清肝饮。常用药物为熟地黄、酸枣仁、山萸肉、当归、白芍、茯苓、山药、栀子、牡丹皮、柴胡、泽泻等。

二、不寐

（一）概述

“不寐”病名首见于《难经·四十六难》,《内经》又称其为“目不瞑”“不得卧”。《灵枢·大惑论》中有载“卫气不得入于阴，常留于阳。留于阳则阳气满，阳气满则阳跷盛；不得入于阴则阴气虚，故目不瞑矣”论述其病机。其病机可简要分为病后或年迈体虚、情志不遂、劳逸饮食失调而致不寐。其病位在心，与肝、脾、肾密切相关。

（二）辨证分型与用药治疗

1. 肝火扰心

证候表现：不寐多梦，易怒急躁，或伴头胀头晕，目赤耳鸣，口苦干渴欲饮，不思饮食，便秘溲赤。舌质红，苔燥或黄，脉弦数。

治护原则：泻火清肝，镇心安神。

代表方：龙胆泻肝汤。常用药物为龙胆、泽泻、车前子、黄芩、当归、甘草、生龙骨、生牡蛎、生地黄、柴胡、磁石等。

2. 痰热扰心

证候表现：胸闷脘痞，心烦不寐，目眩头重，嗳气口苦，痰多便秘。舌红苔黄，脉滑数。

治护原则：清化痰热，安神和中。

治疗代表方：黄连温胆汤。常用药物为半夏、陈皮、黄连、竹茹、龙齿、枳实、珍珠母、磁石等。

3. 心脾两虚

证候表现：入睡困难，易醒多梦，心悸健忘，面色少华，神疲倦怠，头晕目眩，食少腹胀，纳呆便溏。舌淡，苔薄白，脉细弱。

治护原则：补益心脾，安神养血。

代表方；归脾汤。常用药物为人参、白术、黄芪、当归、龙眼肉、远志、酸枣仁、炙甘草、茯神、木香等。

4. 心肾不交

证候表现：心烦不寐，多梦心悸，腰膝酸软，头晕耳鸣，五心烦热，男子遗精，女子月经不调。舌质红，苔少或无苔，脉细数。

治护原则：降火滋阴，交通心肾。

代表方：六味地黄丸合交泰丸。常用药物为熟地黄、茯苓、山茱萸、黄连、肉桂、山药、泽泻、牡丹皮等。

5. 心胆气虚

证候表现：虚烦不寐，心悸胆怯易惊，气短自汗，倦怠乏力。舌淡苔薄白，脉弦细。

治护原则：镇惊益气，定志安神。

代表方：安神定志丸合酸枣仁汤。常用药物为人参、茯神、远志、白术、甘草、龙齿、川芎、酸枣仁、石菖蒲、知母等。

三、痴呆

（一）概述

历代中医古籍中关于痴呆专论相对较少，《脉经》《诸病源候论》《针灸甲乙经》及《备急千金要方》等著作中“健忘”“善忘”“多忘”“好忘”的记载与本病有一定的关系。其病因病机主要包括年迈体虚、情志内伤、久病耗损而致呆。痴呆病位在脑，与肝、脾、心、肾功能失调有关。

（二）辨证分型与用药治疗

1. 髓海不足

证候表现：记忆减退，判断力定向力差，失认呆钝，腰酸耳鸣，骨软齿枯，懒惰思卧。舌体瘦薄色淡，脉沉细。

治护原则：填精补肾，生髓养脑。

代表方：七福饮。常用药物有熟地黄、当归、阿胶、人参、白术、龟甲胶、牛膝、枸杞子、菖蒲、杜仲、远志等。

2. 脾肾两虚

证候表现：记忆减退，表情呆滞，失认失算，肌肉萎缩，腰膝酸软，纳呆懒言，或腹痛喜按，四肢不温，鸡鸣泄泻。舌淡苔白，体胖大，脉沉细弱。

治护原则：温补脾肾，生精益气。

代表方：还少丹。常用药物有熟地黄、山茱萸、巴戟天、杜仲、枸杞子、牛膝、大枣、山药、茯苓、小茴香、人参、菖蒲、远志等。

3. 痰浊蒙窍

证候表现：记忆减退，头重纳呆，肢体困重，呕恶胀满。舌体胖大有齿痕，苔白腻，脉弦滑。

治护原则：和胃健脾，开窍化痰。

代表方：洗心汤。常用药物有人参、甘草、陈皮、附子、神曲、半夏、茯神、佩兰、全瓜蒌、贝母、酸枣仁、莱菔子等。

4. 瘀血内阻

证候表现：思维异常，行为怪异，或记忆减退，反应迟钝，面色黧黑，唇甲发绀，肌肤甲错。舌质黯，有瘀斑点，脉细涩。

治护原则：化瘀活血，醒脑通窍。

代表方：通窍活血汤。常用药物有麝香、桃仁、鸡血藤、红花、僵蚕、全蝎、当归、川芎、赤芍、葱白、生姜、郁金、菖蒲等。

5. 气血亏虚

证候表现：记忆减退，神情呆滞，少气心悸，无华苍白，食少纳呆，大便溏薄。舌淡胖有齿痕，脉细弱。

治护原则：益气健脾，安神养血。

代表方：归脾汤。常用药物有人参、茯苓、甘草、黄芪、当归、白术、酸枣仁、熟地黄、龙眼肉、远志、木香等。

6. 心肝火旺

证候表现：认知损害，记忆减退，言行颠倒，头痛眩晕，目赤面红，易怒急躁，口燥臭而生疮，尿赤便秘。舌质红，苔黄，脉弦数。

治护原则：清心平肝，定志安神。

代表方：黄连解毒汤。常用药物有黄连、黄芩、莲子心、生地黄、栀子、玄参、夜交藤、芦荟、火麻仁、菖蒲、远志、酸枣仁等。

知识拓展

痴呆的鉴别诊断及饮食护理

1. 痴呆与郁证鉴别诊断　郁证以情志不舒，气机郁滞为主要病因，患者常见典型主症如心境不佳、表情淡漠、寡言少语等，虽与痴呆的症状相似，但郁证患者记忆与认知功能均无异常。而痴呆则以认知功能障碍和记忆异常为主症，抑郁症状非其必备典型症状。

2. 痴呆饮食护理　辨证施食：①髓海不足者，宜食填精补肾之品，如芝麻、黑豆、山萸肉、核桃肉、桑葚等，还可选用补肾益气的人参核桃饮。②脾肾两虚者，补肾食物外还可搭配食用芡实、山药或选用具有补益脾肾功效的栗子粥等。③气血亏虚者，宜食补血益气之品，如龙眼肉、阿胶、大枣等，尤以益气养血的龙眼洋参饮为宜。④痰浊蒙窍者，宜服食化痰利湿的食物如芥菜、茼蒿等。⑤瘀血内阻者，宜食油菜、菠菜、山楂等活血通络化瘀之品，适量饮用米酒也可有此效用。⑥心肝火旺者，宜食竹笋、蕨菜、苦瓜、黄瓜等具有清心平肝泻火功效的食物。

四、痫病

（一）概述

痫病为发作性神志异常的病证，可归为西医学中的癫痫。痫病由多种原因累及脏腑而致气机逆乱、元神失控。其病位在脑，与心、肝、脾、肾相关，若久治不愈则成痼疾。

（二）辨证分型与用药治疗

1. 发作期

（1）阳痫

证候表现：发作前多有胸闷眩晕，发则昏仆，两目上视，牙关紧闭，四肢抽搐，口吐涎沫，或喉中痰鸣怪叫，甚则二便失禁，移时醒后如常人。舌质红苔白腻或黄，脉弦滑或弦数。

治护原则：醒神开窍，泻热涤痰息风。

代表方：黄连解毒汤合定痫丸。常用药物有黄连、黄芩、胆南星、贝母、菖蒲、黄柏、陈皮、茯神、远志、琥珀、栀子、僵蚕、全蝎、天麻、半夏等。

（2）阴痫

证候表现：发时面色晦黯，昏愦僵卧，手足拘急，清冷抽搐，吐涎呆木。舌质淡，苔白腻，脉沉细或沉迟。

治护原则：化痰开窍，顺气定痫。

代表方：五生饮合二陈汤。常用药物有生半夏、生白附子、生川乌、生南星、陈皮、茯苓、生黑豆等。

2. 休止期

（1）肝火痰热：治护遵循清泻肝火，化痰宁神，选用龙胆泻肝汤合涤痰汤。

（2）脾虚痰盛：健脾化痰而用六君子汤。

（3）肝肾阴虚：滋养肝肾而用大补元煎。

（4）瘀阻脑络：治护遵循活血化瘀，息风通络，选用通窍活血汤。

此外，在上述药物治疗过程中，应同时辅以临床所需常见中医护理措施，给予患者病情相关健康教育，帮助患者及家属详尽了解疾病相关基础知识；予以情志调摄及情绪控制方面指导；帮助患者养成良好的起居习惯，起居有常，定时就寝；指导家属或照料者全面了解用药知识，协助患者遵医嘱正确用药，切忌自行增减药物或停药，同时应强调药物管理，以防意外发生；饮食以清淡、易消化为宜，晚餐不宜过饱影响休息，可根据疾病不同证型，制定药膳。此外，精神障碍疾病所用方剂多含重镇安神、活络行血等药物，因此在临床治疗护理过程中更应慎重。患者服药后应密切观察药物疗效及不良反应，必要时可及时采取相应的处置或结合患者病情再行辨证调整其用药方案。服药护理措施应注意与患者病情及药物药性相结合，有其服药宜忌，如不寐患者宜睡前温服中药汤剂，用药后禁活动或外出。又如痫病患者切忌突然停药，以防病症突发，需严格遵医嘱按时、按量服药。

第二节　精神障碍的其他中医治护措施

一、中医情志护理疗法

（一）情志护理概述与原则

1. 概述　中医学很早就注重人的心理活动，在《素问・阴阳应象大论》将其归纳为五志，后又将五志衍化为七情，即怒、喜、思、忧、悲、恐、惊。情志护理指在护理工作中，以中医基础理论为指导，以良好的护患关系为桥梁，注意观察患者的情志变化，应用科学的护理方法改善和消除患者的不良情绪，使其处于最佳心理状态，对疾病的预防和康复可有效发挥积极促进作用。

情志活动来源于脏腑之精气，情志活动正常积极则体内脏腑血气调和有效维护人体健康即《素问・举痛论》有载“喜则气和志达，荣卫通利。”反之七情太过则亦可致病。一方面七情太过可伤五脏，即《灵枢・阴阳应象大论》载有“怒伤肝”“喜伤心”“思伤脾”“忧伤肺”“恐伤肾”。另一方面七情异常影响脏腑气机而致病，即怒则肝气上逆；喜则心气涣散；悲则肺气耗消；恐则肾气受损；惊则气机逆乱，忧思不解而伤脾血生化。最后情志异常往往影响患者自身病情转归，严重时加剧病情恶化。如高血压患者，若遇事急怒引发肝阳上亢而至血压迅升，眩晕昏仆，半身不遂等病情加重之症。

2. 原则　情志护理应遵循中医因人而异、辨证施护原则，依据患者身心康复之所需，积极护理，避免加重、诱发病情的情志因素。护理过程中应做到无微不至，诚挚体贴，帮助患者树立战胜疾病的信心。同时临床护理应根据患者性别、年龄、体质、性格等方面差异辨证分析，因人施护。日常护理过程中应避免异常刺激，力求患者情绪稳定，以乐观豁达态度面对病情。

（二）常用情志护理方法

古代中医学家历来重视情志因素在治疗学中的重要作用，强调“欲治其疾，先治其心”。

情志护理主要指护士可通过态度、行为、语言、姿势及表情等多个角度影响、帮助患者改善不良情绪。护士需结合患者病情辨证，有针对性地选择适宜的情志护理方法。

1. 说理开导　说理开导法是精神治疗的基本方法，即通过正面、积极的语言，对患者进行开导解释，帮助患者消除其致病心因，给予患者有效心理支持，纠正其不良情绪，改善患者身心状况的一种情志治疗方法。

说理开导应针对患者不同的症结和个性特点，耐心说服、安慰鼓励，从而发挥改善患者精神与躯体状态的目的。《灵枢·师传》有载“人之情，莫不恶死而乐生，告之以其败，语之以其善，导之以其所便，开之以其所苦，虽有无道之人，恶有不听者乎？”。“告之以其败”即向患者详细解释病因、病性、病情及疾病潜在危害，从而避免患者不必要的恐慌，提升患者对病情所需关注度；“语之以其善”，即面对患者耐心指导，以取得治疗护理中良好合作，增强患者治疗信心；“导之以其所便”即结合患者病情，提出具体的治疗调养措施如戒恼怒、慎起居、节饮食等。“开之以其所苦”，即帮助患者开解恐惧、紧张、焦虑等负面心理，正向面对治疗护理。

元代名医朱丹溪《医部全录·芝文，丹溪翁传赞》有载“未尝不以葆精毓神开其心。至于一语一默，一出一处，凡有见于伦理者，尤谆谆训诲，使人奋迅感慨激励之不暇”，可见护士在情志治疗护理过程中应充分掌握语言沟通的技巧，从而取得患者的信任，针对患者不同性格、病证进行疏导，可帮助患者解除顾虑，提高战胜疾病的信心，积极配合治疗护理，有效促进身心健康恢复。

2. 清净养神 宁神静志疗法，即通过指导患者采取静坐、静卧或静立等自我控制调节方式达到宁心安神的目的，此治疗方法有助于患者强壮正气增强抗病能力，防病保健。在养生防病方面治疗护理效果突出。清静养神这一中医学思想系受老庄哲学思想的影响，即所谓“静则神藏，躁则消亡”。《素问·上古天真论》强调指出“无恚嗔之心……外不劳形于事，内无思想之患，以恬愉为务，以自得为功，形体不敝，精神不散，亦可以百数”，以及“各安其气，必清必静，则病气衰去，归其所宗，此冶之大法也”，即清静养神志少欲方法有助于健康长寿、减少疾病发生。历代医家都把清静养神作为常用的情志疗法，并广泛应用养生和防治心身疾病治护领域。

临床运用清净养神中医情志治疗方法时，还要注意与自然界四时相应，即《素问·四气调神大论》有云“春三月，应保持心情舒畅，无使抑郁，以顺生发之气；夏三月，应戒急戒躁，使志勿怒，以顺成长之气；秋三月，应收敛神气，使志，以顺肃杀之气；冬三月，应让神气内藏，若匿若伏，以顺闭藏之气”。

3. 移情易性 移情易性疗法即转移注意疗法，护士通过帮助患者分散注意力，或精神转移，改变患者不良情绪，即排遣情思，改变心志，以治疗由情志因素所引起的疾病。临床护理过程中可借助移情易性转移注意疗法，有意识地转移患者的病理性注意中心，凡患者过分关注自己的病痛或躯体的某些部位而形成强化病态反射，以致有碍疾病治疗与康复时都可选用此情志疗法。清代医家叶天士《临证指南》一书有载“郁证全在病者能移情易性”。《临证指南医案》亦说：“情志之郁由于隐情曲意不伸……郁证全在病者能移情易性。”可见“移情易性”是中医精神障碍治疗的重要内容之一。

“移情易性”应根据患者不同的病情、心理、环境因人而异，灵活运用。《北史·崔光传》说：“取乐琴书，颐养神性。”《理瀹骈文》有云：“七情之病者，看书解闷，听曲消愁，有胜于服药者矣。”可见，护士可适时的应用音乐或者通过琴棋书画等帮助患者培养情趣、调神去病。鼓励患者在情绪异常时通过从事自己喜欢的情趣高雅活动排解愁绪、颐心养神。患者亦可通过擅长的体育活动如打球、散步或适当的体力劳动，用形体紧张消除精神紧张进而发挥情志正向调节的作用。

4. 情志相胜 指在中医阴阳五行学说及情志相胜等理论指导下，有意识地采用一种或多种情志制约患者病态情志，从而淡化消除不良情绪，达到治疗由情志引发心身疾病的一种情志护理方法。

情志相胜疗法创自中医藏象学说及《内经》《素问·阴阳应象大论》与《素问·五运行大论》均有相关记载，即肝在志为怒，怒伤肝，悲胜怒；心在志为喜，喜伤心，恐胜喜；脾在志为思，思伤脾，怒胜思；肺在志为悲，忧伤肺，喜胜忧；肾在志为恐，恐伤肾，思胜恐。”故《儒门事亲》中有言：“悲可以治怒，以怆恻苦楚之言感之；喜可以治悲，以谑浪亵押之言娱之；恐可以治喜，以恐惧死亡之言怖之；怒可以治思，以污辱期罔之言触之；思可以治恐，以虑此忘彼之言夺之。”

情志相胜疗法依据五志、五脏间五行制胜原理结合激发的情志变化，具体将常用疗法划分为喜乐疗法、激怒疗法、惊恐疗法、悲哀疗法、思虑疗法。喜乐疗法即利用喜胜忧，设法使患者欢悦，而治患者因过度悲忧、意志消沉而引发的肺气耗散、累及心脾；激怒疗法即利用怒胜思，治之以“污辱斯罔之言”使患者盛怒冲破过度郁思、改变心理状态达到治疗目的。如《吕氏春秋》中以激怒疗法使齐闵王吐出因思虑过度损伤脾胃而导致的胃内积食。惊恐疗法即利用恐胜喜，通过祸起仓卒之言”或激发恐惧心理，抑制过喜而病愈。如范进中举后因过喜导致心神散乱而神志失常，后经其岳父恐吓而病愈。悲哀疗法即悲胜怒，以“恻怆苦楚之言”诱使患者通过产生悲伤情绪将胸中怒郁排解，有效抑制病态过怒心理。思虑疗法，即利用思胜恐，可通过引导患者对有关事物进行科学思考树立正确认知，来帮助患者制约过度恐惧及其引发的躯体障碍。

临床运用上述情志相胜法护理患者时要特别注意：运用时不能机械地按五行循环套用，而应掌握气机运行的情志影响规律；一般选取以精神因素占疾病发生发展主导地位的疾病作为情志相胜疗法的主要适应证，其身形病变不宜过于突出。同时要注意把握运用情志治疗刺激的强度，切记不可太过。

5. 顺情从欲　顺情从欲疗法主要适用于由情志意愿不遂所引起的精神障碍。此疗法是顺从患者的意念、情绪，满足患者的心身需求，以释却患者心患的一种情志治疗方法。《灵枢·师传》有载“百姓人民，皆欲顺其志也”,《素问·移情变气论》亦云“以从其意”。可见面对正当而必要的生活欲望应予以正当满足，避免导致神情病变，同时有助于情志病向愈。张景岳说：“必得愿遂而后可释。”“若思虑不解而致病者，非得情舒愿遂，多难取效。”可见满足患者心理欲望在治疗中的重要性。运用顺情从欲疗法，要求护士具有敏锐的洞察力与判断力，能正确地分析理解患者意愿，鼓励患者充分发泄倾诉，并帮助其分析心理欲望，若合理，在条件允许情况下应予以同情理解并尽可能满足其所求；对那些胡思乱想，或错误、不切实际的欲望，应采用善意劝说和引导，不可纵容。

二、中医运动疗法

（一）概述

中医运动疗法即传统运动养生法，指运用传统的导引、吐纳、气功等体育运动方式进行锻炼，通过姿势调整、呼吸锻炼、意念控制，使身心融为一体，增强人体各部分功能，诱导和启发人体内在潜力，起到防病、治病、益智、延年的作用。中医运动疗法依托中医整体观念，强调“天人相应”，即顺应以四时、朔望、昼夜为标志的周期性节律变化。运动疗法简便易练，不受体质、年龄、性别、时间、季节等限制，可根据自己条件，自由选择适宜项目进行锻炼，依据中医“治未病”理论达到防治结合目的。从此疗法类别来说，可分为动功和静功两大类。动功时可强健筋骨，静功时得以养神，静动相宜，阴阳相调，协调统一。

（二）功用与注意事项

1. 功用　传统运动养生法提出意守丹田、命门之法，长期练习可培育元气，促进机体健康，具有积极意义。中医运动疗法重视人体阴阳消长化，强调平衡阴阳。动作搭配强调对立统一。此法通过调身、调息、调心，通过呼吸锻炼，按摩拍打，肢节活动，达到通经调血的作用。传统运动养生法有助于和畅情志，即练功时形神合一，利于精神放松、心神宁静，发挥改善精神心理状态作用，使练习者感到心情舒畅，心态平和。传统养生术以形态锻炼为基础，可通过牵拉人体各部位肌群和筋膜，提高组织的柔韧性、骨骼关节灵活度，达到强筋壮骨的目的。

2. 注意事项　练功注意事项包括练功前应结合自身健康情况选择最为相宜的功法，确保练习环境清洁、活动穿着适宜，做好练功前躯体舒展活动，避免过饥过饱。练功时应注意练功频率、力度、幅度适中，以患者自身耐受为宜，关注练功时自身躯体反应，避免异常症状出现。练功后应认真做好收功，切忌立即冷水洗浴与服食冷饮，以免引起腹痛、腹泻。中医运动疗法虽简便易学，但要想获得更好的效果，应循序渐进，持之以恒。同时对于妇女经、孕、产期及患传染病等特殊人群在进行功法选择锻炼时需遵医嘱，切勿盲目。

（三）方法

1. 太极拳　是一种内外兼修、刚柔相济的中国传统拳术，以太极、阴阳理论为依托，结合中医导引、吐纳和气功思想，以太极图形组编动作，形体动作以圆为本，将“开与合”“快与慢”“圆与方”“柔与刚”等阴阳变化内涵贯穿整体动作过程。通过练习可有效增进身体的协调性和平衡性，促进健康。功法有助于精神障碍患者保持心神安宁，全神贯注，排除思想杂念，全身自然放松，从而促进身体重心保持稳定。练习时意体相随，打完一套拳身体会出现发热、出汗、心率加快的现象。调身调息，促进精神愉悦与放松。

2. 五禽戏　动作创编模仿虎、鹿、熊、猿、鸟五种禽兽，以肢体运动为主，辅以呼吸吐纳与意念配合的导引类功法。依据华佗“象其形，取其意”的原则，注重结合人体脏腑、经络和气血的功能。五禽戏有良好的强身健体、祛病延年及防止旧疾顽疾复发的功效，对中风患者异常步态姿势等相关后遗症具有良好改善作用，有助于肌肉萎缩防治及平衡能力的提升。其运动过程以腰为轴，以理作意，呼吸相随带动全身对颈、胸椎、腰椎等部位进行有效拉伸与刺激，从而有效发挥畅通经络气血作用，练养相兼。

3. 八段锦　该导引术有“千年长寿操”和“古代广播体操”之称，八段动作功法以脏腑分纲，通过肢体躯干的屈、伸、俯、仰、旋转和内气机的升降开合发挥强身益寿、祛病除疾之功效。此法练习时注重精神形体放松，心平气和，使形松意充而气畅达。注重形、息、心自然协调。

知识拓展

导引吐纳锻炼

导引吐纳锻炼即中医传统养生功法基础，由调身、调息、调心即“三调”组成，三者相合贯穿整个锻炼过程中。

（1）调身：调身即调整身体、姿势锻炼，也称摆姿势，要求练习者在安排的时间内，使身体的各部位都处于自然状态，以便于全身放松，有助于意念的集中。

（2）调息：调息即练呼吸、呼吸锻炼。要求锻炼时有意识地注意自己呼吸的调整，不断地去体会、掌握、运用与自己身体情况相适应的呼吸方法。古代称为吐纳、练气、调气、食气等。

（3）调心：调心即调定心意、意念锻炼，简称“练意”。指在练习过程中如何把注意力集中到身体上来，或某一事物或特定部位，以利排除杂念。古代导引吐纳中的“练神”“养神”“存神”“存思”等，都属于调心的范畴。

三、中医针灸疗法

（一）概述

针灸疗法指应用不同的针具，按照一定的方向、角度和深度，行施一定的手法，刺激机体的腧穴或特定的部位，激发经气，调整机体功能，达到治疗疾病的一种方法，由于心身疾病多为功能性疾病，故针刺疗法在心身疾病中的应用较为广泛，也有较好疗效。中医学认为，针刺俞穴易于激发经气调节脏腑经络功能，有助于改善脑循环和冠脉循环等。同时针刺具有疏通经络，调整和恢复经络运行气血、濡养全身的作用，可以保证营血之气周身输布，发挥抗御外邪，加强机体保卫能力的作用。

（二）方法

针刺为中医治疗精神障碍的常用方法，主要包括体针疗法与微针疗法，现简介如下。

1. 体针疗法　为临床常用疗法、适用范围广，即利用毫针作为针刺工具进行治疗，依据近部取穴、远部取穴、随证取穴三法进行循经取穴，在临床治疗时既可单独选穴，也可相互配合使用。

2. 微针疗法　此法立足微针系统基于人体生物全息系统指导临床应用从而达到治疗疾病的目的。微针系统主要包括头针、耳针、颈针、鼻针等。

（1）头针疗法：即运用针刺在头部特定刺激区进行疾病治疗的一种方法。头针对脑源性精神障碍有较好疗效，如眩晕、耳鸣、偏头痛、中风等症。

（2）耳针疗法：即运用微针在耳部穴位进行针刺以治疗疾病的一种方法，其操作方便，在头痛、耳鸣、耳聋、瘿气、胸胁痛、眩晕、哮喘、失眠、昏厥、月经不调、痛经等症候临床治疗中均有广泛应用。

（3）颈针疗法：即利用体针刺激颈部穴位达到治疗延髓神经麻痹的一种方法。针刺部位为枕骨大孔后缘，相当于风池穴处。临床用于心身疾病中的脑血管意外后遗症、癫痫、震颤麻痹、高血压、失眠、神经症等症的治疗。

除此以外，其他运用穴位理论、选穴配穴原则的中医治疗护理措施，也在临床精神障碍疾病治疗护理领域广泛应用，并获得肯定。如临床不寐治疗可以王不留行籽进行耳穴贴压选取心、肝、肾、神门等穴位，每日自行按压以达宁心安神之效。也可通关辨证选穴进行手法按摩、辨证拟方进行穴位中药敷贴，改善患者不寐症状。

四、中医音乐疗法

（一）内涵

中医音乐疗法是运用角、徵、宫、商、羽五音和呼、笑、歌、哭、呻五声，即五种旋律的音乐，与木、火、土、金、水五行，肝、心、脾、肺、肾五脏的相互对应关系，根据五行的生克规律来确定治则，指导临床选曲进行治疗的方法。五行音乐法最早见于《乐记》，其中指出音乐对调剂人的和谐生活和增进健康都有益处的论述，所谓“去忧莫如乐”。外感于物不同刺激特点，可引起人体哀、乐、喜、怒、敬、爱等不同的情感、并以不同的声调表现出来。后世医家在临床实践中，对《内经》中的音乐疗法加以广泛灵活利用。

（二）方法

音乐处方组成与运用方法，可采取以情相胜，如怒属木为肝志；思属土为脾志。木克土，怒胜思，则思虑过度导致的疾病可用角调木性音乐治疗。补母泻子即是运用五行相生规律来确定的治疗法则。《难经·六十九难》中“虚则补其母，实则泻其子”即一脏的虚证不仅可用与本脏相对应的音乐治疗，同时还可依照五行相生次序运用与其“母脏”相对应的音乐，通过“相生”作用而促使其康复。例如，肝虚证依据“水生木”，可用角调木性音乐和羽调水性音乐进行治疗。

（三）注意事项

音乐治疗应个体化辨证施护、因人而异。每次治疗时间应以半小时左右为宜，过长易诱发躯体听觉疲劳而影响治疗效果。治疗过程中音响一般控制在4～6分贝。补法治虚时分贝应偏低，泻法治实时分贝应偏高，同时以患者最易接受度为宜。

知识拓展

五行音乐疗法

常用音乐疗法的曲目如下。

（1）角乐：《春风得意》。

（2）徵乐：《喜洋洋》。

（3）宫乐：《月下海棠》。

（4）商乐：《二泉映月》。

（5）羽乐：《高山流水》。

（6）解除忧郁：可听《光明行》《喜洋洋》《雨打芭蕉》《春天来了》。

（7）解除疲劳：可欣赏《假日的海滩》《锦上花》《矫健的步伐》。

（8）失眠患者：可欣赏《平湖秋月》《军港之夜》《春思》等。门德尔松的《仲夏夜之梦》，勃拉姆斯《摇篮曲》，莫扎特的《催眠曲》，德彪西的钢琴协奏曲《梦》。

（9）健脑益智：可选听《太湖水》《空山鸟语》《花好月圆》《小草》等。

（10）镇静：贝多芬《月光奏鸣曲》，莫扎特的《b小调第四十交响曲》。

第三节　精神障碍的中医预防与调摄

一、精神障碍的预防原则与方法

临床三级预防大体可划分为：一级预防即病因预防；二级预防，又称临床前期预防，即在疾病的临床前期做好早期发现、早期诊断、早期治疗的“三早”预防工作；三级预防为临床预防，属于临床康复治疗重点阶段。三级预防是临床精神障碍疾病健康促进的有效手段。

（一）精神障碍的一级预防

精神障碍的一级预防是防止社会-心理因素长时期反复刺激并导致精神失衡的主要措施。培养比较完整的健康心理状态是预防精神障碍疾病的基础。中医学《素问·上古天真论》有云“恬淡虚无，真气从之，精神内守，病安从来”，提示心理、精神状态稳定，对于整体健康维持的重要性。如儿童时期注重培养健康心理、乐观心态，有助于避免偏离心理产生，对防止儿童时期精神障碍具有重要意义。

（二）精神障碍的二级预防

精神障碍的二级预防是防止社会-心理因素导致的精神失衡阶段发展成为功能失调阶段的重要措施，因而早期诊断、早期治疗是二级预防的核心。中医学重视对精神障碍疾病的早期诊断和治疗，如华佗《青囊秘录》中“医者先医其心，而后医其身，其次医其病”的论述。可见，社会-心理因素异常可能诱发精神失调，进而导致功能障碍，因此积极采取二级预防措施有助于及早帮助和指导患者调节精神异常，阻断病情向躯体疾病方向转化。

（三）精神障碍的三级预防

精神障碍的三级预防是针对患者在经历精神失衡、功能失调进入躯体疾病阶段情况下防止病情恶化的重要措施。此阶段需药物与情志调节并举，以期达到理想干预效果，避免病情进一步恶化。

二、精神障碍的中医护理与调摄

（一）顺应自然

顺应自然为中医护理、调摄开展的基础理论。《灵枢·本神》中说："智者之养生也，必顺四时而适寒暑，和喜怒而安居处，节阴阳而调刚柔，如是则避邪不至，长生久视。"即强调人的情志活动应顺应自然界的运动变化规律，以达到防病强身的目的。该理论与中医"天人合一"思想相契合，正因为"人与天地相应"，即人的生理、精神与自然界相适应，才能保持生命健康。精神障碍疾病治护理论中顺应自然的中医内涵具体体现在两个方面：一是遵循自然界正常的变化规律；二是慎防异常自然变化的影响。人应积极主动地调摄自己的精神情志，与自然界协调统一，方能有效地保健防病。

（二）适应社会

社会环境会影响人的生理和精神健康。因此，人类应当学会适应社会环境的变化进行自我调节，特别是对精神情志的调摄，要清楚地认识与适应自身所处的社会环境，使自己"合"于其中。中医学特别重视社会环境对人的心理影响，指出人因社会经济、政治地位的不同，而形成不同的心理特点。社会环境的剧烈变动对人的心身更能产生巨大的影响，如《素问·疏五过论》："始富后贫，虽不伤邪，皮焦筋屈，痿躄为挛。"又言："切脉问名，当合男女，离绝菀结，忧恐喜怒，五脏空虚，血气离守。"这指男女恋爱婚姻，家庭成员的生离死别等也可引起强烈的精神变化。因此，必须重视精神情志的调摄，以培养人类适应社会的能力。

（三）形神共养

形神共养是中医学预防调摄的基本原则，而保养心神、调摄情志更是首要问题。中医学认为，神为形之主，无神则形不可活。"形"即五脏六腑、四肢百骸等组织结构和气血津精等基本营养物质；神即魂、魄、志、意等心理活动。神能协调脏腑、气血阴阳，调节脏腑使其主动适应外环境，缓冲由外部因素引起的情志刺激，从而维持人体与外环境的平衡。从病理上看，神的盛衰是形体健康与否的重要标志，神的改变可以影响形的生理功能变化。《素问·举痛论》说："怒则气上，惊则气乱，喜则气缓，悲则气消，恐则气下，思则气结。"即七情过极可引起脏腑功能受损，气血运行失常。

（四）动静合一

保持形、神协调，动、静统一对中医精神调摄护理的开展的同样重要。中医学自古以来主张以"静"养神，《素问·痹论》有载"静则神藏，躁则消亡。"神气只有保持清静的状态，才易于内守而不致耗散，从而使精气充盛，形体健壮，邪不可侵。中医学强调静以养神，并非指绝对的神静不用。既要清静以养神，又要用神以振神。保养精神应排除事累，以达心神专一之效。

（五）神情相应

中医整体观念指导下，人的精神与情志应保持协调一致，即神情相应，如此才能保证人体的情志调和。神情相应中的“神”主要指精神意识思维活动，包括神、魂、魄、意、志、思、虑、智等；“情”则指喜、怒、悲、忧、恐等情志活动，两者相互影响，只有精神活动正常才能形成相应的情志变化、情感反应，保证精神意识活动的正常进行。由于人的情志活动易受多方面的因素影响，极易产生情绪波动；要做到神情相应，一方面应注意调摄情志、控制情绪；另一方面，则应加强对心神的调养，形成良好的精神状态，从而发挥其对情志的调节作用。此外，中医的“五志相胜”理论立足五行学说，认为不同情志活动之间存在着相生相克关系，既相互资助，又相互制约，从而使人体重新恢复“阴平阳秘”的和谐状态，保持精神情志的协调统一。

（六）审因制宜

中医学强调审因制宜。首先，人是自然界的产物，人的心理变化必然受着季节、气候、地域等环境因素的影响，即“因时、因地制宜”。其次，还要“因人事制宜”，经济状况、社会地位、文化程度、生活方式等不同社会条件变化也会对人的精神状态产生一定的影响，要根据不同的情况进行情志调摄。此外，个体的性别、年龄、体质等差异，也是其精神状态形成和变化过程中的重要影响因素，因此中医精神调摄与预防还应注重“因人制宜”。

本章小结

思考题

1. 郁病辨证分型有哪些，其对应临床常用中医药物治疗分别是什么？

2. 临床常用中医情志护理方法有哪些？

更多练习

（李雨庭）

参考文献

［1］徐一峰，赵敏．ICD-11精神、行为与神经发育障碍临床描述与诊断指南［M］．王振，黄晶晶译．北京：人民卫生出版社，2023.

［2］刘哲宁，杨芳宇．精神科护理学［M］．5版．北京：人民卫生出版社，2022.

［3］沈渔邨．精神科病学［M］．北京：人民卫生出版社，2022.

［4］陆林．沈渔邨精神病学［M］．6版．北京：人民卫生出版社，2018.

［5］余雨枫．精神科护理学［M］．北京：人民卫生出版社，2021.

［6］胡慧，石国凤．中医护理基础［M］．北京：中国中医药出版社，2020.

［7］虞建英，章新琼．精神科护理学［M］．3版．北京：人民卫生出版社，2020.

［8］王刚．社区康复学［M］．北京：人民卫生出版社，2020.

［9］章秋萍．精神、心理护理专科实践［M］．北京：人民卫生出版社，2019.

［10］许冬梅，马莉．精神卫生专科护理［M］．北京：人民卫生出版社，2018.

［11］郝伟，陆林．精神病学［M］．8版．北京：人民卫生出版社，2018.

［12］崔勇，许冬梅．精神障碍康复与护理［M］．中国医药科技出版社，2018.

［13］杨世昌，王国强．精神疾病案例诊疗思路［M］．3版．北京：人民卫生出版社，2017.

［14］马莉，柳学华．精神科护理评估技术手册－思路与实践［M］．北京：北京大学出版社，2017.

［15］贾晓．张宏耕．神志病中西医结合诊断学［M］．北京：中国中医药出版社，2016.

［16］苏林雁，万国斌．儿童精神医学［M］．长沙：湖南科学技术出版社，2014.

［17］王彦恒．实用中医精神病学［M］．北京：人民卫生出版社，2000.

［18］李志庸．张景岳医学全书［M］．北京：中国中医药出版社，1999.

［19］李耀东．中医精神科临证备要［M］．北京：中医古籍出版社，1998.

［20］杨璇，常红，乔雨晨．多感官刺激联合认知行为疗法在阿尔茨海默病患者中的应用［J］．护士进修杂志，2024，22（6）：1-11.

［21］魏婉婷，吕东升，隋晓杰，等．失眠障碍认知行为疗法在特殊人群中的应用［J］．中国心理卫生杂志，2023，37（10）：854-859.

［22］郝春满，李振水，王李，等．老年睡眠障碍患者营养干预专家共识［J］．中华老年多器官疾病杂志，2023，22（10）：721-728.

［23］中华护理学会精神卫生专业委员会．无抽搐电休克治疗全流程护理专家共识［J］．中华现代护理杂志，2023，29（34）：4621-4627.

［24］杨璇，常红，乔雨晨，等．青少年抑郁障碍病人非自杀性自伤现状及影响因素研究进展［J］．循证护理，2023，9（23）：4272-4276.

［25］韦石凤，马登磊，李林，等．精神分裂症药物治疗研究进展［J］．中国新药与临

床杂志，2023，42（4）：209-215. DOI：10.14109/j.cnki.xyylc.2023.04.01.

［26］陆艺，米国琳，王玮，等. 五行音乐疗法联合碳酸锂治疗双相情感障碍的临床疗效及其对抑郁躁狂情绪的影响［J］. 中国老年学杂志，2023，43（9）：2111-2114.

［27］宋明康，徐天朝，贾竑晓，等. 基于聚类分析与贝叶斯网络的惊恐障碍中医证候规律探索［J］. 首都医科大学学报，2023，44（4）：583-589.

［28］王颖，郭玉芳，李扬，等. 引导自助干预在焦虑症治疗中的应用特征的范围综述［J］. 护理研究，2022，36（8）：1420-1424.

［29］蔡壮，许冬梅，高静，等. 精神科保护性约束实施及解除专家共识［J］. 中华护理杂志，2022，2（57）：146-150.

［30］林琳，刘伟佳，吴德平. 中国青少年进食障碍研究进展［J］. 中国学校卫生，2020，41（5）：4.

［31］胡佳，仇剑崟. 人格障碍诊断与评估的研究进展［J］. 上海交通大学学报（医学版），2020，40（8）：1143-1147.

［32］颜刚威. 反社会人格障碍研究综述［J］. 海南广播电视大学学报，2019.

［33］高一鸣，陈珏. 进食障碍发病危险因素的研究进展［J］. 上海交通大学学报（医学版），2019，39（4）：432-435.

［34］陈珏. 进食障碍诊疗新进展及其对全科医生的启示［J］. 中国全科医学，2019，22（8）：873-881.

［35］吕学玉. 基于中医学思维的忆溯性心理发展水平结构及测评研究［D］. 北京：中国中医科学院，2013.

［36］STAUDT MD，POURATIAN N，MILLER JP，et al. Congress of neurological surgeons systematic review and evidence-based guidelines for deep brain stimulations for obsessive-compulsive disorder：update of the 2014 guidelines［J］. Neurosurgery，2021，88（4）：710.

［37］REDDY YCJ，SUDHIR PM，MANJULA M，et al. Clinical practice guidelines for cognitive-behavioral therapies in anxiety disorders and obsessive-compulsive and related disorders［J］. Indian journal of psychiatry，2020，62（Suppl 2）：S230.

附录A　护士用住院观察量表

护士用住院观察量表由Honigteld G等于1965年编制，是临床护士对住院患者进行纵向观察，对患者的行为障碍、病情演变及治疗效果进行客观评定的工具。30项版本被广泛运用于临床。本量表为频度量表，按照具体现象或症状的出现频度，分0～4分5级评分法。(0)无；(1)有时有；(2)常常；(3)经常；(4)一直是。总分=128分+总积极因素－总消极因素。总分越低，病情越重。本量表适用于住院的精神障碍患者。

表A-1　护士用住院观察量表

评定项目	评分				
	(0)无	(1)有时有	(2)常常	(3)经常	(4)一直是
1. 肮脏不洁					
2. 不耐烦					
3. 哭泣					
4. 对周围活动表示有兴趣					
5. 不引导他活动便坐着不动					
6. 容易生气					
7. 听到一些不存在的声音					
8. 衣着保持整洁					
9. 对人友好					
10. 不顺心、不如意便心烦					
11. 拒绝做希望他做的日常事务					
12. 易激惹和爱发牢骚					
13. 有忘事的情况					
14. 问而不答，拒绝说话					
15. 在听到笑话及见到好笑的事便笑					
16. 吃东西时弄得很脏					
17. 与人交谈					
18. 诉说他感到沮丧和抑郁					
19. 谈论他的爱好与兴趣					
20. 看到不存在的东西					
21. 要提醒才能做应做的事					
22. 如不带领他活动便睡觉					
23. 说自己什么都不好					
24. 不大遵守医院的规章制度					
25. 生活自理有困难					
26. 低声嘟囔，自言自语					
27. 动作缓慢、懒散					
28. 无故独自发笑					
29. 容易冒火（勃然大怒）					
30. 能保持自己的清洁卫生					

附录B　Barthel指数评定量表

Barthel指数评定量表（modified Barthel index，MBI） 是在1965年由美国人Dorother Barthel及Floorence Mahney设计并制定的，20世纪80年代后期在我国普遍使用。本量表是一种评定基础性日常生活活动能力的工具。Barthel指数记分为0 ～ 100分。总分100分表示患者生活活动功能良好，不需他人照顾；总分61 ～ 99分轻度依赖，少部分需他人照顾；41 ～ 60分为中度依赖，大部分需他人照顾；总分≤40分为重度依赖，全部需他人照顾。适用于各种职业、文化层次及年龄段的各类患者。

表B-1　Barthel指数评定量表

序号	项目	完全独立	需部分帮助	需极大帮助	完全依赖
1	进食	10	5	0	—
2	洗澡	5	0	—	—
3	修饰	5	0	—	—
4	穿（脱）衣	10	5	0	—
5	控制大便	10	5	0	—
6	控制小便	10	5	0	—
7	如厕	10	5	0	—
8	床椅转移	15	10	5	0
9	平地行走	15	10	5	0
10	上下楼梯	10	5	0	—

注：Barthel指数评定量表总分：____________分。

附录C　简明精神病量表

简明精神病量表（brief psychiatric rating scale，BPRS）是由美国学者约翰·奥弗拉尔（John Overall）和唐纳德·戈尔曼（Donald Gorman）于1962年编制的用于评定精神病性症状严重程度的他评量表。本量表中所有项目采用1～7分的7级评分法，各级的标准为：1，无症状；2，可疑或很轻；3，轻度；4，中度；5，偏重；6，重度；7，极重。如果未测，则记0分，统计时应剔除。总分为18～126分，总分越高，病情越重。治疗前后总分值的变化反映疗效的好坏，差值越大疗效越好。适用于精神障碍，尤其是精神分裂症患者的症状评估。

表C-1　简明精神病量表

依据口头叙述	依据监测观察	未测0	无1	很轻2	轻度3	中度4	偏重5	重度6	极重7
1．关心身体健康									
2．焦虑									
	3．情感交流障碍								
4．概念紊乱									
5．罪恶观念									
	6．紧张								
	7．装相和作态								
8．夸大									
9．心境障碍									
10．敌对性									
11．猜疑									
12．幻觉									
	13．动作迟缓								
	14．不合作								
15．不寻常思维内容									
	16．情感平淡								
	17．兴奋								
18．定向障碍									

注：总分：＿＿＿＿＿分。

附录D　症状自评量表

症状自评量表（symptom checklist 90-R，SCL-90）由德若伽提斯（Derogatis）于1975年编制，20世纪80年代引入中国，随即广泛应用。本量表有90个项目，每一个项目均采取1～5分评分制：1，没有；2，很轻；3，中等；4，偏重；5，严重。本量表包括感觉、思维、情感、行为、人际关系、生活习惯等内容，能准确刻画患者的自觉症状，较好地反映被试的问题及其严重程度和变化。本量表适用于精神科或非精神科的成年门诊患者进行心理健康状况鉴别及症状自评。

表D-1　症状自评量表

题目	选择
1. 头痛	1-2-3-4-5
2. 神经过敏，心中不踏实	1-2-3-4-5
3. 头脑中有不必要的想法或字句盘旋	1-2-3-4-5
4. 头晕或晕倒	1-2-3-4-5
5. 对异性的兴趣减退	1-2-3-4-5
6. 对旁人责备求全	1-2-3-4-5
7. 感到别人能控制你的思想	1-2-3-4-5
8. 责怪别人制造麻烦	1-2-3-4-5
9. 忘性大	1-2-3-4-5
10. 担心自己的衣饰整齐及仪态的端正	1-2-3-4-5
11. 容易烦恼和激动	1-2-3-4-5
12. 胸痛	1-2-3-4-5
13. 害怕空旷的场所或街道	1-2-3-4-5
14. 感到自己的精力下降，活动减慢	1-2-3-4-5
15. 想结束自己的生命	1-2-3-4-5
16. 听到旁人听不到的声音	1-2-3-4-5
17. 发抖	1-2-3-4-5
18. 感到大多数人都不可信任	1-2-3-4-5
19. 胃口不好	1-2-3-4-5
20. 容易哭泣	1-2-3-4-5
21. 同异性相处时感到害羞不自在	1-2-3-4-5
22. 感到受骗，中了圈套或有人想抓住你	1-2-3-4-5
23. 无缘无故地突然感到害怕	1-2-3-4-5
24. 自己不能控制地大发脾气	1-2-3-4-5
25. 怕单独出门	1-2-3-4-5

续 表

题目	选择
26. 经常责怪自己	1-2-3-4-5
27. 腰痛	1-2-3-4-5
28. 感到难以完成任务	1-2-3-4-5
29. 感到孤独	1-2-3-4-5
30. 感到苦闷	1-2-3-4-5
31. 过分担忧	1-2-3-4-5
32. 对事物不感兴趣	1-2-3-4-5
33. 感到害怕	1-2-3-4-5
34. 你的感情容易受到伤害	1-2-3-4-5
35. 旁人能知道你的私下想法	1-2-3-4-5
36. 感到别人不理解你、不同情你	1-2-3-4-5
37. 感到人们对你不友好，不喜欢你	1-2-3-4-5
38. 做事必须做得很慢，以保证做得正确	1-2-3-4-5
39. 心跳得很厉害	1-2-3-4-5
40. 恶心或胃部不舒服	1-2-3-4-5
41. 感到比不上他人	1-2-3-4-5
42. 肌肉酸痛	1-2-3-4-5
43. 感到有人在监视你、谈论你	1-2-3-4-5
44. 难以入睡	1-2-3-4-5
45. 做事必须反复检查	1-2-3-4-5
46. 难以做出决定	1-2-3-4-5
47. 怕乘电车、公共汽车、地铁或火车	1-2-3-4-5
48. 呼吸有困难	1-2-3-4-5
49. 一阵阵发冷或发热	1-2-3-4-5
50. 因为感到害怕而避开某些东西、场合或活动	1-2-3-4-5
51. 脑子变空了	1-2-3-4-5
52. 身体发麻或刺痛	1-2-3-4-5
53. 喉咙有梗塞感	1-2-3-4-5
54. 感到前途没有希望	1-2-3-4-5
55. 不能集中注意	1-2-3-4-5
56. 感到身体的某一部分软弱无力	1-2-3-4-5
57. 感到紧张或容易紧张	1-2-3-4-5
58. 感到手或足发重	1-2-3-4-5
59. 想到死亡的事	1-2-3-4-5
60. 吃得太多	1-2-3-4-5
61. 当别人看着你或谈论你时感到不自在	1-2-3-4-5
62. 有一些不属于你自己的想法	1-2-3-4-5
63. 有想打人或伤害他人的冲动	1-2-3-4-5

续 表

题目	选择
64. 醒得太早	1-2-3-4-5
65. 必须反复洗手、点数目或触摸某些东西	1-2-3-4-5
66. 睡得不稳不深	1-2-3-4-5
67. 有想摔坏或破坏东西的冲动	1-2-3-4-5
68. 有一些别人没有的想法或念头	1-2-3-4-5
69. 感到对别人神经过敏	1-2-3-4-5
70. 在商店或电影院等人多的地方感到不自在	1-2-3-4-5
71. 感到任何事情都很困难	1-2-3-4-5
72. 一阵阵恐惧或惊恐	1-2-3-4-5
73. 感到在公共场合吃东西很不舒服	1-2-3-4-5
74. 经常与人争论	1-2-3-4-5
75. 单独一个人时神经很紧张	1-2-3-4-5
76. 别人对你的成绩没有作出恰当的评价	1-2-3-4-5
77. 即使和别人在一起也感到孤单	1-2-3-4-5
78. 感到坐立不安心神不定	1-2-3-4-5
79. 感到自己没有什么价值	1-2-3-4-5
80. 感到熟悉的东西变成陌生或不像是真的	1-2-3-4-5
81. 大叫或摔东西	1-2-3-4-5
82. 害怕会在公共场合晕倒	1-2-3-4-5
83. 感到别人想占你的便宜	1-2-3-4-5
84. 为一些有关性的想法而很苦恼	1-2-3-4-5
85. 你认为应该因为自己的过错而受到惩罚	1-2-3-4-5
86. 感到要很快把事情做完	1-2-3-4-5
87. 感到自己的身体有严重问题	1-2-3-4-5
88. 从未感到和其他人很亲近	1-2-3-4-5
89. 感到自己有罪	1-2-3-4-5
90. 感到自己的脑子有毛病	1-2-3-4-5

总分： 阳性项目数： 阴性项目数： 总均分： 阳性症状均分：

因子分：（1）躯体化： （2）强迫症状： （3）人际关系： （4）忧郁： （5）焦虑：
（6）敌对： （7）恐怖： （8）偏执： （9）精神病性： （10）其他

附录E　汉密尔顿焦虑量表

汉密尔顿焦虑量表（Hamilton anxiety scale，HAMA）由汉密尔顿（Hamilton）于1959年编制，临床上常将其用于焦虑症的诊断及程度划分依据的量表。本量表包括14个项目，所有项目采用0～4分的5级评分法，各级的标准为：0，无症状；1，轻；2，中等；3，重度；4，极重度。HAMA总分能较好地反映焦虑症状的严重程度。按照我国量表协作组提供的资料：总分≥29分，可能为严重焦虑；≥21分，肯定有明显焦虑；≥14分，肯定有焦虑；超过7分，可能有焦虑；如<7分，便没有焦虑症状。本量表适用于有焦虑症状的成年患者。

表E-1　汉密尔顿焦虑量表

圈出最适合患者情况的分数					
项目	无	轻	中	重	极重
1. 焦虑心境	0	1	2	3	4
2. 紧张	0	1	2	3	4
3. 害怕	0	1	2	3	4
4. 失眠	0	1	2	3	4
5. 记忆或注意障碍	0	1	2	3	4
6. 抑郁心境	0	1	2	3	4
7. 肌肉系统症状	0	1	2	3	4
8. 感觉系统症状	0	1	2	3	4
9. 心血管系统症状	0	1	2	3	4
10. 呼吸系统症状	0	1	2	3	4
11. 胃肠道症状	0	1	2	3	4
12. 生殖泌尿系统症状	0	1	2	3	4
13. 自主神经症状	0	1	2	3	4
14. 会谈时行为表现	0	1	2	3	4

附录F　汉密尔顿抑郁量表

汉密尔顿抑郁量表（Hamilton Depression Scale，HAMD）由汉密尔顿（Hamilton）于1960年编制，是临床上评定抑郁状态时用得较为普遍的量表。本量表有17项、21项和24项等3种版本，临床常用24项版本。所有项目采用0～4分的5级评分法，各级标准为：0，无症状；1，轻度；2，中度；3，重度；4，极重度。总分能较好地反映病情严重程度的指标，即病情越轻，总分越低；病情越重，总分越高。总分超过35分，可能为严重抑郁；超过20分，可能是轻或中等度的抑郁；8～20分，可能有抑郁；如＜8分，患者就没有抑郁症状。精神科应用较广泛，本量表适用于有抑郁症状的成年患者。

表F-1　汉密尔顿抑郁评估量表

编号	项目	评分标准
1	抑郁情绪	（0）无 （1）只在问到时才诉述 （2）在谈话中自发地表达 （3）不用言语也可从表情、姿势、声音或欲哭中流露出这种情绪 （4）患者的自发语言和非言语表达（表情、动作）几乎完全表现为这种情绪
2	有罪感	（0）无 （1）责备自己，感到自己已连累他人 （2）认为自己犯了罪，或反复思考以往的过失和错误 （3）认为目前的疾病，是对自己错误的惩罚，或有罪恶妄想 （4）罪恶妄想伴有指责或威胁性幻觉
3	自杀	（0）无 （1）觉得活着没有意义 （2）希望自己已经死去，或常想到与死有关的事 （3）消极观念（自杀念头） （4）有严重自杀行为
4	入睡困难	（0）无 （1）主诉有入睡困难，上床半小时后仍不能入睡（要注意患者平时入睡的时间） （2）主诉每晚均有入睡困难
5	睡眠不深	（0）无 （1）睡眠浅,多噩梦 （2）半夜（晚12点以前）曾醒来（不包括上厕所）
6	早醒	（0）无 （1）有早醒，比平时早醒1小时，但能重新入睡（应排除平时的习惯） （2）早醒后无法重新入睡

续 表

编号	项目	评分标准
7	工作和兴趣	（0）无工作和兴趣 （1）提问时才诉述 （2）自然地直接或间接表达对活动、工作或学习失去兴趣，如感到无精打采，犹豫不决，不能坚持或需强迫才能工作或活动 （3）病室劳动或娱乐不足3小时 （4）因目前的疾病而停止工作，住院者不参加任何活动或没有他人帮助便不能完成病室日常事务
8	阻滞：思维和言语缓慢，注意力难以集中，主动性减退	（0）无 （1）精神检查中发现轻度阻滞 （2）精神检查中发现明显阻滞 （3）精神检查进行困难 （4）完全不能回答问题（木僵）
9	激越	（0）无 （1）检查时有些心神不定 （2）明显心神不定或小动作多 （3）不能静坐，检查中曾起立 （4）搓手、咬手指、扯头发、咬嘴唇
10	精神性焦虑	（0）无 （1）问及时诉述 （2）自然地表达 （3）表情和言谈流露出明显忧虑 （4）明显惊恐
11	躯体性焦虑：指焦虑的生理症状	（0）无 （1）轻度 （2）中度，有肯定的上述症状 （3）重度，上述症状严重，影响生活或需要处理 （4）严重影响生活和活动
12	胃肠道症状	（0）无 （1）食欲缺乏，但不需他人鼓励便自行进食 （2）进食需他人催促或请求需要应用泻药或助消化药
13	全身症状	（0）无 （1）四肢、背部或颈部沉重感，背痛、头痛、肌肉疼痛，全身乏力或疲倦 （2）症状明显
14	性症状：性欲减退，月经不调等	（0）无 （1）轻度 （2）重度
15	疑病	（0）无 （1）对身体过分关注 （2）反复考虑健康问题 （3）有疑病妄想 （4）伴幻觉的疑病妄想
16	体重减轻	（0）无 （1）1周内体重减轻超过0.5kg （2）1周内体重减轻超过1.0kg

续 表

编号	项目	评分标准
17	自知力	（0）知道自己有病，表现为抑郁 （1）知道自己有病，但归咎于伙食太差，环境问题，工作过忙，病毒感染或需要休息 （2）完全否认有病
18	日夜变化：症状在早晨或傍晚加重，先指出是哪一种，然后按其变化程度评分	（0）无 （1）轻度变化　晨　晚 （2）重度变化　晨　晚
19	人格解体或现实解体：指非真实感或虚无妄想	（0）无 （1）问及时才诉述 （2）自然诉述 （3）有虚无妄想 （4）伴幻觉的虚无妄想
20	偏执症状	（0）无 （1）有猜疑 （2）有牵连观念 （3）有关系妄想或被害妄想 （4）伴有幻觉的关系妄想或被害妄想
21	强迫症状：强迫思维和强迫行为	（0）无 （1）问及时才诉述 （2）自觉诉述
22	无助感、能力减退感	（0）无 （1）仅于提问时方引出主观体验 （2）主动表述 （3）需鼓励、指导和安慰才能完成病室日常事务或个人卫生 （4）穿衣、梳洗、进食，铺床或个人卫生均需他人协助
23	绝望感	（0）无 （1）有时怀疑“情况是否会好转”，但解释后能接受 （2）持续感到“没有希望”，但解释后能接受 （3）对未来感到灰心、悲观和失望，解释后不能接受 （4）自动地反复诉述“我的病好不了啦”诸如此类的情况
24	自卑感	（0）无 （1）仅在询问时诉述自卑感（我不如他人） （2）自动地诉述有自卑感 （3）患者主动诉述“我一无是处”或“低人一等”，与评2分者只是程度差别 （4）自卑感达妄想的程度，如“我是废物”或类似情况